全国中医药行业高等教育"十四五"创新教材

传统功法康复学

（供中医学、针灸推拿学、康复医学专业用）

主　编　刘玉超　陈文华

U0343362

全国百佳图书出版单位
中国中医药出版社
·北 京·

图书在版编目（CIP）数据

传统功法康复学 / 刘玉超，陈文华主编 . —北京：
中国中医药出版社，2022.7
全国中医药行业高等教育"十四五"创新教材
ISBN 978-7-5132-7535-4

Ⅰ . ①传…　Ⅱ . ①刘…　②陈…　Ⅲ . ①功法（武术）—
康复医学—中医学院—教材　Ⅳ . ① R247.9

中国版本图书馆 CIP 数据核字（2022）第 055617 号

免费使用本书数字资源步骤说明

本书为融合出版物，相关数字化资源（如图片、视频等）在全国中医药行业教育云平台"医开
讲"发布。

资源访问说明

扫描二维码下载"医开讲"APP 或到"医开讲网站"（www.e-lesson.cn）注册
登录，在搜索框内输入书名，点击"立即购买"，选择"全部"，点击"选择支
付"（0.00 元），显示支付成功。
点击 APP 首页下方"书架"–"我的订单"，找到本书，即可阅读并使用数字
资源。或点击 APP 首页"扫图"，扫描书中二维码，即可阅读对应数字资源。

中国中医药出版社出版

北京经济技术开发区科创十三街 31 号院二区 8 号楼
邮政编码　100176
传真　010 – 64405721
三河市同力彩印有限公司印刷
各地新华书店经销

开本 787 × 1092　1/16　印张 20　字数 433 千字
2022 年 7 月第 1 版　2022 年 7 月第 1 次印刷
书号　ISBN 978 – 7 – 5132 – 7535 – 4

定价　79.00 元
网址　www.cptcm.com

服 务 热 线　010-64405510　　微 信 服 务 号　zgzyycbs
购 书 热 线　010-89535836　　官 方 微 博　http://e.weibo.com/cptcm
维 权 打 假　010-64405753　　天猫旗舰店网址　https://zgzyycbs.tmall.com
官 方 微 博　http://e.weibo.com/cptcm

如有印装质量问题请与本社出版部联系（010-64405510）

全国中医药行业高等教育"十四五"创新教材

《传统功法康复学》编委会

严 序

将"传统功法"与"康复"两个词组合在一起，又加上一个"学"字，成为"传统功法康复学"，并编写供中医药院校本科专业"中医学""针灸推拿学"及西医院校本科专业"康复医学"使用的课程教材，对学科建设和课程拓展是具有积极意义的。

我曾对刘玉超及陈文华主编的《传统功法康复学》书名及内容存在疑虑，担心是一项"拼装工程"。后来，数次聆听编委会的热烈讨论，拜读教材的构思和样稿，阅读数份终稿的篇章，感到他们在进行一项有开创意义的编写工作。

现在，"康复"或"康复医学"受到的关注、研究、应用越来越多。这说明康复的重要意义、使用价值，以及现代社会对康复的需求。在我看来，在这种背景下，对康复概念的真正理解，显得十分必要。康复，不是我们用中文语境解释一般意义上的"恢复"。世界卫生组织（WHO）在20世纪中、下叶对康复的概念做了层层递进的定义，2001年又以世界卫生组织的名义颁布了《国际功能、残疾和健康分类标准》（ICF）。所谓"康复"，即通过各种方法，让伤、残、病、老的功能障碍，在解剖、生理缺陷的范围内，得以最大限度地改善，以提高患者的生活质量，使其回归社会。这也是康复的根本目标。

在康复使用的各种疗法中，运动疗法使用的频率最多，应用范围最广，效果比较明显，实施相对方便。运动疗法，分为现代和传统两大类。其中，中国传统运动疗法，称为功法（传统功法），有几千年的历史。其特点是主动运动为主，动作成套路，意念、呼吸、形体运动同步结合协调。功法，在我国漫长的发展历史中，突显养生、搏击、疗病的作用。在当今社会，冷兵器时代的搏击作用，已不再是功法锻炼的追求目标，而养生、疗病（包括康复）成为锻炼的重要意义。因此，历年来，推广和研究者，在继承传统的基础上，根据疾病谱的特点，又加以整理、改良和提高。

中国传统功法，又称"导引"。晋代李颐说，"导气令和，引体令柔"，概括了导引术的作用，指出导引术的锻炼可以使内在气机功能运行顺畅，外在筋骨功能活动柔和。这就是与现代体操锻炼不同的功能锻炼的"三调"，即"调神""调气""调形"。中国传统功法尽管术语繁多，注释不尽相同，但"三调"的核心要求，却从未有根本性的变化。

中国传统功法的理念和方法，对改善人体功能障碍、提高残障患者生活质量的作用，与现代康复的目标基本一致。于是，在现代社会中，两者经过相互碰撞、接触、交流，产生现代康复学与中国传统功法结合的"传统功法康复学"亚学科，也是水到渠成的。

本书主编之一，刘玉超博士，长期从事中国传统功法的整理、实践及科学研究，成就颇丰，他获得的上海市优秀博士毕业论文就是《易筋经源流考及其防治老年骨骼肌减少症应用研究》；另一位主编陈文华教授，是有中医学背景的现代康复专家，不仅擅长中西医结合的肢体康复，而且对心理康复、精神康复也有很深的研究。整个编写团队成员，都是全国各中医院校围绕功法康复，术有专攻的资深专家。他们的结聚，必将保证本书的编撰质量及教学的完美实施。

在名称后面加一个"学"，往往表明这是一门"学科"。称之为"学科"者，一级学科、二级学科，以至于三级学科，必然有学术体系及其内在要素的规律。认识规律，遵循规律，应用规律，才能推动学科的建设和发展。"传统功法康复学"是新衍生的学科，有产生的合理性，也有进一步充实和完善的必要性。我相信，也充满期待：这个学科将会进一步发展，这门课程在培育中西医结合的康复人才中会发挥更大的作用。

第三、第五、第六批全国老中医药专家学术经验继承工作指导老师

上海中医药大学终身教授

上海中医药大学康复医学院名誉院长

上海中医药研究院康复研究所名誉所长

博士研究生导师

严隽陶

2022 年 3 月 5 日

陈　序

作为我国传统的健身方法，功法最显著的特点在于它的健康思想，它提倡的是一种"形神合一"的整体的运动思想。实践证明，传统功法对改善和提升人的功能水平和活动能力有着明显的效果，已经成为康复医学的一项重要手段，尤其是慢性病和老年患者康复非常重要的手段，在国内外康复界受到广泛关注。

本书两位主编刘玉超教授、陈文华教授长期从事这方面的工作，在功法应用、传统功法对疾病的康复方面积累了丰富的经验，理论水平深厚。相信《传统功法康复学》的出版对推动中医康复发展，弘扬传统中医健康思想会有积极的意义。

福建中医药大学党委书记

博士研究生导师

陈立典

2022 年 1 月 15 日

编写说明

传统功法是中华文化的瑰宝，既可以用来修身养性，也可以在疾病的防治与康复中发挥重要作用，还可以与针灸、推拿、中药等传统疗法结合在一起，增强、延伸和巩固临床疗效。传统功法也受到了康复医学的青睐，康复医学已把传统功法作为研究和运用的重点。在此过程中，传统功法与康复医学的不断碰撞、交叉、融合，使之产生了一门新兴学科——传统功法康复学。

传统功法康复学是将现代康复医学的评估及运动训练学的相关理论与方法引入传统功法的临床应用与研究中，用于对疾病的预防、治疗和康复的实践与研究的一门新兴学科。

我们首次提出"传统功法康复学"的名称，并作为创新教材进行编写，本教材的创新之处有三。

第一，一方面，传统功法中的各种调心、调息、调身等方法丰富了现代康复医学中的运动治疗、呼吸训练、主动训练、有氧训练、心身疗法等的内涵；另一方面，康复医学的评估与运动训练学的原理与方法的引用与借鉴，不仅使传统功法这一民族瑰宝的有效性具有可测量性，也更具科学性。

第二，本教材首次系统阐述了传统功法与中医各个学科的关系，推拿有推拿功法，针灸有针灸功法，骨伤有骨伤练功法，中医内科也有功法康复训练，男女科及儿科均有自己学科独特的功法训练。本教材使医学生能够了解传统功法除了医生自身锻炼外，其在各个中医学科中的应用，能够完整地了解中医各个学科的内容。

第三，本教材在全面梳理传统功法和现代康复医学的基础上，纠正了以往教材和书籍中一些传统功法和康复医学中的习以为常的偏颇认识。比如以往教材多认为调息要匀、细、深、长，而实际上这只是一个方面，指的是调

息中的文火，需要匀细深长，而调息中还有武火，武火需要紧运急重，即鼓
巽风，运罡火。另如康复处方重视运动疗法，强调靶心率和运动强度，而传
统功法有动功和静功，体现生命在于运动，也体现生命在于静止。以静功为
主的康复处方属于节能处方，在此过程中不需强调靶心率和运动强度。

同时，本书有两个亮点值得关注。

第一个亮点是，我们精心组织的编委会成员既有现代康复医学中在运动
疗法方面造诣很深的专家，也有中医方面针灸、推拿、骨伤、内科、男女
科、儿科等各学科的专家，也有全国武术冠军，他们既在各自的学科有重要
的影响力，在传统功法方面也有较深的造诣，因此本书的编写能够反映当今
传统功法康复学的较高水平。

另一个亮点就是在编写常用传统功法时，一些不传之秘予以披露，如易
筋经之采精华法，太极内功的呼吸之法、意守法，二十四节气导引时间含
义，站桩及静坐要诀，等等。因此本书既可以供中医学、针灸推拿学、康复
医学的学生、学者使用，也可以供传统功法的爱好者、研究者使用。

本教材分为基础篇、功法篇、康复篇等部分。

基础篇主要介绍传统功法康复学概念、传统功法源流、功法与推拿和针
灸以及中医药各学科间的密切关系、传统功法的基础理论、现代研究。

功法篇主要介绍站桩、静坐、少林内功、易筋经、六字诀、八段锦、五
禽戏、太极拳、形意拳、八卦掌、回春功、内养功等传统功法的功法特点、
训练方法及训练内容，让中医专业、针灸推拿专业、康复医学专业的学生了
解传统功法的内涵。

康复篇首先介绍康复功法处方的原则，包括时间、地点、康复处方的内
容等。并选择各系统常见疾病，如冠状动脉粥样硬化性心脏病、慢性阻塞性
肺疾病、骨质疏松等，使医学生能够针对这些疾病及患者运用传统功法设计
和实施个体化的康复训练。

每章节后均标注编写人员，因章节人员较多，编写分工在此不再赘述。

需要特别说明的是，编写过程中，我们得到本书主审上海中医药大学终
身教授、中医康复学科的奠基人严隽陶教授的精心指导。严教授对全书进行
了认真地审阅和修改，提出了很多宝贵的建议和意见，并为本教材作序，为
本书增色很多。此外，福建中医药大学党委书记陈立典教授也为本书热情作

序，是对我们晚辈和学生莫大的鼓励和支持。在此，我们对两位老师表示衷心的感谢！

此外，本书编写过程中也得到了夏柏华、成荣祥、陈云鹤等老师的无私帮助和悉心指导，张莉、郭建两位研究生也在文字校勘方面做了很多工作，在此一并表示深深的感谢。

由于水平有限，时间仓促，错误不足之处在所难免，请同道不吝赐教！以便再版时修订完善。

刘玉超　陈文华

2022 年 3 月 23 日

目　录

扫码看功法视频

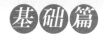

第一章　传统功法康复学总论 ▷▷▷

第一节　传统功法康复学概述

一、传统功法

传统功法是中医学的重要组成部分，包括导引、吐纳、站桩、静坐、行气、存神、内丹术以及内家拳等功法，其以内养精气神为主，提高身体素质，从而起到养生、治病、康复的作用。

传统功法在中医学中具有重要的作用。《素问·上古天真论》曰："夫上古圣人之教下也，皆谓之虚邪贼风，避之有时，恬淡虚无，真气从之，精神内守，病安从来？""黄帝曰：余闻上古有真人者，提挈天地，把握阴阳，呼吸精气，独立守神，肌肉若一，故能寿敝天地，无有终时，此其道生。"《黄帝内经》开篇反复提到传统功法，可见其在中医学中有着极其重要的地位。张仲景、华佗、巢元方、孙思邈、刘河间、李东垣、李时珍、张锡纯等各时代的医家对传统功法均予以高度重视，并在著作中有专门论述。经过历史的沉淀，很多优秀的功法如站桩、静坐、少林内功、易筋经、五禽戏、六字诀、八段锦、太极拳、八卦掌、形意拳等流传至今。这些功法受到大众的喜爱，为人民群众的健康事业发挥了巨大作用。

导引："导"指"导气"，导气令和；"引"指"引体"，引体令柔。常与服气、存思、咽津、自我按摩等相配合进行。肢体导引为外导引、内气运行为内导引。可见，导引是我国古代的呼吸运动与肢体运动相结合的一种养生术。

吐纳：语见《庄子·刻意》："吹呴呼吸，吐故纳新。"就是说吐出浊气，呼入清气。《云笈七签·卷三十二·服气疗病》曰："内气有一，吐气有六。内气一者吸也。吐气六者，谓吹、呼、唏、呵、嘘、呬，皆出气也……吐气之法，时寒可吹，温可呼，委曲治病。吹以去热，呼以去风，唏以去烦，呵以下气，嘘以散气，呬以解极。"即认为吸取生气，吐出浊气，即可长寿。

站桩：站桩为传统的站式功法锻炼，即身体如木桩站立不动，起源于古宗教仪式，是中国传统功法中的一个重要组成部分。站桩的流派很多，有武当桩法、少林桩法、峨眉桩法等。各流派都很重视桩功的练习。在内家拳之形意拳中，有"万法源于三体式"之说。太极拳中有无极桩、活步桩。桩功对锻炼下盘、提高平衡能力有重要作用。

静坐：静坐是打通经络的有效方法，其靠精神内守使气机自然而然地融会贯通，一股冲和之气运行经络之间，化解郁积之处。

行气：亦称"服气""食气""炼气"。是指一种以呼吸吐纳为主，而往往辅以导引、按摩的养生内修方法。《云笈七签》记载：行气时，需凝神净虑，专气致柔，呼吸吐纳，做到轻、缓、匀、长、深。据称炼气既久，可达到鼻无出入之气的最佳境界，如婴儿之在母胎中，名曰"胎息"。行气重点在以我之心，使我之气，养我之体，攻我之疾，从而延年益寿。

存神：存神亦名思神，又可称为存思、存想、冥想等。存神一词，首见于《太平经》。卷一百五十四至一百七十有曰："若以神同城而善御之，静身存神，即病不加也，年寿长矣，神明佑之。"原意是将真神守住己身之内，则疾病不易侵犯身体。

内丹术：内丹术指以"人身一小天地"的"天人合一、天人相应"思想为理论，以人的身体为鼎炉，内炼"精、气、神"，从而达到长寿的目的。《道德经》《列子》《庄子》《黄帝阴符经》《周易参同契》《悟真篇》等作品被后世奉为内丹术的经典论著。

内家拳：练气重于练筋骨皮的拳法叫作内家拳，它的任何招式都是以用意领先，以意导气，以气引领四肢百骸，更讲究以柔克刚。例如太极拳、形意拳、八卦掌就是最典型的内家拳，其偏重于精气神的内养。

二、康复学

世界卫生组织指出健康不仅是疾病或虚弱的消除，而是身体、精神和社会生活的完美状态。生物—心理—社会的医学模式体现了观念更新，强调了人的社会属性和功能状态。

（一）康复

康复是指综合地、协调地应用医学的、教育的、社会的、职业的各种方法，使病、伤、残者（包括先天性残）已经丧失的功能尽快地、最大可能地得到恢复和重建，使他们在体格上、精神上、社会上和经济上的能力得到尽可能的恢复，使他们重新走向生活，重新走向工作，重新走向社会（WHO）。康复不仅针对疾病而且着眼于整个人，从生理上、心理上、社会上及经济能力上进行全面康复。

康复治疗技术常用的方法包括物理治疗（PT）、作业治疗（OT）、言语治疗（ST）、心理辅导与治疗、文体治疗、中国传统疗法、康复工程、康复护理、社会服务。

（二）康复医学

康复医学是一门研究残疾人及患者康复的医学应用学科，其目的在于通过物理疗法、运动疗法、生活训练、技能训练、言语训练和心理咨询等多种手段使病伤残者尽快地得到最大限度的恢复，使身体残留部分的功能得到最充分的发挥，达到最大可能的生活自理，获得劳动和工作的能力，为病伤残者重返社会打下基础。

康复医学的三项基本原则：功能锻炼、全面康复、重返社会。康复医学由基础康复学、康复残疾学（学科体系的核心、支柱）、临床康复评定学和临床康复治疗学构成。

中国传统功法是中国传统疗法的重要内容，可以和康复医学中运动疗法、文体疗法相结合，以康复评定为依据，设计运动处方，从而发挥康复的作用。

三、传统功法康复学

传统功法康复学是将现代康复医学的评估及运动训练学的相关理论与方法引入传统功法的临床应用与研究中，用于对疾病的预防、治疗和康复的一门新兴学科。其理论基础是中国哲学的"气一元论"生命观、整体健康观、动静相兼和刚柔相济的阴阳养生观，其技术方法以主动运动、心身相关为特点，通过各流派的传统功法，包括太极拳、八段锦、易筋经、五禽戏、六字诀、站桩、静坐等，进行意气相随的形体导引，来调节人经络气血运行，调整脏腑气血，从而使得人体各方面的功能，尤其是内脏功能、运动功能、心理健康等得到恢复。

传统功法康复学是传统功法与现代康复相结合的学科，具有中西结合的特色，兼有传统功法和康复医学的特点，具有生动的功理功法、良好的应用体验、丰富的学科内涵，其不同的功法门类可分别归类于现代康复中的运动治疗、心身调节、有氧训练、放松训练、主动运动和主动医学等。通过康复训练的途径，达到康复的目标。

传统功法与康复医学的结合对传统功法和现代康复医学两者自身的发展也具实践与研究价值。对现代康复而言，传统功法中的各种拳操之呼吸方法、形体训练、意念意守等方法无疑丰富了现代康复医学中的运动治疗、呼吸训练、主动训练、放松训练、有氧训练、平衡及协调训练、心身疗法等手段的内涵；对传统功法而言，康复医学的评估与运动训练学的原理与方法的引用与借鉴，不仅使传统功法这一"民族瑰宝"的有效性与科学性可测量、可交流。因此，传统功法康复学的创立，既丰富了传统功法学和现代康复学的内涵，也将极大地贡献于我国防、治、康医疗保健体系的健全与发展。

（刘玉超　陈文华）

【思考题】

1.传统功法康复学的概念是什么？

第二节　传统功法发展简史

传统功法，是华夏祖先在社会生活实践中的产物。

一、传统功法的萌芽

在漫长的原始社会中，生产力水平极其低下，人们依靠集体的力量也仅能勉强生存，婴儿存活率较低，人们的平均寿命也相当低。其中很重要的一个原因就是病魔的侵噬。"故世传禹病偏枯，足不相过，至今称禹步是也。"意思是说大禹因身体长期处于潮湿的环境中，得了偏枯病，通过长期的实践，编创了一套传统功法，人们称之为"禹步"。

此外，《吕氏春秋·古乐》中"故作为舞以宣导之"和《路史·前纪九》中"教人引舞以利导之"都说明了同样一个问题，即由于洪水肆虐、湿气侵袭、营养不良等原因，很多人得了关节病和水肿病。渐渐地，人们发现通过一种"以利导之"的舞可以使病情得到改善。而这种被后世称为"消肿舞"的舞，其实是最原始的一种传统功法。

《庄子·刻意》中云："此导引之士，养形之人，彭祖寿考者之所好也。"《三国志》裴松之注《华佗别传》中说："是以古之仙者，赤松、彭祖之为导引，盖取于此也。"当庄子和华佗谈及导引时，都以彭祖为例，可见其传统功法始祖的形象深入人心。而后人在《彭祖摄生养性论》中总结其养生之道为"爱养精神""不禁欲不放纵""服气导引"三个方面。后来，宋朝张君房在《云笈七签》中专门写到了"彭祖服气导引法"。

《山海经·海外北经》中描述了一个神话，说有一个山神名叫"烛阴"，它能像蛇一样进行一些吐纳呼吸的导引动作。虽然这有点迷信色彩，但在一定程度上反映了当时模仿动物进行传统功法的活动已经产生了。

同时，人们在实践中开始对长寿有了新的认识。《尚书·洪范》中提到了人有"五福"，其中三福与健康长寿有关。"寿""康宁""考终命"都反映了人们渴望能健康安宁地度过自然寿命。《诗经》中"万寿无疆""万寿无期""寿考万年""眉寿无有害""周王寿考，遐不作人"等也反映了人们对于长寿有了一种渴望。《尚书·无逸》中提到了"劳者寿""君子所其无逸"，反映人们已经意识到运动与养生的关系了，传统功法在这一过程中逐渐萌芽发展。

二、春秋战国时期

在春秋战国时期，导引功法风靡一时，而且已有所总结，但并没有留下什么具体的动作。例如《汉书·艺文志》中载有黄帝岐伯的《按摩十卷》和《黄帝杂子步引》十二卷，使我们知道当时已有按摩、导引功法的专著。《素问·异法方宜论》记载："中央者，其地平以湿，天地所以生万物也众，其民食杂而不劳，故其病多痿厥寒热，其治宜导引按跷，故导引按跷亦中央出也。"这表明导引按跷术是中原潮湿地带的主要医疗方法。《灵枢·病传》中记载："余受九针于夫子，而私览于诸方，或有导引行气、乔摩、灸、熨、刺、焫、饮药之一者，可独守耶，将尽行之乎？"这表明"导引行气"曾作为一个独立的基本医疗方法，排在按跷、按摩、针灸等之前。《素问·刺法论》记载："肾有久病者，可以寅时面向南，净神不乱思，闭气不息七遍，以引颈咽气顺之。如咽甚硬物，如此七遍后，饵舌下津令无数。"战国时期的珍贵文物——《行气玉佩铭》记录一个完整的导引行气过程。其文仅有三四十个字，主要指出了运气的要领与路径，与后世导引所谓"气沉丹田"及"周天运行"等理论与方法基本一致。

另有《庄子·在宥》篇介绍了广成子静坐法，其主要是"入静"和"守一"。认为只要"无视无听"，就能"抱神以静"，形体便正了，长生也就顺理成章了。而"守一"，就是要求意念能遵循一定的线路，贯注于自身的某一部位或运行于自身。广成子认为应将意念的守一与腹式呼吸相结合，以意炼气，意气相随。在《庄子·人间世》中，通过颜回与仲尼的对话讲述了"仲尼听息法"，介绍了行气中入静的方法。其要求意守专一，抛开一切意识情绪，用"心"听自己的呼吸。当趋于入静时，听其自然。在整个入静的过程中，要使听止于耳、心止于符，耳不闻呼吸声，心不存杂念，达到"虚"的境界，神气合一，绵绵若存，似存似亡。

《列子·仲尼》和《庄子·外篇》中提到老子的弟子亢仓子深得其养生之道，行气功夫很厉害，"视听不用耳目"，而且当他心体合一、沉静用气之时，周围音和物都十分清楚。其"服气诀"谈道，在行气养生中，要心态平静，意念专一，不语、不念、不恼、不忧，保持气血通畅，排除一切干扰，保持心情愉悦，注重调心，且时常练习。这样自然能"气"到渠成。

总而言之，春秋战国时期，经济政治、自然科学、思想文化等各方面的发展都为这一时期传统功法体系的初步建立，提供了坚实的理论基础。

三、秦汉三国时期

春秋战国时期，导引虽然是养生活动中的重要内容，但有关具体的导引术势记载模糊，只有"熊经鸟伸"等模仿动物形态的简单描述。到了秦汉三国时期，导引功法术势有了极大的发展，并被广泛应用于养生和医疗。例如汉代名医张仲景《金匮要略》说："四肢才觉重滞，即导引吐纳、针灸膏摩，勿令九窍闭塞。"华佗也在《中藏经》中说："导引可以逐客邪于关节。""宜导引而不导引，则使人邪侵关节，固结难通。"由于导引的健身养生效果明显，"仰慕松、乔导引之术"成为一种流行，并出现了很多精于导引的方士。而秦汉三国时，最能说明导引养生发展状况的当属马王堆《导引图》《却谷食气》和华佗的《五禽戏》。

1973年长沙马王堆汉墓出土帛书《导引图》，表明当时贵族已在学练传统功法用于养生祛疾，而且视其为极其珍贵之物。湖北省江陵县张家山二四七号汉墓出土的《引书》，是迄今所发现的简书导引典籍中最古老的一部著作，由113枚竹简组成，上有3235字，内容包含四季养生、导引式以及病因治法三个部分，是对汉初之前传统功法的一次梳理和总结。书中记载了110种导引方法，除去多次出现者共101种。与马王堆《导引图》所绘内容相比，《引书》记载的传统功法亦具有前文所述的独立性、多样性（如"引心痛"借助绳索，"引腹甬（痛）"借助绳和板等）、功能性三个特点，而其中功能性内容则更加丰富：共涉及 41 种疾病的导引治疗，如"引虏及欬（咳）""引心痛""引肠癖""引腹张（胀）""引内瘅""引踝痛""引北（背）甬（痛）""引足下筋痛""引肘痛""引口痛""失欲口不合"等，适应证范围也涵盖了《导引图》的类别。此外，《引书》还介绍了肢体活动部位、重复次数以及操作要领，因记录的载体是文字，弥补了《导引图》静态造型难以反映动态过程、动作要领不便展现的缺憾。

《却谷食气》是马王堆出土帛书中的一篇导引养生专著，与《导引图》写在同一幅帛书上。根据可见残篇分析得知，该篇主要记载了汉代以前导引行气的方法，以及四时食气之宜忌，是我国现存最早的导引专篇文献。导引和行气在养生历史的发展过程中关系十分密切，一般倡导二者合称，加之应合四季晨昏的自然规律特点，成为古人内修强身的重要手段。

三国时期著名医家华佗，根据"流水不腐，户枢不蠹"的"以动养生"理论，结合自身临床经验，创编了第一套真正意义上的导引动功——五禽戏。《五禽戏》其功效兼顾健身养生和康复医疗两个方面。五禽分别对应五行，虎戏五行属木，利肝胆；鹿戏五行属水，补肾；熊戏五行属土，健脾胃；猿戏五行属火，调心；鸟戏五行属金，益肺。此外，我们也可以看出，这五种动物也是风格迥异，各具特色。如练虎戏，动作要求勇猛、威武、刚健有力。如练鹿戏，动作要舒展大方，心静体松。如练熊戏，动作要求步履沉稳，拔地参天。如练猿戏，动作要灵敏、轻便、自如。如练鸟戏，动作要轻起轻落，怡然自得。此五戏连贯融合，就是一套刚柔相济、动静相兼的理想的传统功法。从文献资料来看，华佗《五禽戏》比之前马王堆《导引图》进了一大步。这种套路形式的传统功法对后世编创"易筋经""八段锦"提供了重要的参考价值。

隋代巢元方的《诸病源候论》不载方药，而以"补养宣导法"附着在各证候之后，也表明了这一点。晋代葛洪也指出："夫导引疗未患之疾，通不和之气……实养生之大律，祛疾之玄术矣。"

秦汉三国时期，社会生产发展，经济繁荣，民族之间联系加强，文化事业也有较大的进步。造纸术的发明推动了古代文化的传播，特别是医学的进步，对传统功法的健康发展起了无可比拟的作用。

四、魏晋南北朝时期

魏晋南北朝时期，社会动荡不安，"儒墨之迹见鄙，道家之言遂盛焉"（《晋书·向秀传》），呈现了玄学的盛行。晋代以后，这种追求"神仙"的方士导引养生观受到了道家正统养生家们的斥责，葛洪在《抱朴子·道意》中说："进不以延年益寿为务，退不以消灾治病为业。"这些养生家的主旨思想就是追求"延龄益寿、消灾治病"。这一时期热衷养生的人很多，由于医学以及科技的发展，从而使导引养生理论和方法得到了积极发展。

三国时期竹林七贤嵇康秉承老庄的"自然之道和无为学说"哲学思想，传承了道家的思想精华。嵇康以"养生论"为题论述养生，借用道家导引、吐纳和守一等养生术，其养生名句是"至于导养得理,以尽性命""呼吸吐纳,服食养身""守之以一,养之以和"等。

东晋医药学家和道学家葛洪以"我命在我不在天"的生命追求,遵循形神合一思想,践行预防保健思想的导引术。《抱朴子·内篇·微旨》论:"所为术者,内修形神,使延年愈疾……凡养生者,欲令多闻而体要,博见而善择,偏修一事,不足必赖也。""夫有因无而生焉,形须神而立焉。有者,无之宫也。形者,神之宅也。""明吐纳之道者,则曰:唯行气可以延年矣;知屈伸之法者,则曰:唯导引可以难老矣。"从"藉众术之共成长生"可以看出,葛洪的养生包括形与神两个方面,二者互相影响、联系,缺一不可。同时,葛洪注重导引的"导引疗未患之疾,通不和之气。动之则百关气畅,闭之则三宫血凝,实养生之大律""养生不以伤为本"宝贵的功法养生思想。

南朝齐、梁间的著名医药学家陶弘景继承了老庄哲学思想以及葛洪的"藉众术之共成长生"的养生思想,以道教"重人贵生"思想为基础,阐释了道教养生学中的形神观,其养生术不仅有服气药饵等,还有导引养生修炼术。提出了著名的"六字气诀"功法,这有别于陶弘景以前人们注重呼吸功法以吸为主的锻炼方法。如"凡行气,以鼻纳气,以口吐气,名曰长息。纳气有一,吐气有六。纳气一者,谓吸也;吐气六者,谓吹、呼、唏、呵、嘘、呬,皆出气也。温可呼,委曲治病,吹以去热,呼以去风,唏以去烦,呵以下气,嘘以散欲,呬以解极"。这种自身行气治病的思想,对中医祛病导引理论的发展起到了重要作用。

另外,《养性延命录·导引按摩》提出《导引经》七式(七式有啄齿、漱唾、呼吸、活动四肢、熨眼、按目等)、按摩八法(包括坚齿、熨目、耳、拂发、摩面、摩身等)、躯体运动八式(两臂伸直、两手前推、左右开弓、单手托天、两手前筑等);辑录有华佗《五禽戏诀》。以上导引七式与按摩八法均有重复,体现导引养生保健思想中含有日常生活动作。躯体运动八式表现了其运动养生思想,从动作术式可看出有"八段锦"发展前期的印记。据文献考证,《养性延命录》是最早记录动作术式的一部著作。上述这种形、神、气兼养的思想影响着导引术的发展,经过这些医家、养生家的亲身实践与提炼,使其具有合理的治疗、健身延年的科学成分,所以说这一时期的导引养生观对后世导引术的发展有很大的影响。

魏晋南北朝时期,人们受玄学思想影响,注重对人体内部脏器的整体调养,在此基础上强调内外合一、动静结合的练功方式,比较注重实效,不拘于形式。在秦汉功法的治病防病与健身的基础上,使传统功法又向前发展了一步。

五、隋唐五代时期

隋唐时期,人们继承了魏晋南北朝时嵇康、葛洪和陶弘景等人的导引养生思想,在此基础上对导引术的实效功能又有所发展,即在医疗上也得到了广泛的应用。在政府机构又成立了专门的太医署,有专门的导引按摩师。其职能在《唐书·百官志》和《唐六典》中均有记载:"掌教导引之法,以除疾、损伤、折跌者正之。"所以这段时期在统治者的重视与提倡下,导引被确定为医疗行为。

隋朝太医令巢元方的《诸病源候论》中辑录了"养生方导引法"289条，删去76条重复，共计213种导引法，用来治疗110种病候。例如，对于脾胃之气不和引起的不能饮食的情况，巢氏首先对其病因病机及证候做了分析，随后提供了详细可行的治疗因"太仓不和"所致的"臂腰虚闷"之导引方法："养生法导引法云：欹身，两手一向偏侧，急努身舒头，共手竞扒相牵，渐渐一时尽势。气共力皆和，来去左右亦然，各三七。项前后两角缓舒手，如是似向外扒，放纵身心，摇三七；递互亦然。"巢元方将传统功法治疗疾病的作用发挥到了前所未有的程度。

唐代"药王"孙思邈也十分提倡传统功法治病。其在《千金要方》中载录了来自印度和道教的"天竺国按摩法"和"老子按摩法"。孙思邈还自行创编了不少行之有效的养生导引法，例如"若患心冷病，气即呼出；若热病，气即吹出；若肺病，气即嘘出；若肝病，即呵出；若脾病，即唏出；若肾病，即呬出。夜半后，八十一；鸡鸣，七十二；平旦，六十三；日出，五十四；辰时，四十五；巳时，三十六。欲作此法，先左右导引三百六十遍"。这里，孙氏针对不同脏腑的疾病，论述了不同时辰的调气导引方法，用按捺肢体、左托右托、叩齿摩眼、押头挽发放腰等自我按摩和肢体动作，活动关节，培补正气，祛邪外出。成书于公元752年的《外台秘要》，共40卷，其不仅将《诸病源候论》中有关疾病的养生导引法均按原样录入，而且补充了若干锻炼方法。

综上所述，隋唐时期导引主要是向着医疗保健应用方面发展，并且将传统功法的运动特征引向了肢体运动与自我按摩相结合的形式，可称为医疗导引类功法。

六、宋金元时期

隋唐五代后，传统功法历经不同时代的应用和发展，大量相关文献资料散载于不同的典籍中。这一时期的传统功法理论成就主要体现在五个方面：一是著名文人学士对导引养生术的研习；二是张君房著《云笈七签》汇集了道家的导引养生术；三是陈希夷根据"天人合一"哲学思想、顺应自然的养生思想创编了"十二月坐功"；四是蒲处贯创造了"小劳术"；五是著名的"八段锦"的问世。这些导引养生术的产生，代表了人们对健身、长寿的追求，以及养生思想的进步。

金元四大家对传统功法也多有涉及。寒凉派刘河间对六字诀的应用深有心得，他说"仙经以息为六字之气，应于三阴三阳，脏腑六气……吹去肾寒则生热，呵去心火则生寒"（《素问玄机原病式》）。补土派李东垣提倡静坐，指出"当病之时，宜安心静坐，以养其气"（《兰室秘藏》）。攻下派张子和把导引列为汗法之一。滋阴派朱丹溪也提倡"气滞痿厥寒热，治以导引"。

成形于宋代的八段锦是中华传统功法的典型代表，具体为何人所编创至今不详，在北宋末年已经非常流行。八段锦的名称最早出现在晋代葛洪的《神仙传·栾巴》中。其中，"八"不是术式的具体数目，而是寓意这套传统功法包含了多种功法要素，如八卦一样相互联系、循环运转，正如高濂在《遵生八笺·延年却病笺》中所说："循环次第转，八卦是良因。""锦"则是对动作精妙珍贵的赞美，同时也蕴含着整个套路浑然一体，如织锦连绵不断之意。八段锦在发展过程中衍生流派甚多，总体来说分"文""武"

两大类：文八段，又称"坐式八段锦"，以集神、叩齿、漱咽、摩运、吐纳等方法为主，辅以相对简单的头颈、上肢以及躯干的运动，迄今可查到的最早的记载文献为明代高濂所著《遵生八笺》；武八段，又称"立式八段锦"，则以形体的运动为主，辅以咽津、行气之法，迄今可查到的最早的记载文献为宋代曾慥所著《道枢·众妙篇》。曾氏描述了术式动作的操作方法以及主要的调养功效，与今天人们广泛习练的健身功法"八段锦"大同小异，可见其对后世影响深远。值得一提的是，操作方法被以基本押韵的口诀形式记载下来，方便了习练者对功法的记忆、掌握，是传统功法发展的一个进步。

七、明清时期

进入明清时期，主要以祛病延年为目的，也是中国所特有的一种体育活动的导引，在全面继承前期导引术的基础上，有了进一步的发展。明代印刷术的发展，使导引著述印行和传播有了便利条件。

明初朱橚与滕硕、刘醇等人编写的《普济方》中载有导引引气法数百条，涉及病种有头痛、耳聋、虚劳等几十种。明代杰出医学家李时珍，积极提倡导引锻炼，并身体力行，提出了"内景隧道，唯返观者能照察之"的著名论断。而医学家李梴在《医学入门》中认为"大法导引为虚损气血不周而设也"。此外，明代龚廷贤的《寿世保元》、万全的《幼科发挥》、王肯堂的《证治准绳》、龚居中的《红炉点雪》中都涉及了不少传统功法祛疾的内容。清代沈金鳌在《杂病源流犀烛》一书中指出"导引、运动，本养生家修炼要诀，但欲长生，必先却病，其所导、所运，皆属却病之法"。

易筋经十二势，相传为北魏时期达摩祖师所创（一说为明紫凝道人所创），于明清时期始在社会出现和流传，其来源于一部名为《易筋经》的著作。《易筋经》包含基本理论、内壮原则方法、外壮原则方法三部分，是一部论述通过筋骨的锻炼来强壮身体、延年益寿的专著，集理论和实践于一体，从宗教、医学的角度解读传统功法锻炼的原理，并记载了具体的导引锻炼方法。这部专著最初以手抄本的形式出现于明朝，至清道光年间乃有刻印本。易筋经十二势是《易筋经》中流传最为广泛的一种传统功法，顾名思义，是一套改变筋骨肌肉的锻炼方法。整个套路由十二个术式组成，在每一势的图示后都附有歌诀加以解释，动作以伸筋拔骨、脊柱拧转为主，特点鲜明，在传统功法领域独树一帜。

八、近现代

新中国成立前，传统功法也取得了一定的发展。"却病延年法""易筋经""因是子静坐法"等都曾流行。

新中国成立后，传统功法不断发展，如刘贵珍的内养功、胡耀贞的五禽戏等。2000年下半年，国家体育总局和国家中医药管理局相继颁布了《健身气功管理暂行办法》和《医疗气功管理暂行办法》，这标志着气功事业进入了规范管理、健康发展的时期。2001年4月，国家体育总局建立了健身气功管理中心，组织专家和学者编创了四种健身气功，即"易筋经""五禽戏""六字诀""八段锦"，并在全国各省市推广。从此，古老的传统功法使成千上万的习练者获益身心健康。

至此，古往今来的传统功法发展，为传统功法的研究对象、研究范畴及研究领域等提供了难以计数的文献典籍和经验积累。随着时代发展及现代科学理论和科学技术的进步，传统功法的学科体系与理论研究，必将得到进一步完善与提高。

（蒋诗超）

【思考题】

1. 试论先秦时期功法发展的主要内容。
2. 试论孙思邈对功法的贡献。
3. 试论明清时期功法发展的主要内容。

第二章 传统功法的理论基础 ▷▷▷

第一节 阴阳五行学说

一、阴阳学说

（一）阴阳学说概述

阴阳学说是中国古代人民以朴素唯物主义和自然辩证法来认知世界的一种学说。古人发现，世界上的任何事物都包含着相互对立的两个方面，如天地、日月、水火、昼夜、明暗、寒热、动静、表里、生死等。这种既相互依存，又相互制约，既相合促进，又相互转化，并且通过彼此消长变化而实现事物运动的矛盾统一体，称为阴阳。用阴阳来概括阐述自然界运动变化道理的学说，称为阴阳学说。如《周易·系辞传》说："一阴一阳之谓道。"《素问·阴阳应象大论》说："阴阳者，天地之道也，万物之纲纪，变化之父母，生杀之本始，神明之府也。"

中医学全面继承和发展了阴阳学说，认为人体的生理、病理等各种现象以及药物治疗、针灸推拿、功法锻炼等，都可以采用阴阳学说来解释。

阴阳学说的基本内容，有阴阳相互交感、对立制约、互根互用、消长平衡和相互转化等方面。

（二）阴阳学说在功法康复中的应用

1. 说明人体的组织结构 《素问·宝命全形论》说："人生有形，不离阴阳。"一般而言，人体上部为阳，下部为阴；体表为阳，体内为阴；背腰属阳，胸腹属阴；经脉行于四肢外侧为阳经，行于四肢内侧为阴经；运行于人体腹部的任脉被称为"阴脉之海"，练功时谓"退阴符"；运行于人体背部的督脉被称之为"阳脉之海"，练功时是"进阳火"。

2. 概括人体的生理功能 《素问·调经论》说："阴阳匀平，以充其形，九候若一，命曰平人。"阴阳学说认为，人体的正常生命活动是阴阳两个方面保持着对立统一的协调关系的结果，所谓健康就是阴阳平衡状态。《灵枢·通天论》中认为"有少阴之人，有太阴之人，有少阳之人，有太阳之人，有阴阳平和之人。凡五人者，其态不同，其筋骨气血各不等"，因此在练功中，就要根据个体阴阳类型和功能状态而习练不同的功法种类。

3. 阐释人体的病理变化　《素问·生气通天论》说："阴阳乖戾，疾病乃起。"阴阳学说认为，疾病发生的基本原因是人体阴阳失衡所致，称之为"阴阳失调"。比如"阳胜则热，阴胜则寒""阳虚则寒，阴虚则热""阳损及阴，阴损及阳""阴阳两虚"等病理状态，可以通过功法锻炼来康复。《类经附翼·医易》中的"动极者镇之以静，阴亢者胜之以阳"就可以作为动静功法取舍的依据。

4. 指导疾病的诊断和治疗　《素问·至真要大论》说"谨察阴阳所在而调之，以平为期"。疾病诊治过程的病症分型、药物选择、功法治疗都需要兼顾阴平阳秘的原则。《黄帝内经》指出"诸寒之而热者取之阴，诸热之而寒者取之阳""辛甘发散为阳，酸苦涌泄为阴，咸味涌泄为阴，淡味渗泄为阳""调气之方，必别阴阳"。王冰在注释《素问·血气形志》"治之以按摩醪药"时说："夫按摩者，所以开通闭塞，导引阴阳。"在《养生肤语》中说："虚病宜存想收敛，固秘心志，内守之功以补之；实病宜导引按摩，吸努摇撼，散发之功以解之；热病宜吐故纳新，口吐鼻入以凉之；冷病以存气闭息，用意生火以温之。"

5. 指导养生、预防和康复　《长生胎元神用经》说："夫自修之道，能出入阴阳，合其真矣。"比如，按一年四季春温、夏热、秋凉、冬寒的自然界阴阳变化，应分别采取春夏养阳、秋冬养阴的练功锻炼，前者有"搅海吞津法""存想冰雪法"，后者有"闭气发热法""存想火热法"等。又比如按一昼夜六阳时子、丑、寅、卯、辰、巳，六阴时午、未、申、酉、戌、亥之阴阳变化而练服气功，《服气经·秘要口诀》中说："凡服气皆取阳时。"又如《医学汇函》说："有火者，开目；无火者，闭目。""欲气上行以治耳目口鼻之病，则屈身为之；欲气下行，以通二便，健足胫，则偃身为之；欲引头病者，仰头；欲引腰足病者，视脚。"

二、五行学说

（一）五行学说概述

五行的概念源于于西周后期逐渐兴起的"五材"，当时的人们发现木、火、土、金、水这五种物质是生活中所不可缺少的。《尚书·洪范》说："水火者，百姓之所饮食也；金木者，百姓之所兴作也；土者，万物之所资生也，是为人用。"又说"水曰润下，火曰炎上，木曰曲直，金曰从革，土爱稼穑。"

具体来说，五行属性是指水具有滋润和下流的特性，火具有温热和上升的特性，木具有曲直生长的特性，金具有容易变化的特性，土具有生长庄稼的特性。后来，五行属性进一步引申为：凡具有寒凉、滋润、向下运行的事物或现象，均归属于水；具有温热、升腾作用的事物和现象，均归属于火；凡具有生长、升发、条达舒畅等作用或性质的事物或现象，均归属于木；具有清洁、肃降、收敛等作用或现象，均归属于金；具有生化、承载、受纳作用的事物或现象，均归属于土。

五行之间并不是静止的、孤立的关系，而是存在着生、克、乘、侮的相互联系，用来阐释复杂系统的内部各事物之间的相互联系，体现其中的斗争、统一以及自调机制。五行系统作为复杂系统的模型建构，适用于解释人体的生理和病理现象。

（二）五行学说在功法康复中的应用

1. 根据五行归属理论来指导功法康复 五行学说将人体和自然界的万物进行配属归类，根据"同声相应，同气相求"的原理，将人与天地自然统一起来。比如木有生长、升发、舒畅、条达的特性，而人体内的肝喜条达而恶抑郁，有疏通气血、调畅情志的功能，也归属于木，自然界的春季、东方、酸味等也归属于木，这些事物之间就可以共振，起到更好的调理作用。"六字诀"可以调息治疗脏腑疾病，可以通过不同季节与气诀的配合来更好地发挥康复功效。《四季却病歌》中说："春嘘明目木扶肝，夏至呵心火自闲，秋呬定收肺金润，肾吹惟要坎中安，三焦嘻却除烦热，四季常呼脾化餐。"

2. 根据五行生克制化理论来指导功法康复 五行内部的生克制化是维护系统整体的一个重要措施。根据五行之间的生克关系，可以指导临床具体病症的功法康复。比如六字诀，赵台鼎在《脉望》中介绍了两种练习的具体方法。一是按五行生克关系，如肝气不足，是肺之有余，用呬字泻之；肺气不足，是心之有余，用呵字泻之；心气不足，是肾之有余，用吹字泻之；肾气不足，是脾之有余，用呼字泻之；脾气不足，是肝之有余，用嘘字泻之。二是按五行生克中"实则泻其子"的原则来治疗脏腑实证，即"肝有余则用嘘，若嘘亦不能引肝气，则引其子，用呵字泻心之气，心气既行，肝气自传；心有余则用呵，若呵亦不能引心气，则引其子，用呼字泻脾之气，脾气既行，则心气自传；脾有余则用呼，若呼亦不能引脾气，则引其子，用吹字泻肾之气，肾气既行，则脾气自传；肾有余则用吹，若吹亦不能引肾气，则引其子，用嘘字泻肝之气，肝气既行，则肾气自传"。

第二节 脏腑学说和经络学说

一、脏腑学说

（一）脏腑学说概述

脏腑学说，又称藏象学说，是建立在阴阳学说和五行学说基础上的关于人体内部的组织结构与功能关系的理论体系。其中肝、心、脾、肺、肾为"五脏"，分别配属木、火、土、金、水五行，它们之间构成了互相联系制约的五大功能运行系统，为人体生命自组织、自运行的基本框架结构。在"五脏"的基础上，其他的五腑（即胆、小肠、胃、大肠、膀胱。后来又加上三焦，成为六腑）、五体（筋、脉、肉、皮毛、骨）、五官（目、舌、口、鼻、耳）等依次配属归类于各自的功能运行系统。由于脏腑藏于内，但象形于外，"司外"可以"揣内"，故又曰"藏象"。

　　脏腑学说，最早形成于《黄帝内经》。五脏属于实体性器官，主"藏精气"，即生化和贮藏气血、津液、精气等精微物质，主持复杂的生命活动，所以说"五脏者，藏精气而不泻也，故满而不能实"（《素问·五脏别论》）。六腑属于空腔性器官，主"传化物"，即受纳和腐熟水谷，传化和排泄糟粕，主要是对饮食物起消化、吸收、输送、排泄的作用，所以谓之"六腑，传化物而不藏，故实而不能满也"（《素问·五脏别论》）。

　　此外，还有奇恒之腑，《素问·五脏别论》曰："脑、髓、骨、脉、胆、女子胞（子宫，卵巢），此六者，地气之所生也，皆藏于阴而象于地，故藏而不泻，名曰奇恒之腑。"其共同特点是它们同是一类相对密闭的组织器官，却不与水谷直接接触，即似腑非腑，但具有类似于五脏贮藏精气的作用，即似脏非脏。奇恒之腑，除胆属六腑外，都没有和五脏的表里配属关系，但有的与八脉相联系。奇恒之腑在练功中发挥了重要作用。

（二）脏腑学说在功法康复中的应用

　　1. 将脏腑学说与五行学说结合应用于功法康复　脏腑与五行之间有配属关系，功法康复时应当综合运用。比如"养五脏五行气法""虚病补母法""实病泻子法"等（参见"五行学说"节）。

　　2. 注重培补脏腑生命根本在功法康复中的应用　脏腑作为生命形体的基本构架，是生命精气的蓄藏和生化之所，因此功法康复中应当注意培补脏腑。比如《脉望》中记载有"攒簇五行法"：绝欲则肾不漏精，静默则心不失神，定息则肺能安魄，简视则肝能育魂，凝思则脾能安意。又比如功法康复当中，有观点要求眼不动则魂在肝，鼻不嗅则魄在肺，舌不动则神在心，耳不闻则精在肾，念不起则意在脾等。

　　3. 注重心为君主之官在功法康复中的主宰作用　心为君主之官，五脏六腑之大主，具有主导调摄脏腑功能的作用。在功法康复当中，特别是采用静功康复时，要求练功者进入虚极静笃的状态，让心主神明的作用得以正常发挥。前人有言："大道教人先止念，念头不住亦徒然。"《黄帝内经》说："恬淡虚无，真气从之，精神内守，病安从来。"常用的静心收心的方法有凝神入气穴法、返观内视法、观想意境法。

　　4. 注重脏腑阴阳和合生化在功法康复中的应用　脏腑的阴阳五行之间，具有和合生化的自组织、自调节、自生长的特性，这也是功法康复中十分重要的激发自有生命自愈力的途径。在脏腑调和当中，心肾相交、水火既济是练功得法的重要状态。《茶香室三钞》中谓："学道无他，在于养气，心液下降，肾气上腾至脾元，氤氲不散，则丹聚矣。"另外，"五气朝元"也是练功进入良好状态，启动自愈潜能的关键指标。《性命圭旨》中说："身不动则精固而水朝元，心不动则气固而火朝元，真性寂则魂藏而木朝元，妄情忘则魄伏而金朝元，四大安和则意定而土朝元，此谓五气朝元，皆聚于顶也。"

　　奇恒之腑在功法作用中极其重要。所谓三花聚顶，即聚于脑也。道家所谓周天功夫即是骨髓周天，精气神内聚于骨髓而行周天也。骨，传统功法皆谓需敛气入骨。脉，主要为奇经八脉，为先天经脉，功法最为重视，李时珍在《奇经八脉考》中有所阐明，是打通小周天、大周天的最关键之处，与后天之十二经络不同。

二、经络学说

（一）经络学说概述

经络学说是研究人体经络系统的生理功能、病理变化及其与脏腑等相互关系的学说。经络系统是人体内部"气血循行"的通道，具有"决死生，处百病，调虚实，不可不通"（《黄帝内经》）的重要作用。经络系统介于脏腑与体表之间，将人体连接成为一个有机的整体，贯通上下，沟通内外。

经络系统分为经脉和络脉。经脉是直行的主干，包括十二正经和奇经八脉，它们"内属于脏腑，外络于肢节"。络脉是横出于经脉的分支，主要有十五络脉、孙络、浮络等。另外，十二正经有离合出入的别行部分，被称为十二经别。十二经脉在外濡养皮肤、肌肉，形成了十二皮部和十二经筋。十二正经各有专属的穴位，奇经八脉除任脉和督脉外，无专属的穴位，全身经穴共有 360 多个。

（二）经络学说在功法康复中的应用

1. 练功过程中的感传现象是经络学说产生的源头　古人的练功过程中，通过放松入静、返观内照、凝神入气穴等方法，觉察到了生命内在气机的涌动和循行，这恐怕是古人发现经络的主要途径。明·李时珍在《奇经八脉考》中强调指出："内景隧道，惟返观者能照察之。"近人余纯在《针灸指南》一书中也主张："学习针灸者，必先自愿练习……静坐功法，则人身内经脉之流行及气化之开合，始有确实根据，然后循经取穴，心目洞明，否则无法可以证实。"

2. 注重奇经八脉在功法康复中的独特价值　奇经八脉在中医常规诊疗中应用并不太多，而在功法康复中，奇经八脉的锻炼极为重要。比如任督二脉导引法，早在《庄子·养生主》中就指出："缘督以为经，可以保身，可以全生，可以养亲，可以延年。"早期的行气法，如《行气玉佩铭》虽未指明任督二脉，但已有通过深呼吸运气升降而调和阴阳的概念。又如俞琰在《周易参同契发挥》中说："人能通此二脉，则百脉皆通，自然周身流转，无有停滞之患，而长生久视之道，断在此矣。"李时珍在《奇经八脉考》中引用张伯端《八脉经》之语，尤其强调了阴跷脉的锻炼："八脉者，先天大道之根，一气之祖，采之唯在阴跷为先，此脉先动，诸脉皆通。"

3. 注重经络学说中丹田在功法康复中的应用　丹田一说，最早见于晋代皇甫谧的《针灸甲乙经》："石门，三焦募也……一名丹田，一名命门，在脐下二寸，任脉气所发。"丹田有三：上丹田、中丹田、下丹田。上丹田在脑之髓海，或认为在两眉间却行一寸为明堂，却行两寸为洞房，却行三寸为上丹田也。中丹田在心下绛宫。下丹田，即脐下二寸处，有的认为在脐下一寸五分，也有的认为在脐下三寸。《难经》描述这一部位"脐下肾间动气者，人之生命也，十二经之根本也，故名曰原，三焦者，原气之别使也"。在功法康复当中，一般认为：①下丹田为元气所集之处，是生命活动的枢纽，与人体的健康状态息息相关；②下丹田是调控十二经的中心部位，意守于此，发动内气，有通贯十二经脉之效；③气贯丹田，可以运用后天呼吸之气接续先天的元气。

第三节　性命学说

性命学说，是中国古人探求万物和人的本体、源起、发生、变化、归向的一个学说。《易传》曰："乾道变化，各正性命，保合太和乃利贞。""穷理尽性以至于命。"意思是说，天地之间的万物生发，各自具有自然所赋予的本性和命运，只有顺应天道自然，才能保持和合生化不息，而人的使命也在于探究天道自然的性命内涵，并顺因之。

性命学说将人的生命、使命与天道自然相贯通，将人的内在本质与外在意义相统一。因此，性命学说是传统文化中关于人自身修行进化的关键性学说。所以，它在儒家被称之为"究天人之际"，在道家中被发展为"性命双修"的内丹术和周天功，在佛家引申为慧性和根识的开启。

一、性命的概念

性命，原指万物的生命性而言。在现代语境中，"性命"一词等同于"生命"。在传统功法学中，性和命各有所指，包括心神和形体。其中，性与人的意识活动、神明有关。比如《性命圭旨》中指出："性者，神之始，神本于性，而性则未始神，神所由以灵。"性具有先天的、固有的属性，所以又称为"天赋之性"或"元性""元神"。命与人体功能活动、气机有关。《性命圭旨》中说："命者，气之始，气本于命，而命则未始气，气所由以生。"命是生身之初的原始动力和质料，如未萌的根株、未芽的种核。此外，也有前人把感觉与知觉、意识或思维的功能称为性，而把运动与植物性生理功能称为命。如《脉望》中认为：人类有性有命，动物性少命多，植物有命无性等。

先秦时期"性"就是"生"。老子《道德经》认为"反者道之动；弱者道之用。天下万物生于有，有生于无""道生一，一生二，二生三，三生万物。万物负阴而抱阳，冲气以为和"。马王堆汉墓出土帛书《黄帝四经·经法》："极而（反）者，天之生（性）也，必者，天之命也……物有不合于道者，胃（谓）之失理。失理之所在，胃（谓）之逆。逆顺各自命也，则存亡兴坏可知。"《阴符经》："宇宙在乎手，万化生乎身。天性，人也；人心，机也。立天之道，以定人也。"这些都论述了天道与性命紧密相连，天道是万物的性命本源，从而树立了万物（人）要遵循天道、顺从自然的理念。

二、性命学说的儒释道论述

明代尹真人在《性命圭旨》中论述道："故三教圣人，以性命学开方便门，教人熏修，以脱生死。儒家之教，教人顺性命，以还造化，其道公。禅宗之教，教人幻性命，以超大觉，其义高。老氏之教，教人修性命而得长生，其旨切。""儒曰：存心养性。道曰：修心炼性。释曰：明心见性。心性者，本体也。"其中指出了，性命之学为中国传统文化儒释道三家一源三歧的内核，认为"夫学之大，莫大于性命"。

1. 儒家的顺应性命观　性命学说是儒学人格修行理论开展不可或缺的重要环节之

一。儒家早期就将"性"与"天道"相联结，建构"性与天道"的形上理论。比如早期的儒家文献，郭店楚墓的竹简《性自命出》中指出"凡人虽有性……喜怒哀悲之气，性也。及其见于外，则物取之也。性自命出，命自天降""好恶，性也。所好所恶，物也。善不善，性也；所善所不善，势也。凡性为主，物取之也。金石之有声，叩不鸣，人之虽有性，心弗取不出。凡心有志也，无与不可，性不可独行，犹口之不可独言也"。以上论述就已经指出了心性修持对自我道德涵养的重要性。儒家经典《中庸》将"天命之谓性，率性之谓道，修道之谓教"奉为全书总纲，认为"唯天下至诚为能尽其性。能尽其性，则能尽人之性。能尽人之性，则能尽物之性。能尽物之性，则可以赞天地之化育。可以赞天地之化育，则可以与天地参矣"，充分赞扬了人性之可贵，并突现人的使命价值。

儒家天道性命的论述在宋明理学时期发展到了顶峰。宋明理学本质是"性理之学"，它是亦道德亦宗教，道德与宗教的合一，不仅仅有程伊川、朱子提出的"性即理"，还含有陆象山、王阳明提出的"心即理"即"本心即性"之义。前者认为"理"是先于万物的"天理""万物皆只是一个天理""万事皆出于理""有理则有气"，并强调人性本善，"性即理也""无人欲即皆天理"，教人"存天理、灭人欲"，要"存天理"，必须先"明天理"，而要"明天理"，便要即物穷理，主张"涵养须用敬，进学在致知"的修养方法等。后者断言天理、人理、物理只在吾心中，心是唯一的实在，"宇宙便是吾心，吾心即是宇宙""心外无物，心外无理"。提出"发明本心""求其放心""致良知"的简易直接的人格修行主张。

2. 道家的修炼性命观　性命学说在道家中发展为具体的"性命双修"理论，其代表性的功法就是内丹术和周天功。道家认为，性命就是人体原初之形和神。道家书籍《性命圭旨》中指出："何谓之性？元始真如，一灵炯炯是也。何谓之命？先天至精，一炁氤氲是也。然有性，便有命；有命，便有性。性命原不可分。但以其在天，则谓之命；在人，则谓之性。性命实非有两。况性无命不立，命无性不存，而性命之理，又浑然合一者哉。""谓性者神之始，神本于性，而性则未始神，神所由以灵。命者气之始，气本于命，而命则未始气，气所由以生。""天窍圆而藏性，地窍方而藏命。禀虚灵以成性，中天地以立命。性成命立，其中有神。命蒂元气，性根元神。潜神于心，聚气于身。其中有道。"人的生命源自这个性命，道家通过一系列的身心调摄技术，来恢复到这个性命当中，从而长生久视，生生不息。其中，道家的内丹术修炼分为四个阶段：炼精化气、炼气化神、炼神还虚、炼虚得道。内丹术借鉴外丹炼制的术语，认为形体就是炼丹的鼎炉，丹田就是精气生化的关键部位，而精气神就是修炼的药物，意识和呼吸就是炼化的火候。通过一系列程序化的身心调摄技术，实现对机体内在精气神的炼化恢复，达到身心健康的圆满状态。

3. 佛家的觉悟性命观　佛家的性命观主要来自儒道两家的影响。一般认为，佛家以修性为宗，主要修行过程是"戒""定""慧"，其中慧根、慧性的开启是佛家所提倡的。所谓的慧性，就是指与生俱来的、潜藏在我们意识深处的根本之识，称为"阿赖耶识"。"戒"就是持戒，通过规范、训则主动来提升自己的道德品质；"定"就是禅定，让内心始终处于一种平静、安宁、专一的状态。其中禅定的功法很多，包括止观、打坐、念咒、结手印等。佛家认为，生命的意义在于做回自我，做好自己，这就是生活的本来面目。佛家经典《俱舍论·卷十三》中说："体性是善，犹如良药。"所以，佛法是：诸恶莫做，众善奉行，自净其意，是诸佛教。其中的意思说，要放弃或克制一个人自以为是的自我标榜、定义、归类，回归人性本质，无须分别和执着，就能恢复善性和智慧。

三、性命学说在功法康复中的应用

1. 涵养性命是功法康复的重要方向　性命作为生命的根蒂和自主调控的根源，是功法康复的重要指向。功法通过主动的调节，让身、心、息处于放松宁静的自然状态，从而启动生命自有的康复机能。《吕氏春秋·本生》中说道："夫水之性清，土者抇之，故不得。人之性寿，物者抇之，故不得寿。物也者，所以养性也，非（所）以性养也。今世之人，惑者多以性养物，则不知轻重也。"《黄帝内经》中也说："恬淡虚无，真气从之，精神内守，病安从来。"提示，功法康复的一个重要方向是主动的休养生息，让机体恢复自有的修复机能。

2. 性命学说指导功法康复的主动性　人作为万物之灵，在性命的体认方面更胜一筹。因此，人可以积极主动地参与到性命学说指导下的功法康复当中。金·刘完素认为"主性命者在乎人""修短寿夭，皆人自为"。在《素问病机气宜保命集·原道》中，他写道："人受天地之气，以化生性命也。是以形者生之舍也，气者生之元也，神者生之制也。形以气充，气耗形病，神依气立，气纳神存。"所以可以通过"吹嘘呼吸，吐故纳新，熊经鸟申，导引按跷，所以调气也；平气定息，握固凝神，神宫内视，五脏昭彻，所以守其气也；法则天地，顺理阴阳，交媾坎离，济用水火，所以交其气也。"

3. 道家的性命双修为功法康复提供了技术　道家的性命双修是身心的全面修行锻炼。通过性命双修，期望达到心身全面的提升，包括精神生命和生理生命的改善，从而帮助人们更好地适应社会自然。道家的性命双修理论产生了诸多优秀的道家功法和技术，诸如周天功、内丹术、回春功及任督两脉和十二经脉导引法和柔身养形、炼形生精、还精补脑等，以及对改善内分泌和新陈代谢、提高性激素水平及松解筋骨粘连、调整脊柱活动等有着重要助益。

第四节　精气神学说

精气神学说是研究精、气、神的内涵及其运动变化规律，并用以阐释人体生命的构成本原及其发展变化的一种学说。精气神学说是中医学认识人体生理状态、病理变化、健康养生和疾病形成规律的重要理论工具。

精气神学说起源于先秦时期，在西汉以后被"元气说"同化。

一、精气神的概念

精、气、神是人体生命活动得以正常运行的三大基本要素。

精是构成人体形态结构和维持生命活动的基本物质，是生命产生的有形基质。《素问·金匮真言论》说："夫精者，身之本也。"《灵枢·经脉》说："人始生，先成精，精成而脑髓生。骨为干，脉为营，筋为刚，肉为墙，皮肤坚而毛发长。"《素问·上古天真论》说："肾受五脏六腑之精而藏之。"因此，人体各部分都含有精的成分，而各部分组织都以精为基础。在某些情况下，精也专指气中的精粹部分，故《管子·内业》曰："精也者，气之精者也。"

气是激发和推动人体机能活动的精微物质，人体内气的功能包括气化、推动、温养、固摄、卫外等。按来源的不同，人体之气分先天之气和后天之气，其中前者来自天地和父母精气，后者来源于呼吸之气和饮食水谷化生。因气的分布和功能的不同，人体之气又分为营气、卫气、中气、元气、脏腑之气、经络之气等。人体之气在体表所输注的部位为穴位，在体内空腔的蓄积之所为气海，后者在内丹术中又被称为丹田。按人体空腔的分布，分别有颅腔气海上丹田，胸腔气海中丹田，腹腔气海下丹田，特别是腹腔比较大，所蓄积的气比较充足，是功法锻炼的重要部位。

神是人的精神、意识、知觉、运动等一切生命活动的集中表现和主宰者，是人体生命活动的外在征象。神的物质基础是精气，由精气而化生。按来源不同，神又分为来自先天的元神和来自后天的识神。元神是生命自主的主要调控机能，属于本能。识神是后天习得的经验和情志，过度则会伤害元神和生命的自主调控。人体之神，藏在五脏中，成为"五神脏"，分别是心藏神、肝藏魂、肺藏魄、脾藏意、肾藏志。五神脏与人体的七情活动相对应，七情包括喜、怒、忧、思、悲、恐、惊等。七情属于识神。

二、精气神学说的内容

1. 精气神一体互化 精气是活动力很强，运行不息的精微物质。自然界一切事物的纷繁变化，都是精气运动的结果。气的运动，称为气机。其运动的形式多种多样，但可高度概括为升、降、聚、散四种形式。升，即由下向上；降，即由上向下；聚，即由外向内；散，即由内向外。升与降，聚与散，虽是对立的，但保持着动态协调平衡关系。当气的运动失衡时，就会引发疾病。因此中医治疗的目的就在于恢复气机升、降、聚、散的平衡。气的运动产生宇宙各种变化的过程称为气化，宇宙万物在形态、性能及表现方式上所出现的各种变化，皆是气化的结果。气的运动是产生气化过程的前提和条件，而在气化过程中又寓有气的各种形式的运动。

在传统功法理论中，精气神三者在先天本是一体，所以《性命圭旨》中说："大药虽分精、气、神，三般原是一根生。"只是"以其流行，谓之气；以其凝聚，谓之精；以其妙用，谓之神"。因为精气神三者原是一体，所以在后天就能相互转化与促进，正如张景岳在《类经·卷二十八类》中指出的"人生之本，精与气耳。精能生气，气亦能生精，气聚精盈则神旺，气散精衰则神去"。

2. 精气生养神，神统驭精气 精气神三者相互为用，精气可以生养神。林珮琴在《类证治裁》中指出："神生于气，气化于精，精化气，气化神。故精者身之本，气者神之宝，形者神之宅。"徐春圃在《古今医统大全》中说："乾元之气，化为精，精反为气，精者运于神，精益则神明，精固则神畅，神畅则生健。若精散则神疲，精竭则神去，神去则死。"

精气神三者中，最重要的是神。中医学认为，精是生命活动的基本，气是动力，神是主导；神统驭精气而运用之。张景岳在《类经》中指出："然所以统驭精气而为运用之主者，则又在吾心之神，三者合一，乃言道也。"《圣济经》中说："神者，生之制也。"《紫清指玄集》中也说："炼形之妙，在于凝神，神凝则气聚，气聚则丹成，丹成则形固，形固则神全。"

三、精气神学说在功法康复中的应用

1. 精气神学说指导练功目标　精、气、神在练功过程中被视作人体生命活动的原动力与物质基础，故又有三元、三才、三宝之说。如董德宁《悟真篇·正义》中说："三元者，三才也。其在天为日、月、星之三光，在地为水、火、土之三要，在人为精、气、神之三物也。"传统练功古籍《高上玉皇心印妙经》中也指出："上药三品，神与气精。"张景岳在《类经·卷二十八》中更指出："修真诸书，千言万言，无非发明精、气、神三字。"传统功法锻炼就是以这三者为调养对象，使后天耗散的精气神得到恢复充实，即精满气足神旺，从而达到健康长寿的目的。

2. 精气神学说指导练功过程　《勿药元诠》说："积神生气，积气生精，此自无而之有也；炼精化气，炼气化神，炼神还虚，此自有而之无也。"这是古人对人体生命活动过程的认识。其中，生命活动的能量存蓄来自休养生息，而生命活动的能量提升需要自主管理（神）得更加有序化。功法康复，通过对精气神的积极调护，让精气充养，让神识清明，从而让机体的生命活动更加有效，增进自身康复机能。

3. 精气指导功法康复中尤重心神调摄　《寿世青编》曰："炼精化气，炼神还虚，噫！从何处练乎？总不出心耳。"也就是说，练功的关键在于调心，通过主动调摄自己的意识情绪，主宰生命内在的精气生化，实现生命活动的良性循环，从而使人体形神俱全，健康长寿。在调心方面，功法康复包括清心寡欲、神不外驰、存心正念、一念止念等。比如练功中常要求意守丹田，就可以使人心静神宁，"心火下炎，肾水上济，水火相交"。练功时，精神内守，是神与形合，也可以收摄"相火"，温运脾土，增强脾胃消化和肺脏吐故纳新的功能，进一步生化精气，从而有利于病体康复，祛疾延年。

第五节　八卦学说

八卦原是《周易》中的八种基本图像，用阳爻"—"和阴爻"– –"符号来表示。八卦分别是乾☰、坤☷、巽☴、震☳、坎☵、离☲、艮☶、兑☱。八卦相传是古代伏羲氏所创。《周易·系辞》曰："古者包牺氏之王天下也，仰则观象于天，俯则观法于地，观鸟兽之文与地之宜，近取诸身，远取诸物，于是始作八卦，以通神明之德，以类万物之情。"随着后人对《易经》不断解读和推演研究，以八卦为主题的易学理论体系逐渐形成和完善，称八卦学说，属于易学文化范畴。

八卦学说作为早期中国的哲学思想意识形态之一，除了用于占卜、风水之外，还影响到中医、武术、音乐、数学等方面，备受后世推崇。

一、八卦的概念

八卦，是最早的文字表述符号，表示事物自身变化的阴阳系统，即按照大自然的阴阳变化平行组合分为乾☰、坤☷、巽☴、震☳、坎☵、离☲、艮☶、兑☱八个基本卦象，用来象征自然现象或方位，分别是：乾（天、西北）、坤（地、西南）、巽（风、东南）、震（雷、东）、坎（水、北）、离（火、南）、艮（山、东北）、兑（泽、西）。八卦与阴阳、五行一样，可以用作推演世界、空间、时间各类事物关系网络的工具。

八卦的"卦"，从圭从卜。"圭"，土圭也，指以泥建成土柱测日影；"卜"，测度之意，原意为立八圭测日影，即从四正四隅上将观测到的日影加以总结和记录，这就形成八卦的图像。八卦的最基本的单位是爻，是用来描述日影变化的专门符号。爻有阴阳之分，阳爻为阳光，阴爻为月光。每卦又有三爻，代表天地人三才。三才的天部，指整个天体运行和气象变化，即天文学；地部指观测日影来计算年周期的方法，指万物生长化收藏的过程和规律，即地理学；人部指把天文、地理和人事结合，以便按照万物变化规律进行生产和生活，即人文学。每卦的次序是自下而上的，最下一横叫初爻，中一横叫二爻，上一横叫三爻。

二、八卦学说的主要内容

（一）先天八卦和后天八卦

八卦分为先后天，伏羲八卦即为先天八卦，根据阴阳概念一分为二演变伏羲八卦图，卦序是：一乾、二兑、三离、四震、五巽、六坎、七艮、八坤。《易传·系辞上传》曰："易有太极，是生两仪，两仪生四象，四象生八卦。"这就是先天八卦及其次产生的过程，阐明了宇宙形成的过程。《易传·说卦传》说："天地定位，山泽通气，雷风相薄，水火不相射。八卦相错，数往者顺，知来者逆，是故易逆数也。"这是先天八卦方位的理论依据，通过八卦自身匹配结合总结变化规律。按其所代表的东西的性质两两相对，分成四时，每对都是两个性质相反的东西，相对立地站在一端，即阴阳相对，这四对交错起来，就构成了先天八卦方位图。

后天八卦是由先天八卦演变而来，后天八卦亦名"文王八卦"，根据天文历法推演为文王八卦图，即震卦为起始点，位列正东。按顺时针方向，依次为：震卦，正东；巽卦，东南；离卦，正南；坤卦，西南；兑卦，正西；乾卦，西北；坎卦，正北；艮卦，东北。如象征节气，则震为春分，巽为立夏，离为夏至，坤为立秋，兑为秋分，乾为立冬，坎为冬至，艮为立春。即是序数为：坎一、坤二、震三、巽四，五为中宫，乾六、兑七、艮八、离九。《说卦传》曰："乾，天也，故称乎父。坤，地也，故称乎母。震一索而得男，故谓之长男。巽一索而得女，故谓之长女。坎再索而得男，故谓之中男。离再索而得女，故谓之中女。艮三索而得男，故谓之少男。兑三索而得女，故谓之少女。"

《说卦传》曰："帝出乎震，齐乎巽，相见乎离，致役乎坤，说言乎兑，战乎乾，劳乎坎，成言乎艮。"邵子曰："乾统三男于西北，坤统三女于西南，乾、坎、艮、震为阳，巽、离、坤、兑为阴。"后天八卦讲流行，形容周期循环，如水流行，用以表示阴阳的依存与互根，五行的母子相生，从四时的推移，得出万物生长收藏的规律（图2-1）。

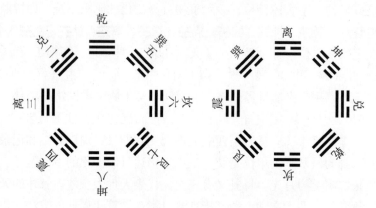

图2-1　伏羲先天八卦和文王后天八卦图

（二）八卦体系及相关内容

八卦不仅表示方位、时空和物象，也可以统括自然的事物，进行归属分类，实现"物以类聚，同气相求"的广泛联系。具体的八卦体系内容见下表（表2-1）。

表2-1　八卦体系的内容

	卦名	乾卦	坤卦	震卦	艮卦	离卦	坎卦	兑卦	巽卦	备注
体系	卦形歌诀	乾三连	坤六断	震仰盂	艮覆碗	离中虚	坎中满	兑上缺	巽下断	
	天地对象	乾为天	坤为地	震为雷	艮为山	离为火	坎为水	兑为泽	巽为风	
	父母男女	乾为父	坤为母	震为长男	艮为少男	离为中女	坎为中男	兑为少女	巽为长女	
	八卦动物观	乾为马	坤为牛	震为龙	艮为狗	离为雉	坎为豕	兑为羊	巽为鸡	
	八卦身体观	乾为首	坤为腹	震为足	艮为手	离为目	坎为耳	兑为口	巽为股	
	八卦运动观	乾健也	坤顺也	震动也	艮止也	离丽也	坎陷也	兑说也	巽入也	

续表

	卦名	乾卦	坤卦	震卦	艮卦	离卦	坎卦	兑卦	巽卦	备注
八卦代数	先天八卦	乾一	坤八	震四	艮七	离三	坎六	兑二	巽五	
	后天八卦	乾六	坤二	震三	艮八	离九	坎一	兑七	巽四	五为中宫
八卦方位	先天八卦	乾南	坤北	震东北	艮西北	离东	坎西	兑东南	巽西南	
	后天八卦	乾西北	坤西南	震东	艮东北	离南	坎北	兑西	巽东南	
八卦五行所属		乾（金）	坤（土）	震（木）	艮（土）	离（火）	坎（水）	兑（金）	巽（木）	
八卦四季旺衰		乾旺于秋，衰于冬	坤旺于四季，衰于秋	震旺于春，衰于夏	艮旺于四季，衰于秋	离旺于夏，衰于春	坎旺于冬，衰于春	兑旺于秋，衰于冬	巽旺于春，衰于夏	

　　另外，八卦配九宫，形成所谓的"九宫八卦"，即后天八卦配洛书，其对应关系为一宫坎（北）、二宫坤（西南）、三宫震（东）、四宫巽（东南）、五宫（中）、六宫乾（西北）、七宫兑（西）、八宫艮（东北）、九宫离（南）（见图2-2）。太极八卦图，以同圆内的圆心为界，画出相等的两个阴阳鱼表示万物相互关系，阴鱼用黑色，阳鱼用白色，这是白天与黑夜的表示法；阳鱼的头部有个阴眼，阴鱼的头部有个阳眼，表示万物都在相互转化，互相渗透，阴中有阳，阳中有阴，阴阳相合，相生相克。

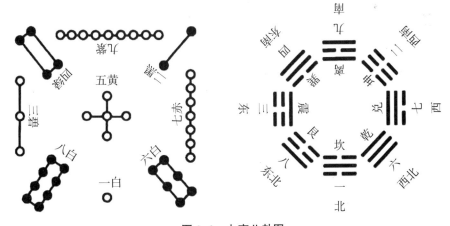

图2-2　九宫八卦图

（三）八卦学说是易学体系的基础

　　先秦易学主要是"三易"即夏代的连山（连山易）、商代的归藏、周代的周易，《周礼》云："太卜掌三易之法，一曰连山易，二曰归藏，三曰周易。其经卦皆八，其别皆六十有四。"其中，《连山》属先天易，已经失传，其是以艮卦开始，如山之连绵。郑玄在《易赞》中说:"《连山》者,象山之出云,连连不绝。"《连山》是以四季六气为旺衰指引,以六甲值符为吉凶判辨之坐标,以三元九运为时空转换。《归藏》,相传黄帝作《归藏易》,有四千三百言。宋代家铉翁称:"《归藏》之书作于黄帝。而六十甲子与先天六十四卦并行者,乃中天《归藏易》也。"1993 年 3 月,湖北江陵王家台 15 号秦墓中出土了《归藏》,为《归藏易》中的《郑母经》。其内容至今仅存《初经》《六十四卦》《十二辟卦》《齐母经》《郑母经》《本著篇》《启筮》等七篇。归藏易卦图以坤为首卦,象征"万物莫不归藏于其中",指人类的文化和文明,都以大地为主,万物皆生于地,终又归藏于地。后世人们熟悉的是《周易》,它分为易经和易传,经部是对易卦典型象义的揭示和相应吉凶的判断,而传部含《文言》《象传》上下、《彖传》上下、《系辞传》上下、《说卦传》《序卦传》《杂卦传》,共七种十篇,称之为"十翼",是孔子及其门人弟子对《周易》经文的注解和对筮占原理、功用等方面的论述。《周易》是古代圣人仰观俯察,对大自然进行模拟、效法的结果,因而,《周易》中八卦及六十四卦体现了天地阴阳变化的规律。《周易》是中国本源传统文化的精髓,是中华民族智慧与文化的结晶,被誉为群经之首。《周易》的出现标志着以八卦理论为主题的易学体系形成,八卦学说也在易学理论体系中独树一帜。

三、八卦学说在功法康复中的应用

1. 八卦学说指导功法康复中的"炼己"说 根据《周易》的纳甲法,"己"纳离卦。离卦在人身中为心念。《金丹大成集》中说:"头为乾,坤为腹,膀胱为艮,胆为巽,肾为坎,心为离,肝为震,肺为兑。"所谓的"炼己",就是功法康复中需要集中意念,排除杂念。这是功法能够康复身心的一个重要原理,《黄帝内经》称之为"精神内守,病安从来"。吕岩在《沁园春》的练功诗中写道"在人先须炼己待时"。炼己是功法锻炼的基础功夫,必须贯彻在整个练功过程中。

2. 八卦学说指导功法康复的周天技术 周天有小周天和周天。

坎卦为☵,离卦为☲,其中坎卦中间一阳爻,离卦中间一阴爻。在人体中,坎为肾水,离为心火,火上水下,阴阳各自分离。人体健康的理想状态应该是引火归原、引水上济,实现水火既济,这样阴阳交泰,生命才能和合生化。在功法康复当中,专门有一套技术体系,用于水火相济,实现复元延年,称为小周天技术,其核心技术为"抽坎填离"。宋代张紫阳在《悟真篇》中指出"取将坎位心中实,点化离宫腹内阴,从此变成乾健体,潜藏飞跃尽由心"。

根据内丹功法的理论,认为通过取坎填离的小周天过程,后天精气得到充实,并返还成先天精气,逐渐进入大周天过程。大周天采用先天八卦进行指导。在先天八卦图上,南北方位已是乾坤两卦,此时称为乾坤交媾(元·萧廷芝《金丹大成集》)。内丹功法总是着眼于坎离两卦,此时两卦处于卯酉位置,故大周天也称为卯酉周天。

火候,属于内丹功法中的不传之秘,要真正掌握好火候,必须具有《周易》卦象的知识。宋·薛道光云"圣人传药不传火,从来火候少人知",而强调具体指导。具体讲,火候就是一个进阳火—沐浴—退阴符—沐浴的过程,用意念掌握呼吸来完成。

3. 八卦学说指导的八卦掌行功　八卦掌由河北省文安县人董海川（约 1797—1883）创于清末，又称游身八卦掌、八卦连环掌。八卦掌以掌法为主，其基本内容是八掌，合于八卦之数；在行拳时，要求以摆扣步走圆形，将八个方位全都走到，而不像一般拳术那样，或来去一条线，或走四角，所以称为"八卦掌"。

现代康复医学中，步行是重要的康复方式，而八卦掌在行走八卦圈中转掌，不受空间的限制，医师可指导患者进行相应练习。

（沈晓东　王继红）

【思考题】

1. 传统功法的理论基础有哪些？
2. 传统功法精气神学说的主要内容是什么？

第三章 传统功法常用术语 ▷▷▷▷

一、丹田

丹田，是内丹家借以锻炼人体精、气、神以成丹的处所，因其具有如稻田般的生生含义，有使人获得如金丹一样效果的作用，故名之曰"丹田"。最早提到丹田名称的是西晋成书的《甲乙经》和《黄庭经》。

丹田的别名很多，例如"炁穴""玄关""玄牝""炉鼎""玄冥""神室""丹房""元窍""元华""中宫""中黄""内肾""北海""乾鼎""坤腹""神炉""内鼎""紫府""绛宫""泥丸""天谷""内院""祖窍""龙宫""谓所""土釜""规中""月中桂""虚危穴""阿陀那""一""中"等都指丹田。一般又把丹田分为上丹田、中丹田、下丹田。脑为髓海为上丹田；心为绛宫为中丹田；脐下三寸为下丹田。下丹田，藏精之府也；中丹田，藏气之府也；上丹田，藏神之府也。然最常用者为下丹田。凡书中不指明上中下，而仅言"意守丹田"者，都是指的下丹田，它与人体生命活动的关系最为密切，位居人体中心，也是男子藏精、女子养胎的处所。下丹田所在的具体分寸，除《仙经》所说的脐下三寸以外，也有说在脐中"神阙"，有说在脐下一寸二分，有说在脐下一寸三分，有说在脐下一寸五分，有说在脐下两寸，有说在脐后命门之前。《慧命经》说："机发则成窍，机息则渺茫。"下丹田其实是片区域，而不是一点。

二、玄牝

玄牝是"内丹派"假设以行"交媾、产药、采取、烹炼、沐浴、温养、结丹"，并借以获得延年益寿效果的处所。玄牝的名称最早见于《道德经》，曰："谷神不死，是谓玄牝。玄牝之门，是谓天地根。"这是指玄牝为人体生命之根本。古人有两种见解，一种认为是虚指的部位，一种认为有具体的位置。

虚指部位：玄牝又称"玄关"，它并非实体，也不定位，是不能以形体色相求得的，只是在练功中体现它的存在。如《规中指南》中说："此一窍亦无边傍，更无内外，若以形体色相求之，成大错谬矣。"所以它本无定形，"意到即开。开合有时，百日立基，养成炁母，虚室生白，自然见之"。指明它是在练功者意和炁的作用下产生的一种虚相，同时还必须经过相当长时期的锻炼，待炁母养成后，才能"开"而出现。清·柳华阳说："机发则成窍，机息则渺茫。"（《金仙证论》）。说明玄牝不是在平时所能看得见摸得着的，必须练功到一定程度，待内部气机发动后，才能有此玄牝的出现；等到气机平静后，则又渺茫而不知所在。李涵虚解释说："玄关一窍，自虚无中生，不居于五脏、肢体间，今以其名而言，此关为玄妙机关，故曰玄关。"(《道窍谈》)在练功中促使玄牝的出现并取得效益，古人认为主要在于做到安静虚无，即可使玄牝出现。如《道窍谈》谓："神凝炁合之时，忽从观中化出，其大无外，其小无内，则玄牝现象也。"凝神入炁穴，是出现玄牝，取得修炼成效的关键。具体位置：玄牝即丹田。传统功法古籍中所谓的"规中、深渊、鄞鄂、北斗、黄庭"等，都是玄牝的别名。

三、内丹（炉鼎、药物、火候）

内丹，是指练功者假借人体某些窍位为"鼎炉"，以精气为"药物"，并经调息和用意的"火候"烹炼而在体内形成具有"药物之精"的含义和"存生"作用的一种"特殊物质"的代称。它与方士们以丹砂作为原料而炼成的"外丹"，是截然不同的，《通幽诀》说："药能固形，外丹也；气能存生，内丹也。"内丹的"存生"作用，就是说它具有祛病延年的功能，故长期以来一直为气功家们所重视，修炼内丹的功法，称为"内丹术"，它的理论与功法，是传统气功中的主要流派之一，称为"内丹派"或"丹鼎派"。

唐代，由于外丹术的一再失败，内丹术才进一步被重视，至宋代开始则大盛，张伯端的内丹术名著《悟真篇》就是在这个时期问世的。内丹派以被尊为"万古丹经王"的东汉·魏伯阳《周易参同契》作为理论依据，引用了该书上的不少术语，形成了一套独特的锻炼功法，以精、气、神为锻炼对象，拟订了易于着手和步步深入的"炼精化气，炼气化神，炼神还虚"的"三关"（三个步骤）修炼功法，"小周天""大周天""卯酉周天"等，就是从三关修炼功法中托化出来的，修炼内丹的入手方法很多，大致可分为三派：①以炼神为主的虚静自然派，主张在行功时，不必用意守、调息、行气、龙虎交媾、周天搬运等方法来进行锻炼，而只要求凝神静气。②炼炁派，他们认为只要很好地将体内元气积聚、发动、运行、归元、存养就可。③神与气结合派，他们认为炁中有精，精中有炁，神与炁结合修炼，就是锻炼精、气、神。

四、小周天

小周天，是古代内丹术功法中的第一阶段，炼精化气的过程。也称"百日筑基"。内丹术认为：人到成年，由于物欲耗损，先天之精气不足，必须用先天元气温煦它，使之充实起来，并使之重返先天精气，这就是小周天炼精化气过程的目的。完成这步功法，就可防病祛病。它是要求内气在身体内按经络路线，循环周转，早期曾称为"金液还丹"(宋·翁葆光《悟真篇注序》)，也曾称为"河车搬运"(明·陆潜虚《玄肤论》)。以后就借用了天文学中"周天"这个术语(明·伍守阳《天仙正理》)。这种内气运转中的小周天过程是指内气从下丹田开始，逆督脉而上，沿任脉而下，经历尾闾、夹脊、玉枕三关，上、中、下三丹田和上下鹊桥做周流运转，因此特别重视任督两脉，正如明·李时珍在《奇经八脉考》中指出的"任督两脉，人身之子、午也。乃丹家阳火阴符升降之道，坎离水火交媾之乡"。小周天又称"子午周天"，或"取坎填离""坎离交媾""水火既济""心肾相交"等。进行小周天功法的锻炼，内气感觉在督任脉上流走，开始于活子时，活子时之机，下丹田气动，产生小药，又称真种子，而后开始督任两脉的流转，并正确地掌握进阳火（阳息）、退阴符（阴消）、沐浴等要求。

小周天有时也指六字气诀，把嘘、呵、呼、呬、吹、嘻六字次各鼻吸口呼，默念字音名六次，共计三十六次（宋·邹朴庵《太上玉轴六字气诀》）。

五、大周天

大周天是内丹术功法中的第二阶段，是练气化神的过程。它是在小周天阶段基础上进行的。内丹术认为，通过大周天，使神和气密切结合，相抱不离，以达到延年益寿的目的。所以称它为"大"，是由于它的内气除在督、任两脉流走外，也在其他经脉上流走。相对来说，范围大于小周天，故称为大周天。根据内丹术理论，通过小周天阶段，后天精气得到充实，并逐步返还成先天精气，故大周天就采用先天八卦图进行指导。在先天八卦图中，南北方位已是乾坤两卦，但实际上，在内丹术中总是着眼在坎离两卦上，而坎离两卦，已处在卯酉的位置上，大周天或称"乾坤交媾"或称"卯酉周天"

大周天过程开始于正子时。此时，在丹田内产生大药。它的内气运行的路线，可因人而异，有沿奇经八脉走的，也有仅沿任督及其他 1～2 条经脉走的，甚至也有沿十二正经中的某几条经脉走的，都属于正常现象。大周天有时也指把嘘、呵、呼、呬、吹、嘻六字顺次鼻吸口呼，默念字音各 6 次；再对与疾病有关的脏腑，选念两个字音各 18 次：继而将六字各念 6 次。以上共计 108 次，为六字气诀的大周天（宋·邹朴庵《太上玉轴六字气诀》）。

六、内观

内观，是指意识内向，收视返听，排除环境刺激因子的干扰。内观一词，较早见于《列子·仲尼篇》，如述："务外游不如务内观。外游者，求备于物；内观者，取足于身。"内观静养是传统功法内炼的重要方法。一般来说，内观方式可分为四类：①定点系念身体的某一部位（如意守丹田）；②观想某种动态的功能线路（如任督脉循行）；③内"视"脏腑的形象（存想内景）；④悬想某种特定的事物形象（外景与内景相结合的存想）。

内观也称内视、内照，或返观、返照。"返"的含义是指：一般情况下，人们的意识是外向的，即攀缘外物，触景生情，受制于外界的事物，内观入静时，转外向的意识为内向，所谓"回光返照"，故称"返"。

七、三关

三关，一般是指周天功法中当内气在督、任脉路线上运行时，经过督脉路线上的三个部位。该三处有的人气行至此不易通过，故称为关。三关为尾闾关、夹脊关、玉枕关。在功法临床中，三关的具体部位是：尾闾关位于脊椎骨的最下段，上连骶骨，下端游离，在肛门的后上方，该处有长强穴。夹脊关在背部，俯卧时正当两肘尖连线点正中处。玉枕关在后头部，正当仰卧后，脑着枕处，在玉枕穴之下，两侧风池穴之间。

三关有时也指：①内丹术三步功法为三关。如《中和集》说："炼精化气，炼气化神，炼神还虚，谓之三花聚顶，又谓之三关。"②以口、足、手为三关。如《黄庭内景经》说："口为心关精神机，足为地关生命扉，手为人关把盛衰。"③以耳、目、口为三关。如《淮南子·主术》说："夫目妄视则淫，耳妄听则惑，口妄言则乱。夫三关者，不可不慎守也。"

八、河车搬运

河车搬运，泛指功法锻炼中内运元气的过程。一般多指意引感传沿督脉上升（从尾闾达巅顶）的过程。由于这是一种在意念作用下的动态变化过程，故以车辆搬运货物作喻。至于称为"河车"的意义，一是由于内运的元气从肾中升起，肾属水，车（元气）发轫于（肾）水中，故称河车。《钟吕传道集》为论述河车搬运的较早与较详细的功法古籍，后世论及河车搬运多祖述其意，堪称经典论述。书中说："河车者，起于北方正水之中，肾藏真气，真气所生之正气，乃曰河车。"二是由于形体属阴，多水，元气属阳，阳气行于阴水之中，故称河车。按内丹术进程区分河车搬运为"小河车""大河车"与"紫河车"。龙虎交战为"小河车"，即指元气自肾传肝，自肝传心，自心传肺，自肺传肾的五行循环过程；任督循环为"大河车"，即指元气自尾闾起始，经历下关、中关、上关，又自上关经历上丹田、中丹田、下丹田的循环过程；"紫河车"为内丹术的高级阶段，原书叙述颇多夸大，《西山会真记》所述较简洁，引录如下："纯阴下降，真水自来；纯阳上升，真火自起。一升一沉，相见于十二楼前，颗颗还丹，而出金光万道，为紫河车也。"

九、胎息

胎息，是指仿效胎儿之呼吸。古人认为，胎儿通过脐带禀受母气。此气循行于任脉与督脉之中，弥散于胎儿全体，以供胎儿生长、发育之需，称为胎息，又称"内呼吸"，是与口鼻的外呼吸相对而言的。脐部是构成胎息循环的枢纽，特称之为"命蒂"，意为"生命之根蒂"。人出生以后，脐带被剪断，"胎之一息，无复再守"，从此，外呼吸取代了内呼吸。"一点元阳，落于立命之处（脐部）。自此，后天用事，虽有呼吸往来，不得与元始祖气相通"（《性命圭旨》），故脐部下丹由（气穴）又称"祖窍"。所谓"元始祖气"即指母气，在上述理论的指导下，静功意守下丹田，同时采用腹式呼吸，旨在通过外呼吸接通内呼吸，所谓以"后天之气，接引先天之气"。腹式呼吸，气贯丹田，术语上称为"息息归根"。这样做的目的是希望"重返婴儿，再立胎息"。当意守下丹田，诱发出沿任、督脉循行的感传现象，同时，在深度的入静状态中，呼吸极度缓慢，在自我体验上出现所谓"内气不出，外气不入"的感觉时，理论上即达到"再立胎息"的练功境界。

早期的胎息练法比较简单，如魏晋时期所流行的胎息法，主是锻炼停闭呼吸的耐久力，即以人的无息状态来模拟胎息。宋以后，形成的"内丹术"，以入静诱导、意守调息即"安神定息"之法，以渐进的、心理生理学的方法来延缓呼吸频率，所谓"心神湛寂，其息自减"。方法严密而合理，直到今天，对传统功法锻炼者仍有重要的参考价值。

十、踵息

踵息，是指深长的呼吸。词出《庄子·大宗师》，曰："古之真人……其息深深。真人之息以踵，众人之息以喉。"踵息为"深息"，喉息为"浅息"，两者相对而言。在存想法中，也有用意念引导呼吸之气"直达"足踵的。李经梧先生所述《太极内功》的呼吸常是涌泉与命门之间的呼吸。

十一、入静

入静，是练功者在传统功法锻炼过程中，在意念集中和神志清醒的情况下，所出现的高度安静、轻松舒适的一种练功状态。"入静"一词，宋末元初胡三省注《资治通鉴·唐僖宗光启三年》说："入静者，静处一室，屏去左右，澄神静虑，无私无营。"入静也称"虚静"。《性命圭旨》说："心中无物为虚，念头不起为静。"

入静，既不同于正常的清醒状态，亦不同于入睡，也不是"万念俱息，寂然无物"，更不是熟睡，因为它还保持着练功的意念。如果在练功过程中，练功的意念都没有了，就容易出现偏差。入静是通过练功的实践和功夫的积累而来的，是在有意识的锻炼中和无意识的情况下出现的。由于每个练功者的情况不同，每一功的情况也不尽相同，所以入静有高低、深浅之分，同时它本身又往往是一种练功体会，所以练功者应避免着意追求，因为追求本身也是一种杂念，不利于入静。

十二、筑基

筑基，是指内丹术功法中的第一步小周天过程，亦称"百日筑基"。内丹术全过程包括小周天炼精化气，大周天炼气化神及炼神还虚三步功法。从功法上讲，通过小周天的"渐渐积累增益"（明·伍守阳《天仙正理》），为进行后两步功法打下基础，故称筑基。从所需时间来说，这段功法也较后两步功法短得多。所谓"百日"也只是虚指，并不是一百天一定能练好这步功法。也有把小周天功法中的"炼己"阶段称为筑基的。因为炼己是内丹术中最基本的要求，只有把炼己这段功夫练好，才能更好地去掌握以后各步功法，并避免因"炼己不纯"而产生种种副作用。所以它被认为是整个内丹术过程中，不可须臾或离的功夫，被称为炼己筑基，而加以重视。

十三、上下鹊桥

上下鹊桥，是指内丹术周天功法中，人体上两个部位。即任督两脉上下衔接的地方，所谓"上鹊桥，下鹊桥"（《入药镜》）。"上鹊桥"在印堂（两眉间）、鼻窍处，一实一虚；"下鹊桥"在尾闾、谷道（肛门）处，亦一虚一实。周天过程中，精气在任督脉上运转，当精气通过这两个衔接地方时，要防其走漏，即精气外泄。上鹊桥的走漏，主要在大周天中出现，即自鼻孔垂下两条白色黏液般的鼻涕，称为"玉柱双垂"。防止的办法是平时戒怒，尤其在练功前更要心情愉快。当练功中精气到印堂处时，要舌紧贴上腭，引它下来。下鹊桥的走漏，在大小周天中均可出现，即自肛门矢气。所以在精气通过谷道时，要凝一凝，提一提，引它过去。

十四、意守

意守，是指在功法锻炼中，在身心安静的情况下，把意念"放"在身体的某一部位。意守一词，是从古代功法中的精神内守（《素问·上古天真论》）、守一（《太平经》）、守存真（《抱朴子·地真》）、一心内守（《日用经》）、守一处和（朱熹《调息箴》）、返念守中（《保生秘要》）等语衍化而来。意是指心之动而未表现于外者，是意念活动；守是指相守而不离。所以意守是摄心归一，专其一处；或谓"收拾全副精神只在一处"（《高攀龙《高子遗书》）。在临床实践中，患者可意守的部位是很多的，运用得当，都有治病效果。正如《杂病源流犀烛》引《保生秘要》的话说："昆仑至于涌泉，周身前后之窍，虽各家传授，各取其善，若能精守其一，皆可起病。"被意守的部位中，用得最多的是下丹田。意守下丹田在古代功法中，称为"凝神入气穴"。

十五、八触

八触，是指练功者在功法锻炼过程中，在身心松静情况下出现的八种感觉，又称"动触"。在隋·智顗的《童蒙止观》中，也称为"息道善根发相"。①动触：身体不由自主地动或局部肌肉跳动；②痒触：全身或局部发痒；③轻触：身轻如云，有飘浮感；④重触：身重如沉石，不能移动；⑤冷触：身有凉冷的感觉；⑥暖触：身有温暖的感觉；⑦涩触：身有树木糙皮感觉；⑧滑触：身体洁滑的感觉。这些感觉可以经常出现，也可以偶尔出现；有时一触即过，有时数触俱现，或次第交错；或是全身性的，或只是在局部。古代练功中还有"竖发""横发"之说。即一种动触连续不断，转深转细称为"竖发"；一种动触未发到一定程度，又发动其他的动触，称为"横发"。这些都是练功过程中的正常反应。它是由于练功者的意念集中在自己身体内部，甚至身体的某一部位，这样肌体对外部的联系减少了，相应地提高了对肌体内部的感应性。而练功又是在一种清醒状态下进行，所以就出现了与平时不同的自我感觉。另外一种八触的说法是：一掉（摆动）、二猗（长而美）、三冷、四热、五浮、六沉、七竖、八软。此八触与前八触大同而小异，细细分辨则不同。合两者则为"十六触"。

十六、握固

握固，是指功法锻炼中，手的一种姿势，一般是把大拇指握在四指之内。此语源出《道德经》中的"骨弱筋柔而握固"，后人所指握固，即"握手牢固"（《寿世传真》）。古人对握固方法的描述有"握固者，如婴儿之卷手，以四指押大拇指也""握固法，屈大拇指于四指下把之"（《养性延命录》），"握固，以大指捏中指中节，四指齐收于手心"（《道门通教必用集》）。其作用，《养性延命录》中强调说："此固精明目，留年还魄之法，若能终日握之，邪气百毒不得入。"一般认为练功时握固，有助于思想安宁，动功中可避免因握拳而使劲用力。

十七、赤龙

　　赤龙，在功法锻炼中指舌或月经。舌所以称赤龙，因舌为心之苗，心在五行之说中属火，色赤，善活动，故名。常用的"赤龙搅海"功法，就是以舌搅口齿，海则指口腔。又舌抵上腭一节，亦有称赤龙头抵上腭的。妇女的月经，亦称赤龙是因为阴浊之液，绵绵而色赤，故名之。

（方磊）

【思考】

　　1. 何为踵息？
　　2. 何为丹田？功法锻炼中有何应用？

第四章 传统功法与中医各科的关系 ▷▷▷▷

第一节 传统功法与养生学

养生学是研究人类有意识的保养身体、维持生命活动的有效方法和技术的一门古老学科。它包括现代人所说的养生、食疗、运动健身、预防、康复锻炼等方面，是古人在长期实践积累的基础上，通过对生命运动变化及生理规律的探索和遵循所衍生的。为后世养生学、营养学、功法学、预防医学等形成和发展奠定了基础。

养生古称摄生，"摄生"一词，最早文献可追溯到《道德经·第五十章》："出生入死，生之徒，十有三；死之徒，十有三；人之生，动之于死地，亦十有三。夫何故？以其生生之厚。盖闻善摄生者，陆行不遇兕虎，入军不被甲兵。"在此老子阐明了两种养生之道，主张善于避害、不妄为才是保全生命的最佳方式，为后世许多道家、养生家所尊奉。

一、传统功法是养生的重要内容

功法锻炼是古人养生方法之一，在养生理念中占有重要地位。养生的意义在于通过各种调摄保养，增强自身的体质，巩固正气，提高自身对外界环境的适应能力和抗御病邪的能力，减少或避免疾病的发生；或通过调养使自身阴阳协调、脏腑安和，身体处于最佳的状态，从而延迟衰老的过程。而传统功法锻炼可以通过外练筋骨皮，内练精气神，达到祛病强身、延年益寿的目的。

老子提出"致虚极，守静笃。万物并作，吾以观其复，夫物芸芸，复归其根。归根曰静，是谓复命"，这里的"虚极""静笃""归根""复命"就是静功的方法及其作用。庄子作为道家另一杰出的思想集成者，追求"天人合一""坐忘""心斋""日出而作，日入而息。逍遥于天地之间，而心意自得""古之真人，其寝不梦，其觉无忧，其食不甘，其息深深"的清虚无为、逍遥自在的境界，传统功法自然也融入了这种生活当中。

《素问·上古天真论》所说"上古之人，其知道者，法于阴阳，和于术数，食饮有节，起居有常，不妄作劳，故能形与神俱，而尽终其天年，度百岁乃去""夫上古圣人之教下也，皆谓之虚邪贼风，避之有时，恬淡虚无，真气从之，精神内守，病安从来"，即是对养生基本原则的论述，同时可以看出传统功法是其主要的内容。

不少中医文献记载保健功法对养生的重要性：如陶弘景《养性延命录·导引按摩篇》曰："清旦未起，先啄齿二七，闭目握固，漱满唾，三咽气，寻闭不息自极，极乃徐徐出气，满三止，便起狼踞鸱顾，左右自摇，亦不息自极，复三，便起下床，握固不息，顿踵三还，上一手，下一手，亦不息自极三；又叉手项上，左右自了捩，不息复三，又伸两足及叉手前却，自极复三。皆当朝暮为之，能数尤善。平旦以两手掌楣摩令热，熨眼三过，次又以指搔目四眦，令人目明。"重视啄齿、熨目、引耳、枥发等自我保健功法锻炼，强调"我命在我不在天"，通过人的主体能动性达到延年益寿的目的。《圣济总录·神仙导引》中记载摩手熨目、修常居、击探天鼓、拭摩神庭、手朝三元、运动水土等保健功法。

古人也有不少论述养生之道的专著，传统功法是其重要内容。如南宋河滨丈人撰《摄生要义》，将养生原则概括为"调息、摄性、缓形、节欲"八字。内容包括存想、调气、按摩、导引、行景、饮食、居住、房中、四时、禁忌等10篇。元·丘处机撰《摄生消息论》，本书既有道家观点，又有儒家论述。书中据《内经》养生意旨，结合个人心得，针对春、夏、秋、冬四时的防病调摄原则与方法等分别做了简要的论述，尤偏重于老年养生。《遵生八笺》对养生保健进行了整理总结，分清修妙论笺、四时调摄笺、起居安乐笺、延年却病笺、饮馔服食笺、燕闲清赏笺、灵秘丹药笺、尘外遐举笺八部分，记载大量养生保健功法。

二、对养生之道的追求进一步促进传统功法的发展和成熟

人们通过自我身心的锻炼激发体内潜能，是功法锻炼的目的所在，也是养生之道的意义和价值所在。养生之道是人类对生命的尊重和对其运动规律地遵循，是人类在长期劳作和实践的基础上产生的，所以传统功法大多都是根据取象比类方式，模仿动物动作、人类劳作，有意识地将系统的锻炼动作联系在一起。如五禽戏、六字诀、太极拳、少林内功、易筋经、八段锦、各种保健功等都是一套完整系统的功法形式，所以能够被世人接受，用来养生保健，保持生命。养生学、功法学源于生活实践，服务于人类，既相辅相成，又密不可分。

此外，儒家的修身进学之道也促进了传统功法的发展。《庄子·人间世》中记载了孔子有关心斋的论述："回曰：'敢问心斋。'仲尼曰：'（若一）志，无听之以耳而听之以心，无听之以心而听之以气。听之以耳，心止于符。心也者，虚而待物者也。唯道集虚。虚者，心斋也。'"这里的心斋，即指摒除杂念，使心境虚静纯一，而明大道。到了宋代、明代则儒家形成了"半日静坐，半日读书"的习惯。宋代理学大师朱熹提出："用半日静坐，半日读书，如此一二年，何患不进。"明代王阳明则以静坐补小学收放心。可见儒家之进学、明理，静坐有重要作用，同时必然促进了儒家静坐的发展成熟。

佛家的修行同样也促进了传统功法的发展成熟。《金刚经》指出一切有情依"应无所住而生其心"，远离色声香味触法所引起的种种贪欲烦恼，而到达不生不灭境界。达到这一境界法门很多，坐禅是其修行方法之一。而僧侣们坐禅日久，则需要用动功活动筋骨，因此而形成的易筋经、洗髓经则起到伸筋拔骨、疏通经络，最后达到脱胎换骨的作用。

（王继红）

第二节 传统功法与推拿学

推拿，古称"按摩""按跷""乔摩""挢引""案扤"等，推拿一词首见于明代张四维的《医门密旨》（1574），是指在人体体表运用各种手法来防治疾病的中医外治法，具有疏通经络、滑利关节、调整脏腑气血功能和增强人体抗病能力的作用。推拿是中医学的重要组成部分，是中医治疗疾病的重要方法之一。其具有适用范围广、疗效显著的特点。推拿流派众多，各流派根据其学术思想、手法特点和临床防治方案，选用不同的传统功法作为其流派的练功方法，如一指禅推拿流派选用易筋经作为流派功法，内功推拿流派选用少林内功作为流派功法。传统功法与推拿之间具有相辅相成、密不可分的联系。传统功法与推拿的关系主要有以下几方面：

一、增强手法效应

《灵枢·官能》记载："语徐而安静，手巧而心审谛者，可使针灸……缓节柔筋而心和调者，可使导引行气。"说明了，推拿工作者应具备的身体和心理条件。黄汉如的《一指禅推拿说明书》记载："达摩之一指禅，须先练外功，使两臂及十指骨节，能柔屈如棉，更须练内功，调匀气息，使周身气力，贯注于指顶，务使医者之指，着于病者之身，其柔如棉，然极柔之中，又须济以至刚，含有一种弹力，虽隔重裘，皆能按穴，贯腠理而直达症结。"《易筋经》记载的"内壮神勇"也提到练习该功法之后，"从骨中生出神力，久久加功，其臂、腕、指、掌，迥异寻常，以意努之，硬如铁石，并其指可贯牛腹，侧其掌可断牛头"。实践也证明了，通过传统功法的练习可以使推拿工作者的形体得到调整，体能、体力得到提高，从而获得推拿所需的手法内力和全身功力，有助于手法的练习和应用，能增强手法的效应，提高推拿临床疗效。

二、延伸巩固推拿疗效

《素问·异法方宜论》记载："中央者，其地平以湿，天地所生万物也众。其民食杂而不劳，故其病多痿厥寒热，其治宜导引按跷。"表明了推拿、导引是当时中央之地治疗疾病的重要方法。现代也可为患者制定有效、安全、简便的功法康复方案，并正确指导患者进行功法训练，来配合推拿治疗。通过医练结合，巩固提高推拿疗效，促进患者康复。

三、提高推拿医生的体质

《汉武帝内传》有"行之不倦，精神充溢，一年易气，二年易血，三年易精，四年易脉，五年易髓，六年易骨，七年易筋，八年易发，九年易形"的记载。一指禅推拿名家朱春霆也言其"使气得以运周全身、宣达经络，骨壮筋柔、体强身健"。通过功法的训练可以达到伸筋拔骨、骨壮筋柔、内外兼修的效果，从而增强推拿工作者的身心素质，使其力量、耐力、灵敏性、柔韧性等机体素质得到全面发展和提高，从而防治推拿医生的职业性疾病。

（李冬梅）

第三节　传统功法与针灸学

针灸学是以中医理论为指导，研究经络、腧穴及刺灸方法，探讨运用针灸防治疾病规律的一门学科。它是中医学的重要组成部分，主要内容包括经络、腧穴、刺法灸法及针灸治疗。针灸学中也包含传统功法。《针灸大成》在叙述经脉循行之后引"导引本经"说明经脉如何导引运动，明·李时珍著《奇经八脉考》论述阴跷脉，指出阴跷一开，八脉俱开，这些都说明针灸与传统功法密不可分。

一、针灸医生通过传统功法提高自身体质，增强疗效

针灸医者要不断习练传统功法以增强自身的体质，以意守锻炼医者意识的高度集中，积蓄人体元气；以站桩调动人体元气，运气于指，增强指力；以打拳练心意，提高意识的敏锐程度和以意领气的能力，以提高自身的素养，从而使临床诊病辨证明确，针到病除。清代周树冬的《金针梅花诗钞》中提出"能治神者可治针，治神之要在修身""医者之精神治，则造化通，料事明，决断果。使之临危则不乱，卒遇大恐不能惊。养身者却病强身也。以不病之身，方可治有病之人。聚全身之力于指腕，方可使顽铁通于神明。张皇昏聩，神未治也。手摇目眩，身未养也"。医者唯有自己的身体强壮才能医治其他患者，下针之时，气沉丹田，引丹田之气于手腕，仔细体会针下的感觉，气至病所。

二、针灸医生练习传统功法可无痛进针

针灸医生练习传统功法可使进针不痛。通过练功，逐渐形成劲起于脚，行于腿，主宰于腰，形于手的习惯，人针合一，进针迅速而无疼痛感。

当代国医大师贺普仁教授认为对于针灸医生练功必不可少。贺老自幼拜师学练八卦掌，同时坚持静功锻炼，几十年苦练功法使他的指力、腕力明显增强，使其针灸技术变得更为纯熟。贺普仁教授还专门练习针刺手法，练针先练气，使气达手指。贺教授认为疗效好坏全在于手法及功力，且主要功力又在于拇指、食指和腕力，因而他通过练习二指禅、顶指法、夹木锥、捻线法等方法，形成了自己独特、疗效显著、无痛的针刺手法。

因此，针灸医生要重视传统功法的锻炼，只有通过自身锻炼才能无痛进针，提高疗效，这也是针灸医生基本功之所在。

（马昕宇）

第四节　传统功法与中医内科学

中医内科学是以中医理论阐述内科疾病的病因病机、证候特征、辨证论治及预防、康复、调摄规律的一门临床学科。中医内科学既是一门临床学科，又是学习和研究中医其他临床学科的基础，为中医学的一门主干学科，具有非常重要的学科地位。中医内科学自始至终重视传统功法，目前国内外西医内科学界也越来越重视传统功法对内科疾病的康复作用。

一、传统功法用于内科疾病的治疗

古代医家非常重视功法在内科疾病中的防治作用。

东汉张仲景《伤寒杂病论》中指出："若人能养慎，不令邪风干忤经络，适中经络，未经流传脏腑，即医治之，四肢才觉滞重，即导引、吐纳、针灸、膏摩，勿令九窍闭塞。"可见仲景不仅重视经方，同样重视导引、吐纳等传统功法，用于疾病的治疗。

清末民初张锡纯衷中参西，其中有一医案，治心病梦遗运气法，可见其对传统功法极为重视："语有之，心病难医。少年梦遗之病所谓心病也，故治此病者用药颇难见功。曾见方书载有人患有此病百药不效，有僧教以自尾闾将气提起如忍大便状，且耸肩缩颈如用力顶重物，其病遂愈。"张锡纯有按："僧所云云，仿佛道家逆转河车功夫，是以有效。然此僧特约略言之，今若更能借呼吸之外气，以运内气之升降，其法始备，而以治此证尤验……"

二、内科方药作为传统功法的辅助

古代医家对传统功法极为重视，有时把内科方药作为传统功法的辅助。

南朝梁时丹阳秣陵（今江苏南京）人陶弘景撰《辅行诀脏腑用药法要》，记载了60首失传的"汤液经法"的经方。书名《辅行诀脏腑用药法要》体现了如此贵重的用药法要只是辅行诀而已。其篇首也指出："凡学道辈，欲求永年，先须祛疾。或有夙瘤，或患时恙，一依五脏补泻法例，服药数剂，必使脏气平和，乃可进修内视之道。不尔，五精不续，真一难守，不入真景也。服药祛疾，虽系微事，亦初学之要领也。"可见陶弘景内科用药的目的是更好地修身养性，否则"五精不续，真一难守"，难入真景。

三、传统功法促进内科学术的发展

传统功法作为强身健体的基本功，同时也促进内科学术的发展，传统功法极其重视命门学说，视其为核心，也往往使其学术具有鲜明特色。如《难经》极为重视命门，孙一奎、赵献可等著名医家发展了命门学说，这一学说的发展与传统功法有密切的关系。

现代医家当中，一些内科名医同时也是传统功法的名家。比如国家名老中医吉良辰先生，善内科、男科，同时锻炼武功，吐纳行气，医武合一。因为武术及吐纳行气的核心所在即是命门，所以吉老形成了以命门学说为中心的学术思想，提高了临床疗效。

（刘玉超）

第五节　传统功法与中医骨伤科学

中医骨伤科以前的名称为"伤科"，是诊治伤损病症的专科。数千年来，人们由于应对战争和强身健体的需要，习武练功的习俗一直未曾间断，文武双全也是人们追求的目标。在这个过程中，难免遇到各种意外损伤，通过自疗自救，便慢慢积累了诊治伤损的经验，而逐渐发展成为专门的伤科。因此，传统功法与骨伤科从一开始便结下了不解之缘，在漫长的发展过程中也在互相影响和渗透。

一、传统功法加深了伤损机制的认识

练功不当或意外损伤的持续发生，极大地丰富了人们对伤损类疾病发生发展和诊治规律的认识，促进了骨伤科专科的分化、发展和成熟。隋唐时期，太医署将损伤折跌一类的病症归属于按摩科诊治，诊疗手段主要是手法；宋太医局则将伤科与疮肿、折疡并为一科，诊疗技术和方法渐渐增多；自元开始，太医院单独设置正骨（或曰接骨）一科，专著也开始逐渐增多，诊治理论和技术有了长足发展和进步。而明·薛己《正体类要·序》"肢体损于外，则气血伤于内，营卫有所不贯，脏腑由之不和，岂可纯任手法，而不求之脉理，审其虚实，以施补泻哉！"的论述，则标志着骨伤科治伤理论和技术的日渐成熟和完备。被誉为清太医院教科书的《医宗金鉴》，将《正骨心法要旨》与杂病、妇科、外科等并列，单独分卷，可见其专科成熟之一斑。

二、传统功法丰富了伤损治疗的方法

通过练功实践，人们也在从"内练一口气、外练筋骨皮"两方面不断摸索总结对于伤损类病症具有治疗、康复作用，以及对筋骨系统具有保健作用的练功方法。隋·巢元方《诸病源候论》对于不同病症就分门别类地详细介绍了各种导引练功治疗方法；唐·孙思邈《千金要方》、宋·赵佶《圣济总录》等诸多专著或类书中都收载了伤损类病症的导引练功疗法。当今依然广为应用的易筋经、八段锦、五禽戏、六字诀、太极等传统功法，则是经过长期临床实践摸索总结出来的具有显著强筋健骨效用的功法，这些宝贵经验值得我们结合新的临床需求继续挖掘、整理和提高。

（詹红生）

第六节　传统功法与中医妇科学

中医妇科学是运用中医学理论与方法，认识和研究妇女生理、病因病机、诊治规律以及防治妇女特有疾病的一门临床学科。她是中医临床医学的重要组成部分。因妇女特有的经、带、胎、产、乳的特殊生理特点，故中医妇科学的研究范围主要是女性生理病理、病因病机、辨证论治和对应的经、带、胎、产、杂五种疾病防治。

一、传统功法用于妇科疾病的防治

传统功法具有内外兼修，由外及内；动静结合，以动致静；练力重气，形神合一；意气合练，强调内劲等特点。可以通过强壮筋骨、调和气血、疏通经络、协调脏腑、平衡阴阳、扶正祛邪、培育元气、养生益智、延年益寿等作用，祛除妇科疾病的病因，起到防病治病的目的。功法锻炼对月经不调、痛经等妇科疾病有良好的调理作用。

古代不少医家对女子调养提出一些功法。如沈氏妇科第 19 代传人沈绍功先生在总结沈氏妇科 600 年养生秘籍时就介绍了大量的养生功法，如开胃、养肝、调肾的功法。其中，调肾功法有 6 个，如叩齿提肛、搓摩涌泉、双掌摩腰、疏通任督、女子固本。女子固本，即取坐位或仰卧位，两手分别揉乳房 50 圈，然后交叉用手指抓拿乳房，一抓一放为一次，连做 50 次，再用手指捏住乳头以不痛为度，一捏一放为一次，连做 50 次，再用手指同时把乳头向前拉长，一拉一松为一次，连做 50 次。最后两手搓热，重叠按压丹田，换手再压，连做 50 次，同时意守丹田。可以固本抗衰，治疗性冷淡。

二、传统功法促进了妇科养生学的发展

古代有专门的女子丹功，这是结合女性生理特点而设的功法，促进了妇科养生学的发展。

女子功法最著名的就是道家全真七子之一，孙不二仙姑所记载的女子丹道功夫《丹道功夫次第诗》。可分为四段功夫，第一首"收心"、第二首"养气"为一段，是后天功夫，可以称作"筑基"。筑基功夫对现代女性的养生、防病、治病有重要的作用。第三首至第七首为一段，是先天气生，"坎离交媾"以致结丹的功夫，或称小周天炼成内丹的功夫。第八首至第十二首为一段，是"神铅"透体，"乾坤交媾"以致全性全命的功夫，或称大周天大还丹的功夫。男子丹法从下丹田练起，女丹功从中丹田练起。通过这些练习达到精满气足神旺的身心健康状态。

（张瑞娟）

第七节　传统功法与中医男科学

男科学（Andrology）是一门新兴的学科，以开展男性生理、病理认知，男性特有疾病诊治、预防康复研究，以及男科医史文献研究的一门学科。其在临床实践方面，主要涉及男性性功能障碍、不育症、男性生殖器官疾病、性事疾病以及男科杂病的诊治与预防康复。

一、传统功法是房中术不可或缺的部分

现代西方已形成了专门学科性学（Sexology），而中国传统文化则称之为"房中术"。房中术的研究和实践与道家修行相关，道教的创始人张道陵受早期方士的影响，

采取"玄、素之道"为人治病，其中"玄、素之道"即房中术的古称。据资料记载，房中术的流传早在公元前数百年的春秋战国时代已经开始，秦汉时期已成为祛疾养生的四门方技之一。例如《汉书·艺文志·方技略》记载："方技者，皆生生之具……故论其书，以序方技四种，一曰医经、二曰经方、三曰房中、四曰神仙。"房中术是传统修仙人士创造的一种方术，讲究行房节欲、还精补脑以及男女性卫生等。还有马王堆汉墓出土的《养生方》《十问》《合阴阳方》《天下至道谈》等，都记载了性事养生、男性性反应、性事体位等内容。而传统功法是这些房中术修习的重要内容。

二、传统功法在防治男科疾病方面具有重要的作用

马王堆汉墓出土的帛书《十问》中记载："人气莫如竣（朘）精。竣（朘）气宛（菀）闭，百脉生疾；竣（朘）气不成，不能繁生，故寿尽在竣（朘）……坡（彼）生有央（殃），必其阴精扁（漏）泄，百脉宛（菀）废。"这段话指出保精的重要性；若精泄过多，百髓失养；精既无节制地排泄，又无导引使之运行全身，亦会造成精的郁闭状态而"百脉生疾"。所以，导引运精为保精之法。阴茎短小或硬度不足者，现在多用药物或真空负压治疗。《十问》记载用功法导引，可供现代男科防治康复同样疾病时借鉴。如曰："君必贵夫与身俱生而先身老者，弱者使之强，短者使长，贫者使多量……"此外，传统功法在性功能障碍、更年期综合征等的治疗中有重要作用。例如，针对性功能障碍，铁裆功、易筋经等功法疗效显著；针对更年期综合征，站桩、静坐有良好疗效。

（沈晓东）

第八节　传统功法与中医儿科学

中医儿科学是运用中医药学理论和临床，研究小儿生长发育、小儿保育和疾病防治的一门临床学科。作为中医学一个重要组成部分，中医儿科学是随着整个中医学的发展，逐渐形成、发展起来的专门学科。

一、传统功法促进小儿生长发育

传统功法非常重视童子功，通过童子功，把精气神充实到先天经脉，即奇经八脉。对于小儿而言，功法锻炼有利于身心俱调，即调身与调心。调身是一种形体锻炼，是调控身体静止或运动状态的操作过程，也称练形。传统功法无论是卧、坐、站、行都必须调整身形，正确的体态姿势对小儿生长发育，尤其是形体发育有着重要作用。古人所谓"立如松，行如风，坐如钟，睡如弓"，就是对人的姿态动作的审美标准。学龄期儿童，可通过练习传统功法，在增强体质的同时，形成正确的坐、立、行姿势。调心可通过传统功法，培养小儿坚强的意志、平和的心态、正直的品质。

二、传统功法利于小儿疾病的防治

传统功法对儿童身体羸弱、脏腑失调、视力疲劳、近视、脊柱侧弯等疾病有良好

的防治作用。小儿可以选择六字诀、八段锦、太极拳、保健功等功法练习，有利于以上疾病的防治。不少名老中医在诊治小儿疾病时，除了方药、捏脊之外，常教授小儿六字诀、太极拳等功法，以改善患者赢弱、脏腑失调的情况，疗效显著，可资借鉴。

（汤伟）

【思考题】

1. 浅论传统功法与中医各学科的关系？
2. 一指禅推拿流派练习的是哪种传统功法？

第五章　传统功法对人体的生物学效应研究 ▷▷▷▷

近年来，人们通过应用现代科学技术和方法研究，对传统功法的作用及机制有了更深入的了解。研究表明，传统功法可对人体循环、呼吸、运动、神经、内分泌、泌尿、生殖、免疫等各个系统产生有益的影响。

第一节　传统功法对循环系统的影响

通过循环系统的活动，血液及组织液将呼吸系统摄取的氧气和消化系统摄取的营养物质源源不断地输送给人体各组织、器官，这是维持生命活动的必要条件。研究表明，传统功法对循环系统的影响是多方面的，不仅可以改善人体心血管系统功能状况，调节血管舒缩及血压，而且可以改善血脂、血糖等血液成分的水平，增强体质，有效防治心血管疾病。

一、对心血管功能的影响

心脏功能以及全身血液循环系统能否正常运行与心脏左心室功能的好坏密切相关。研究发现，传统功法锻炼可以引起脉管系统的血流动力学改变、改善动脉血压及微循环，从而改善心血管功能。坚持长期规律的传统功法训练有提高心血管系统功能、增强心脏泵血功能、改善和延缓血管壁老化程度、降低心率等作用。

传统功法易筋经，锻炼要求动作要轻柔圆活并富有节奏性，肌肉不能过分紧张用力，整个身体要放松伸长，这不仅使肌肉本身的弹性得到良好的锻炼，也提高了血液循环的速度，故可以祛除因血行受阻而引起的疾病，防止血管硬化并加强心肌营养。

传统功法八段锦要求身体端正，气贯丹田。动作是在前后左右上下几大方位的缓慢牵拉、旋指、旋腕、旋肩、旋腰、撑裆开胯、抻筋拔骨。呼吸要求深长匀细，气贯丹田，长期锻炼可使心律更加稳定，降低心肌氧消耗量。锻炼过程中动静结合，静以养神，动以养形，形神兼养，内外合一，使全身筋脉牵拉舒展，经络畅通，内在"精气神"与外在"筋骨皮"协调统一，从而实现"骨正筋柔，气血以流"的效果。研究表明，部分血压高者经过长期八段锦的锻炼，可使血压恢复正常。

传统功法五禽戏中猿提、猿摘两个动作可改善心血管功能。猿提时手臂夹于胸前、收腋，手臂内侧有心经循行，从而使心经经脉通畅，改善心肌供氧量，提高心肌收缩力。长期练习五禽戏对预防中老年人心脑血管疾病具有积极作用，对降低中老年人三酰甘油水平、调节脂质代谢具有良好的效果，并能降低血液黏稠度。

（一）对心脏功能的影响

上海中医药大学研究人员通过测定推拿功法"静力性"下肢裆势练习时的心率值，发现在一定范围内心率与"静力性"下肢裆势练习时间呈线性关系；湖南中医药大学研究发现，少林内功、易筋经等功法练习可以使推拿专业学生心率显著下降，说明心排血量增加、舒张期延长，增加了心脏的功能储备；八段锦锻炼可以使老年人每搏输出量、每分输出量、射血分数升高，心耗氧量（HOV）、左心搏功指数（LVWI）、心耗氧指数（HOI）等显著下降，说明其能有效改善血管的弹性，降低外周血管阻力，改善外周循环，从而增加血容量，改善血液的浓度和流动速度；岳海侠、陈刚研究发现锻炼五禽戏后的老年人每搏输出量、每分输出量、射血分数升高，心率下降（P < 0.05）；安徽中医药大学研究者通过研究也发现，练习五禽戏可以使大学生心率变慢、晨脉下降、每搏输出量及最大摄氧量增加、哈佛台阶试验指数（PFI）升高，从而得出五禽戏锻炼可明显改善心肺功能；练习八段锦一年后，老年人血管弹力扩张指数和血管顺度等指标显著提高，收缩压、总周阻和主动脉排空系数等指标显著下降；郑信团研究得出：六字诀练习后受试者收缩压、舒张压均下降（P < 0.05）；费宏程通过让大学生进行六字诀锻炼发现，锻炼后心率、血压均会有一定程度的降低。以上研究均说明功法锻炼可以提高心脏的泵血功能，增强心肌收缩力，改善心血管功能。

（二）对血管的影响

1. 对血管功能的影响 动脉血管舒张功能异常是引起高血压的主要因素。一方面血管内皮舒张因子（NO）合成和释放减少，另一方面平滑肌对血管物质的反应性异常。研究表明，太极拳锻炼能改善高血压患者血管内皮细胞功能，增强 $Na^+ - K^+$ -ATP 酶的活性，增加 NO 合成与释放，并影响中枢神经系统，降低平滑肌细胞对血管内皮收缩因子的反应性，改善血管内外阻力。另外，功法锻炼还可以降低身体质量指数、体脂百分比，使肥胖型高血压老年人的中心动脉压和反射波增压指数显著降低。此外，还有研究表明，长期有氧训练可以促进外周血管弹性扩张，改善血管内皮功能，降低血压。TR（总周阻）是反映血管阻力状况的重要指标。本实验结果表明，不同养生功法练习均能够有效降低 TR 值。研究结果表明，不同养生功法练习有降低血压、提高血管顺应度、增大血管弹性扩张系数，加速主动脉排空，进而改善和保护人体血管功能的作用。亦有研究证实，功法锻炼对于人体血压调节具有双向性，这种作用与病情相关。同时，此变化与意守部位、呼吸方式及功法特异性有关。当意守鼻尖时血压升高，意守下丹田时血压下降。吸气时交感神经兴奋性增强，血压偏高；呼气时迷走神经兴奋性增强，血压偏低，故快吸慢呼方式有助于降压。

2. 对血细胞成分的影响 单次高强度运动训练前后比较，运动后红细胞计数较运动前明显升高，原因是汗液蒸发等效应的影响使血液被浓缩，并非血细胞的合成增加。长时间的锻炼可以促进血细胞的合成，但由于人体血容量增加得更为明显，最终表现为长期锻炼者红细胞浓度相对下降，这也称为运动型贫血，即假性贫血，是身体素质提高的表现，血容量的增加降低了运动时血液的黏稠度，使得循环阻力及心脏负担减少。

单次高强度运动训练前后比较，运动后 T 淋巴细胞计数较运动前明显降低，中性粒细胞增加，标志着运动后细胞免疫功能下降，故应避免训练时及训练后冲冷水澡、受冷风。而长时间的锻炼则可以使机体免疫系统能力提高。

运动后血小板数量及黏附率均明显增加，这种变化可能对运动中血管微损伤的修复和通透性调节有重要意义。

3. 对血液其他成分的影响　动脉粥样硬化是因血脂异常、血管壁成分改变等导致动脉管壁增厚、变硬而失去弹性并致管腔狭窄的疾病。功法锻炼可通过肌肉收缩，改善血流的运输分配，提高心脏功能，改善血流变及血液成分比例。研究表明，易筋经、八段锦、五禽戏等功法锻炼可以降低中老年人血脂中总胆固醇（TC）、甘油三酯（TG）和低密度脂蛋白胆固醇（LDL-C）含量，提高高密度脂蛋白胆固醇（HDL-C）的含量，调节和改善血脂代谢，减少高脂血症的发病率，进而降低动脉硬化和心脑血管病的发生；18 个月的八段锦锻炼还可调节载脂蛋白 A1（APOA1）、载脂蛋白 B（APO B）含量，使 APOA1、APOA1/APO B 显著增高，而 APO B 显著降低，提示八段锦锻炼能有效改善脂蛋白的组成，增强清理胆固醇的能力；12 周的五禽戏锻炼可使 60～69 岁组人群血糖、血脂指标显著降低，高密度脂蛋白（HDL）升高，说明五禽戏锻炼可以有效降低血浆可溶性细胞间黏附分子 -1 和可溶性血管细胞间黏附分子 -1、P 选择素、纤维蛋白原水平，从而使全血浆黏度下降，改善血液的流变性，通过减少炎症细胞的浸润及内皮细胞的活化实现对血管的保护作用，阻止动脉粥样硬化的发生和发展，同时血脂指标也得到良好改善，这可能是五禽戏锻炼可以降低和改善高脂血症血脂异常的重要机理之一；周小青研究指出习练八段锦后，血清 TC 浓度显著低于锻炼前，血清 LDL 浓度显著低于锻炼前，血清 HD 浓度非常显著高于锻炼前，说明八段锦练习可以明显改善中老年人的血脂状况，改善脂代谢状况，降低患者的血脂水平，功法对预防和治疗高脂血症十分有益。

衰老在很大程度上与机体抗氧化机能减损和脂质过氧化物累积（自由基累积损伤）有关。自由基是动脉粥样硬化形成和发展的原因之一，与肿瘤、心血管等疾病的发生有密切的关系。研究发现，太极拳锻炼能有效降低血清丙二醛（MDA）及低密度脂蛋白（LDL-C）的水平，提高血清谷胱甘肽（GSH）水平，增强中老年妇女的抗氧化能力，加强机体对自由基的清除，可有效延缓衰老、维持血脂正常水平、预防动脉粥样硬化的发生；易筋经的锻炼既能抑制脂质过氧化，又能增加对氧自由基的清除作用，延缓衰老进程；八段锦的练习可以降低血清 MDA 水平，降低全血黏度、全血还原黏度、纤维蛋白浓度，改善高黏、高凝状态，同时红细胞聚集指数和刚性指数也明显降低，促进血液流通，从而改善个体衰老过程中所出现的不利因素。功法锻炼可以使中老年人红细胞膜 Na^+-K^+-ATP 酶和 $Ca^{2+}-Mg^{2+}-ATP$ 酶的活性增高，从整体上调节生理功能，使 ATP 酶维持在较高功能水平，保证细胞代谢的正常进行和机体的有效运转，从而增强体质、延缓衰老。

二、对肺循环和体循环的影响

功法锻炼可以改善肺循环。研究表明，练习八段锦可以有效改善老年人肺动脉楔压（PAWP）、肺血管阻力（PAR）、右房压（PAP）指标。此三项参数综合反映了肺循环的状况，其中 PAWP 是肺循环的主要参数。若三项参数长期偏高，会造成心脏后负荷增加，导致左心肥大。功法练习则能有效缓解心脏前负荷，使 PAWP 显著降低，改善肺循环功能。

功法锻炼还可以改善体循环。湖南中医药大学研究人员通过观察八段锦对偏头痛患者脑循环动力学参数的影响发现，八段锦配合药物组在动态阻力参数及外周阻力参数改善方面优于单纯药物组，说明其在改善脑循环血流压力指标方面更优，发现八段锦可以在一定程度上改善中老年人椎 – 基底动脉供血不足，改善血管的弹性，其机理是八段锦突出颈肩部的锻炼，有利于改善颈部的解剖结构和血供，缓解椎动脉的压迫和痉挛，提倡腹式呼吸、增强心肺功能、改善脑部的供血供氧等。山西医科大学研究人员通过观察发现，中老年人练习易筋经、五禽戏等功法半年后，其脑血流图检测左右额 – 乳、枕 – 乳等六项指标（波型、流入时间、重搏波、波幅、转折高比、波幅差）均有改善，表明功法练习能改善脑血管壁的弹性，减少脑血流阻力与脑血管紧张度，提高脑部供血量，使两侧供血更趋向一致。有学者应用经颅多普勒（TCD）对 19 例长期太极拳锻炼者脑底动脉环各血管脑血流动力学指标的检测发现，练习组在大脑前动脉、大脑中动脉和大脑后动脉的血流收缩峰速度、舒张峰速度和平均血流速度都显著高于无锻炼对照组，提示长期练习太极拳的中老年人比相当年龄不锻炼者脑血流状况有一定的改善。

微循环是血液和组织之间进行物质交换的场所。功法锻炼可以改善微循环。有研究表明，练习八段锦功法后，右手劳宫穴的体表皮肤温度明显增高。其原理可能与练习后机体处于放松状态，能使交感神经兴奋性降低、血管平滑肌松弛、血管扩张、肢端血流量增加、血液回流得到改善相关。另有研究显示，通过静功意念调息训练可以改善阴虚和阳虚患者甲皱微循环流态，使其手部的微循环缺血性缺氧状态和瘀血性缺氧状态得到不同程度的缓解。这可能是练功后产生手部发热、发红的重要机理之一。

第二节 传统功法对呼吸系统的影响

通过呼吸系统的活动，机体与外界进行气体交换，呼出二氧化碳，吸进氧气，完成气体的吐故纳新。"调息"作为功法锻炼的重要环节之一，可以起到呼吸训练的目的。通过有意识地、合理地选用某种呼吸方法来调整呼吸，吸入外界的清气和排出体内的浊气，从而调节整个机体的功能，以维持正常的生命活动。传统功法注重呼吸吐纳，动作徐缓，功法锻炼可以改善肺通气及小气道功能，提高免疫力，增强呼吸功能。相关研究得出，通过功法练习，呼吸肌的收缩能力增强，使老年女性的血压和肺活量得到改善和增强；推拿功法还可以有效地放松紧张的呼吸肌，改善肺的通气量，使肺活量增加，肺泡换气能力增强，呼吸道阻力减小，氧气的吸收利用能力增强，从而使肺通气功能得到提高，同时在延缓呼吸系统的衰老、预防和治疗呼吸道疾病方面具有重要作用。

易筋经的呼吸要求为"深""长""匀""细"，行气中要求注重腹式呼吸，即"气沉丹田"，使呼吸肌中的膈肌和腹肌得到强化锻炼，加强呼吸深度保持肺组织弹性，增加胸廓活动度和肺活量。胸压的规律性变化及呼吸的深长，使得呼吸器官本身得到充分的血液供应，从而改善其健康状况。易筋经还可使肺泡有效通气量增加，气体交换良好，提高呼吸的效率，使机体更能适应高强度的运动。易筋经的套路训练动员了多组肌群，可直接对胸廓膈肌、肋间肌等固有呼吸肌和胸锁乳突肌、腹肌、胸大肌、胸小肌、背阔肌等呼吸辅助肌产生影响，进而增强呼吸功能。

八段锦采用腹式呼吸与胸式呼吸相结合，自然呼吸与拳式呼吸相结合，强调"深、长、细、缓、匀、柔"，这样不仅可以增加肺的换气功能，有利于氧气和二氧化碳的交换，而且可以增加膈肌和腹部肌肉的活动度和调节肋间肌的呼吸功能，使肺通气量增大。衰老会导致老年人呼吸系统发生较大变化，比如肺泡及毛细支气管扩张，肺泡壁内纤维组织增多，肺的弹性结构退变，呼吸肌力量减弱，使肺通气和气体扩散能力降低。八段锦动作，同时要求加大呼吸幅度与呼吸深度，使呼吸肌得到充分锻炼，从而提高肺活量。

中医脏腑学说认为，鸟戏主肺，能补肺宽胸、调畅气机、加强呼吸功能，提高平衡能力。五禽戏锻炼时，呼吸运动加强，胸式呼吸和腹式呼吸相结合，尤其腹式呼吸可加大膈肌的收缩与舒张，横膈升降幅度加大，不断改变胸压和腹压，使呼吸器官得到充分的血液供应，从而改善肺功能。

六字诀功法要求动作舒缓圆活、吐气发声均匀柔长，加上开始和结束时的静力养气、动静结合，同时采用腹式呼吸，调整运动时的呼吸频率，深度加深，肺通气量增加，从而使呼吸肌力量增大，胸廓活动性增强，呼吸器官得到锻炼和增强。

经常进行太极拳运动，可以使内在的气息更加通畅，加强氧的利用率，减少乳酸蓄积，缓解疲劳，使得人体整体相对更加放松，对于各种慢性疾病如慢性冠心病、动脉硬化都有良好的防治作用。

一、对肺功能的影响

1. 改善肺通气功能及小气道功能 研究发现，易筋经、少林内功等功法训练者的闭气时间显著延长，深吸气与深呼气时的胸围差测量结果明显提升，提示肺活量与耐缺氧能力增强，呼吸系统功能得到提高。上海中医药大学研究者通过观察练习少林内功对男生肺功能的影响，发现第一秒最大呼气率、最大呼气中段流速及每分钟最大通气量指标均有改善，说明呼吸肌力量有所增强，大气道阻力减小，小气道通气功能及肺泡弹性有所提高，肺功能得到增强。因此推断少林内功的锻炼，可通过改善大小气道的给氧情况，以增强大小气道的代谢，提高大小气道的通气功能；通过改善胶原及弹性纤维的状态，调节表面活性物的分泌，改善肺泡及大小气道功能；并通过提高呼吸肌力量，共同改善肺功能。通过对资深少林内功练功者站桩时呼吸循环系统变化的研究发现，呼吸相以及呼吸次数与安静时相比，练习少林内功时并无显著变化，也没有最大等长肌肉收缩训练时经常看到的气喘及屏气等现象，在心率与摄氧量方面，锻炼时比安静初期值增加2～3倍，但收缩期血压只上升10mmHg左右，推测少林内功可以调节内环境，改善心肺功能，适合推拿专业的学生练习，以提高推拿专业医师的体能和手法操作技能。浙江中医药大学学者研究发现，通过检测现场抽取老年人的最大吸气压（PIMAX）、最大呼气压（PEMAX）、0.1秒口腔阻断压（P0.1）以及腰椎矢状面曲度、活动度等指标，初步揭示了老年人腰椎矢状面曲度、活动度与其呼吸肌功能存在显著相关性，进而提示，六字诀呼吸训练可以缓解老年人腰背痛。杨再惠、周兴伟在研究中发现，在随机抽取40名（男、女各20名）50～60岁老人并令其进行5个月系统的陈式太极拳功法练习后，肺通气功能的相关指标都得到改善和提高，说明5个月陈式太极拳攻防练习后受试者呼吸肌力增加或气道阻力减少，肺通气功能得到增强，可以说太极拳能改善中老年人的呼吸机能。

2. 提高肺的免疫功能　功法锻炼可以提高肺的免疫功能，增强治疗效果。研究表明，呼吸功能锻炼是慢性阻塞性肺疾病（COPD）既经济又有效的治疗方法。多项研究表明，六字诀、五禽戏、八段锦等功法锻炼可以明显改善COPD患者的FEV1、FEV1%、FEV1/FVC等指标，提高患者肺功能，尤其可以减轻患者的气流受限情况。八段锦锻炼可以改善COPD患者痰上清液中白细胞介素8（IL-8）和CRP水平及痰液中白细胞、中性粒细胞与FEVI等指标，说明八段锦在提高COPD患者气道炎性反应的治疗效果方面有一定作用，提高了患者肺动能及运动耐力，改善生存质量。另有研究显示，适量的太极拳运动能提高血清免疫球蛋白IGA、IGG的水平，同时缩短上呼吸道感染持续时间，表明其可提高机体免疫功能，从而增强机体抵抗上呼吸道感染的能力。

第三节　传统功法对运动系统的影响

运动系统由骨、骨连结和骨骼肌三种器官组成。传统功法动作明确、锻炼全面、针对性强，对人体的运动系统有显著的积极影响，对提高医生的身体素质有着重要作用。早期通过观察心率、无氧阈值、有氧耐力、最大摄氧量等指标，证实静力功法训练能提高局部肌肉的专门适应性，并能改善心血管功能，提高有氧耐力及人体最大摄氧量等。

易筋经的功法特点是缓慢柔和，伸筋拔骨，注重脊柱的旋转伸屈，锻炼过程中肌肉和关节在多角度下完成一系列等长收缩和等张收缩练习，因此对股四头肌的负担较大，长期练习能提高骨骼密度、发展下肢肌肉力量和耐力，并能负担各种不同的姿势，保持平衡和稳定。在运动部位上，有以四肢运动为主的练习动作（如韦驮献杵势等），有以脊柱运动为主的练习动作（如打躬势、掉尾势），以及四肢与脊柱运动并重的练习动作（如卧虎扑食势等）。通过牵拉人体各部位的肌群、筋膜及肌腱、韧带、关节囊等结缔组织，增加关节活动范围，防治粘连，提高柔韧性、平衡能力，增大肌肉力量；同时使挛缩的肌肉舒展，促进局部气血运行，改善疼痛症状，提高关节囊和韧带强度，进一步提高关节稳定性。由于易筋经对消化、呼吸、循环等系统机能的提高，使得骨骼得到充分的营养供应和吸收，从而改善其功能，对减缓骨质疏松有反馈作用。八段锦亦以肢体躯干的屈伸俯仰来达到治疗脊柱及四肢关节软组织疾病的目的。它强调颈肩部的锻炼，几乎每一式动作都有利于改善颈部的解剖结构和血供；其上臂运动如双手托天、左右开弓、单举攀足等动作可以使肩关节朝着各个方向缓慢柔和运动，从而改善肩关节周围炎的症状；而"两手攀足固肾腰"等动作则通过躯体的屈伸和双手对腰背及下肢的按摩，对腰背部的肌肉发挥良性刺激作用。随着年龄增加，老年人的肌肉、骨骼、韧带等组织结构发生退行性变化。八段锦锻炼是在各个方位的缓慢牵拉，如旋指、旋腕、旋肩、旋腰、撑裆开胯、抻筋拔骨、螺旋蠕动的有氧运动。这种运动方式产生的生理负荷，使骨骼、肌肉和关节得到全面系统的锻炼。

太极拳的动作都是以圆弧的形式出现的，大部分动作采取半蹲位，这种运动模式能有效地锻炼人体的骨骼和肌肉，推迟其老化时间，从而增强人的骨质，提升骨骼的抗压能力，刺激骨膜的血液循环、扩张筋膜。所以，对于各种关节疾病也具备良好的防治作用。另外，"虚领顶劲"的要求能更好地将腰间的肌肉进一步拉长，不仅可以缓解肌肉痉挛，而且有利于一些疾病的治疗，例如椎间盘突出、腰肌劳损。

一、对骨骼的影响

传统功法可以促进骨骼发育，增强骨骼的负荷能力，改善骨密度和骨代谢水平，改善腰背四肢疼痛，调高血清钙、锌、降钙素等生化指标，且优于步行、慢跑等运动疗法，可有效防治骨质疏松症。研究发现，传统功法可以增加患者腰椎、股骨的骨密度值，并改善患者疼痛症状，明显降低血清骨钙素（BGP）和碱性磷酸酶（ALP）水平，说明功法锻炼改善了骨质疏松症患者的骨代谢水平；安徽中医药大学通过对练习华佗五禽戏 16 个月的大学生骨密度进行测定，发现其左股骨颈、Ward 三角、股骨大转子和腰椎的骨密度、骨矿含量及投影面积均有显著提高，提示长期锻炼能提高大学生的骨密度；西安交通大学的研究也表明，锻炼太极拳一年以上，能够改善男大学生机体骨量和骨强度，促进骨（尤其是跟骨、股骨和腰椎）健康状况改善。

二、对骨连接的影响

传统功法对于骨连接之间的关节、韧带以及结缔组织具有一定的保护和锻炼作用，对于一些因此引发的关节、韧带等的疾病具有一定的治疗效果。对脊柱病变、脊周及四肢软组织病变的研究也证实了其治疗及辅助治疗作用。

南京中医药大学研究发现，易筋经锻炼治疗神经根型颈椎病的临床疗效显著，在改善疼痛指数、血液流变学、炎性介质等临床指标方面具有一定优势，是治疗神经根型颈椎病的有效手段；浙江中医药大学以自编的颈项功指导患者锻炼，发现其能明显提高颈椎病治疗的临床效果，减少复发率；易筋经锻炼可以明显提高患者腰部肌肉耐力，增强患者腰部稳定性，改善患者日常生活工作能力，有效改善疼痛症状，对腰肌劳损的治疗总有效率为 100%；易筋经、八段锦等功法能改善肩关节周围炎患者的疼痛、活动受限、无力等症状及舌脉象等中医证候，提高肩关节功能；推拿配合易筋经锻炼治疗膝骨性关节炎能改善疼痛、僵硬、活动受限等症状，其疗效优于单纯推拿治疗。另有研究表明，易筋经锻炼能够改善脑卒中偏瘫患者上下肢运动功能，原因可能与练习过程中注重意随形走、气意配合有关，促进脑卒中偏瘫患者大脑皮层支配功能的恢复，有利于高级中枢神经系统控制能力的恢复。

三、对骨骼肌的影响

现代研究证实，传统功法练习对肌肉、骨骼系统的作用是确实可靠的。上海中医药大学针对"易筋经""少林内功"等静力性功法进行了系统研究。湖南中医药大学通过研究发现，练功有明显提高肌力作用，练功后与推拿有关的上下肢肌肉围度显著增加，提示这些肌肉的绝对力量增加。福建中医药大学的研究表明，练功可以明显提高男生上肢持续的肌耐力，但对男女生握力绝对力量没有影响；通过五禽戏锻炼，中老年女性的各项身体素质都有不同程度的升高，其中握力、坐位体前屈和闭眼单腿站立能力升高更为显著，反应时明显下降，说明五禽戏可提高老年人的肌肉力量、柔韧性、平衡能力和协调性，从而增强中老年人的体质，这可能与五禽戏编创时注重全身整体性锻炼，尤其注意远端小关节和脊柱的全方位运动有关。研究发现，中老年人练习八段锦后握力、下肢力量、坐位体前屈和闭眼单腿站立能力明显升高，反应时明显下降。上海中医药大学研究证实，易筋经练习结合推拿手法治疗可减少骨骼肌减少症的发生，提高整体活动能力及体力、膝关节伸肌群肌力与稳定性、动作技能、下肢骨骼肌耐力及上下肢关节的灵活性等，对缓解患者临床症状及提高生活质量具有明确疗效，是干预骨骼肌减少症的有效运动方法。动物实验也表明，静力训练结合推拿手法治疗，可以显著提高老年大鼠骨骼肌蛋白质，降低尿肌酐及 3- 甲基组氨酸的排出量，提示静力训练结合推拿手法可以提高肌肉的功能水平，增加肌纤维数量及粗细度，抑制骨骼肌蛋白质合成分解的异常状态，延缓骨骼肌的增龄性退变。

四、对人体素质的影响

1. 专业体能　手法要求持久、有力、均匀、柔和与深透。这就需要推拿医生有一定的指力、臂力、腰腿力和身体的整体力量。如功法"易筋经"着重进行较长时间的肌肉静止性锻炼，以增强全身肌肉耐力，即手法要求中的"持久"，从而保证医者能够按照手法的动作要求操作足够的时间，保持动作和力量的连贯性，并通过手法积累而产生较好的疗效；"少林内功"主要锻炼全身的"霸力"，有益于提升推拿手法如振法、抖法等要求的持久力，同时要求"以意行气，以气贯力"，从而有利于手法的"深透"；"推手"训练主要是针对推拿手法的均匀、柔和，可增强两上肢的耐力、灵活性及力量，使手法变换协调，连接自然，频率均匀，劲力缓和。此外，推拿功法也可以训练或帮助训练特异性的推拿手法。

2. 情绪调控　传统功法练习有助于中医医生提高专业体能和情绪调控能力，有利于针灸推拿手法技能的充分发挥，"缓节柔筋而心和调"，提高医生的身心素质。上海中医药大学研究认为，其机制在于静力功法要求调身、调息、调心，启动了中枢内啡肽基因表达，并使外周血液保持较高水平的稳定状态，从而提高了体能和情绪调控能力。

第四节　传统功法对神经系统的影响

神经系统是人体内起主导作用的功能调节系统。人体的结构与功能均极为复杂，体内各器官、系统的功能和各种生理过程都不是孤立地进行的，而是在神经系统的直接或间接调节控制下，相互联系、相互影响、密切配合，使人体成为一个完整统一的有机体，实现和维持正常的生命活动的。功法训练有助于建立起神经系统之间的联系，改善机体的整体机能。

易筋经锻炼可改善神经系统的机能，其原理是易筋经注重"以心行气""以意领气"及"气意配合"等意念活动，练习者通过意念活动，可排除杂念，净化思绪，使注意力高度集中，从而引起肌体某区域兴奋，其他区域进入保护性相对抑制状态，使人脑皮层得到安静休息，平衡人脑皮层的兴奋和抑制机能，降低交感神经紧张性活动，安定心神，消除疾病在人脑皮层引起的病理兴奋。

八段锦强调心静体松，以意导体，思想高度入静，从而提高了自我意识控制神经系统的能力；强调呼吸自然，意气相合，排除杂念，意守丹田。八段锦同样注重脊髓神经的锻炼和放松，要求意念下沉，结合拳式变化和独特的行气方式，消除大脑神经的紧张、疲劳，使头脑清醒，心情愉悦，有助于维持神经系统和内分泌系统的平衡，使一些如高血压、高脂血症、颈椎病等慢性病逐渐康复。

太极拳可以通过左右交替的运动，锻炼平衡能力，即虚实分明、开合有度、刚柔并济的交替平衡运动要求以"意"导气，形随意化，脑的两个半球同时起作用，从而调节人体各神经系统，使注意力更容易集中，同时对于大脑的各种能力也有一定的提升作用，可以缓解和治疗由大脑皮质功能失调引起的各种慢性病，并对内脏器官的调节能力有一定的改善，增强人的免疫力。

一、对神经递质的影响

神经递质是由突触前膜释放，具有在神经元之间或神经元与效应细胞之间起信息传递作用的特殊化学物质。太极拳锻炼可以降低失眠症患者香草基杏仁酸（VMA）的水平，VMA 是去甲肾上腺素的降解产物，其降低可以表明去甲肾上腺素水平的降低，说明功法治疗失眠的机制之一可能是引起中枢神经介质的变化。研究表明，太极拳锻炼可使血清单胺氧化酶显著减少，有利于维持机体单胺类神经递质活性，保护神经活性。功法锻炼中的冥想对于改善人体的神经系统有一定的效果。Cahn &Polic 对 1957 年以来发表的有关冥想的脑电研究进行归纳，指出目前心理学界在冥想状态短期效应的脑电特征上达成较为一致的认识，即冥想状态时，α波和θ波活动增强，总体脑电频率下降，说明冥想者疼痛敏感性显著降低，意味着冥想训练能够调节疼痛感觉神经的情绪效应。

二、对自主神经的调节

自主神经系统是中枢神经系统中一个不可分割的组成部分，它对机体各种生命活动的维持和调控均具有极其重要的意义。通过观察传统功法对心功能变化的影响发现，传统功法可以使交感神经紧张性相对减弱、迷走神经紧张性相对增强。

研究表明，练习放松功后，受试者的肌电基础值和最小值降低，肌电曲线得到显著改善，肌电下降能力增高，皮肤温度最大值和升温能力增高，皮温曲线得到改善。当人体处于放松状态时，交感神经受抑制，使手指血管平滑肌舒张，血流增加，皮温升高提示功法练习后交感神经的紧张性下降，受试者的自我调整能力明显增强。

三、对感觉和运动神经的调节

平衡能力是指控制身体重心，维持身体姿势的能力，它包括静态平衡和动态平衡。研究显示，平衡能力不足是导致跌倒的主要危险因素。导致老年人平衡能力下降的因素很多，涉及前庭器官功能、下肢肌肉力量、协调运动控制、本体感觉输入等。因此加强功法锻炼可以改善老年人的平衡能力。

太极拳基本步法的练习，对老年人下肢运动的协调性及平衡性都有很好的改善作用；身体的旋转训练对老年人前庭系统产生了积极影响，包括行步过程中的单脚支持在整个套路中的重复交替练习，同样锻炼了老年人下盘的力量和耐力，提高老年人控制身体重心和调整身体姿势的能力。因此，太极拳运动对老年人平衡能力，特别是动态性平衡能力有显著影响。

八段锦整套动作通过习练者屈伸膝的交替动作，以及重心在两腿之间的不断变化，特别是"左右开弓似射雕""摇头摆尾去心火"和"攒拳怒目增气力"三式，对下肢力量是非常有效的锻炼；"背后七颠百病消"一式中的缓慢颠足而立并静止保持的动作，要求五趾抓地，两腿并拢，提肛收腹，肩部下沉，百会上顶，更可发展小腿后部肌群力量，提高韧带的柔韧性，提高老年人的平衡能力。

瑜伽运动被视作"印度式导引"，习练由始至终都强调"平衡"这一重要因素，它既包括心灵、意识层面的平衡，又囊括了每一个体式中肢体的平衡。同时，瑜伽体式十分强调人体核心力量的支持，能有效地提高老年人肌肉本体感觉的灵敏性、前庭系统的稳定性和大脑皮层的综合分析能力，改善身体姿势的控制能力，提高人体对身体姿态变化时的调节能力，同时还能促使专注力的提高。由于瑜伽运动中体式的锻炼多以静力保持的姿势完成，因此它对老年人静态性平衡能力的改善尤为有益。

综上所述，可以发现太极拳、八段锦和瑜伽等健身气功运动均对老年人平衡能力有较好的改善作用，尤其以太极拳和瑜伽效果更为明显。八段锦等健身气功组中的实验数据变化相对不够明显，原因可能是老年人平衡能力衰退较快，可塑性不强，但实验结果至少说明它对维持老年人平衡能力具有一定功效。此外，太极拳运动对老年人动态平衡能力的提高要优于瑜伽和健身气功，而瑜伽运动则更能对静态平衡能力产生良好影响，可谓各有优势。

四、对大脑高级功能的调节

脑电图是通过脑电图仪记录到的自发脑电活动的图形，直接反映了大脑神经的电生理活动。练习功法时，大脑进行复杂的电活动与信息转换，可使脑电波指数发生变化。

通过对太极拳常用的基本姿势进行自我控制的肌电和脑电活动的观察发现：与自然姿势相比，当控制为放松姿势时肌肉张力明显减少，静止性伸张性收缩显著增加，表明太极拳锻炼可以加强对身体的自我控制，促进和易化中枢神经与外周感觉功能。长春中医药大学研究人员运用简便易行的 24 式太极拳干预治疗抑郁症患者 40 例，结果显示：24 式太极拳通过内外结合的锻炼方式，能够提高中枢神经系统的紧张度，活跃各系统与器官的功能，对中枢神经系统起到良好的锻炼作用，从而提高人体神经系统协调能力，同时使练习者注意力高度集中，提高患者的愉快感，改善负面情绪，最终大大减轻患者的抑郁程度。安徽中医药大学通过功法对戒毒人员情志影响的研究发现，五禽戏能有效降低戒毒人员的焦虑与抑郁程度，对戒毒人员的情志具有积极的影响。

第五节　传统功法对消化系统的影响

传统功法可以促进多种消化液分泌，调节胃肠蠕动，改善胃肠道功能，增强体质，防治多种胃肠疾患。

八段锦可调气血、平阴阳，以意领气，气贯全身，加强循环，濡养周身。其运动传导到肝脾胃肠等脏腑，不仅能加强机体脏腑的功能，而且还能促进全身的循环。

一、对消化液的影响

消化道的不同部位都存在消化腺，可分泌消化液，参与消化吸收、保护消化道黏膜。研究表明，功法锻炼可以影响多种消化液的分泌。

有学者将被试者空腹胃液全部抽出，观察显示 15 分钟内胃液分泌不增多，但练功 15 分钟后，胃液分泌急剧增加，而停止练功胃液分泌又明显地逐渐下降。这可能与膈肌上下移动增强所引发的机械性刺激及胃迷走神经活动增强有关。胃液由胃中各种分泌腺的分泌物混合而成，其主要成分是盐酸与胃蛋白酶，胃液分泌增加，则增强了胃肠对食物的消化作用。古代养生家强调功法练习时要吞咽唾液，唾液测定表明，由于舌抵上腭等动作，刺激了唾液腺，使唾液分泌增多；同时，呼吸的减慢兴奋了延脑的分泌中枢，反射性地引起唾液分泌增多。功法锻炼还可以引起唾液成分的变化，使唾液淀粉酶活性上升、钠含量上升、钾含量下降，以及 SIGA、溶菌酶含量增加，从而增强唾液腺对淀粉酶合成、储备和分泌的功能，促进食欲及消化吸收；也可清洁口腔，增强机体免疫力。

二、对胃肠运动的影响

功法锻炼可以调节胃肠运动。临床试验表明，八段锦、六字诀等功法锻炼治疗便秘、肠易激综合征、功能性消化不良等胃肠疾患疗效显著。练功时，大脑皮层进入一种抑制状态，从而促进中枢神经正常调节功能的恢复，调整了自主神经活动。如果加强呼吸锻炼，则更能加强胃的蠕动。此外，腹式呼吸、横膈运动幅度增加，也对腹部器官

（包括胃）起了一定的按摩作用，从而改善腹痛、腹胀等症状。

三、对膈肌活动的影响

在 X 线下观察各种呼吸方式对膈肌与胃底上下活动幅度的影响，以腹式呼吸最为明显，吸气时胃底下降，呼气时胃底上升。练功时肺通气量的增加以及对胃的运动机能有促进性影响，均可能与其加强膈肌上下移动而发生机械性刺激有关。

第六节 传统功法对免疫系统的影响

免疫是机体保护自己，排除异己的一个过程，可以保护机体免受外来侵害。研究表明，功法锻炼可以提升机体的免疫力，增强身体素质。

一、对固有免疫的影响

NK 细胞构成了机体抗肿瘤及慢性感染的第一道防线，其活性与肿瘤的发生、发展和预后有密切关系。大量研究表明，运动可以影响外周血 NK 细胞的活性，其影响程度因运动强度、运动时间、运动方式及个体的体质水平而异。

太极拳被认为能提高机体抗肿瘤及抗病毒感染能力。太极拳与抗肿瘤重要细胞因子——NK 细胞相关的研究表明，无运动经历的受试者进行 6 个月太极拳训练后，安静状态下血液 NK 细胞百分含量由 6 个月前的（13.93 ± 5.63）% 增加到（14.93 ± 6.32）%，较对照组明显提高，这是机体免疫机能增强的反应，提示经常进行太极拳运动能有效提高免疫系统的调节功能。研究者还在 6 个月训练结束后对受试者进行了一次太极拳运动研究，发现运动后即刻外周血 NK 细胞百分含量由运动前的（14.93 ± 6.32）% 增加到（17.39 ± 5.33）%（$P<0.05$），这可能是由于循环血量增加以及运动导致循环淋巴细胞亚群重新分配，从而使 NK 细胞数量增加。而且短期太极拳运动能对 NK 细胞产生积极影响，长期太极拳运动研究结果亦与此一致。这说明长期坚持太极拳锻炼对免疫系统形成良性刺激，从而提高机体的免疫能力。

二、对适应性免疫的影响

T 淋巴细胞是机体特异性细胞免疫应答的执行者，根据其表面标志可分为 $CD4^+T$ 细胞和 $CD8^+T$ 细胞。机体的相对免疫平衡状态主要由 $CD4^+$ 细胞和 $CD8^+$ 细胞之间的相互影响维持，$CD4^+/CD8^+$ 代表了整体的免疫平衡。

研究发现，多年习练太极拳者进行太极拳锻炼后，$CD4^+/CD8^+$ 升高，一方面说明太极拳锻炼的即时效应非常明显，促进正向免疫系统的平衡；另一方面也说明，长期进行太极拳运动能增强机体细胞免疫的调控能力，提高机体的细胞免疫功能。齐敦禹等以 20 名男性糖尿病患者为对象，进行每周 5 次的太极拳锻炼。6 周后，$CD3^+$ 未出现显著性变化，说明受试者机体成熟淋巴细胞总量并未因运动应激而发生明显改变；$CD4^+$、$CD8^+$ 百分比均增加，但 $CD4^+/CD8^+$ 仅略上升，基本保持稳定。这提示太极拳运动能增强糖尿病患者的免疫功能，有利于病情的维持与改善。另有研究表明，太极拳运动对细胞因子也有一定的影响，能有效提高机体的免疫功能，增加机体抵抗各种病毒感染的能力；测定中老年进行八段锦练习后的免疫指标变化情况，研究结果显示：进行八段锦锻炼后，实验对象安静时血清 IL-2 和 IgG 水平明显提高，提示八段锦练习可提高中老年人的免疫功能。

第七节　传统功法对泌尿系统的影响

泌尿系统由肾脏、输尿管、膀胱及尿道组成，是水、无机盐、其他代谢产物及有害物质排出体外的重要渠道。泌尿系统各器官（肾脏、输尿管、膀胱、尿道）都可发生疾病，并波及整个系统。泌尿系统的疾病既可由身体其他系统病变引起，又可影响其他系统甚至全身。

研究表明，传统功法练习可调节膀胱括约肌张力和括约肌功能，治疗小儿遗尿症。八段锦中的"双手托天理三焦"式，可调理三焦气机，疏通水道，主持气化，因此对泌尿系统疾病有一定的疗效；"双手攀足固肾腰"式，即通过腰部俯仰动作，刺激了督脉及足太阳膀胱经腧穴，锻炼了人体脊柱功能，故能固肾壮腰，对泌尿系统疾病有一定的疗效。

第八节　传统功法对生殖系统的影响

生殖系统是生物体内和生殖密切相关的器官成分的总称。生殖系统的功能是产生生殖细胞，繁殖新个体，分泌性激素和维持副性征。男性生殖系统疾病的常见症状包括与泌尿外科疾病有关的排尿异常、脓尿、尿道异常分泌物、疼痛、肿块，以及性功能障碍、男性不育症等；女性生殖系统疾病具有患病率高、无症状比例高、不就诊的比例高和得不到合理治疗比例高的特点，导致各种严重并发症和后遗症。

研究表明，传统功法练习可以有效缓解女性痛经症状，说明功法对女性激素的周期变化有一定的调节作用。易筋经中"摘星换斗势"对腰膝酸软、子宫虚寒有很好的锻炼效果；"三盘落地势"，可促进下肢和腹腔静脉回流，消除下肢与盆腔淤血，对防治腰腿痛、盆腔炎、附件炎有一定疗效；"青龙探爪势"可以松解带脉，对妇科经带疾患有较好的防治作用。少林内功"马裆势"及"悬裆势"的练习要领为沉腰屈膝，挺胸收腹，重心放在两腿中间，有壮腰补肾之功。六字诀中的"吹"字诀，与五脏之肾相应，具有调理肾脏功能、疏通肾经的作用，可用于腰腿无力或冷痛、潮热健忘、头晕耳鸣、男子遗精或阳痿早泄、女子梦交或子宫虚寒、牙动摇、发脱落的治疗。八段锦中的"双手攀足固肾腰"式，通过前屈后伸，可以刺激脊柱、督脉、命门等穴位，可用于治疗生殖系统疾病。

第九节　传统功法对内分泌系统的影响

内分泌系统是机体的重要调节系统，它与神经系统相辅相成，共同调节机体的生长发育和各种代谢，维持内环境稳定，并影响行为和控制生殖等。

一、代谢率

代谢率是评判人的能量代谢速度的标准，代谢过程也有赖于神经系统的协调。有报道称，练习静功时的代谢率平均比基础代谢率低 19%，最明显的低 37%。另有报道，卧功、坐功过程中热能消耗比基础代谢和同一状态下（练功前）均有明显降低，其降低率分别为 33.2% 和 27%。练功可使代谢率低于基础代谢率，说明在练习静功状态下，人体各方面消耗减少，交感神经中枢被抑制。

有学者将血清褪黑素作为检测指标研究功法训练对失眠的治疗效果。褪黑素是松果体分泌的一种神经内分泌激素，分泌的高峰期处于人和动物的睡眠期。八段锦锻炼可缓解大脑疲劳，调整情绪，达到形神共养，促进患者的心理健康，使脏腑保持正常生理功能，气血调和，经络通畅，从根本上治疗失眠症。结果显示，八段锦治疗失眠是通过影响褪黑素的分泌而产生作用的，且与药物疗法相比，避免了一系列不良反应，具有明显的优势。

二、血糖代谢

研究表明，练功良好者，在服糖练功后的各个测定时间内，血糖的增高量都小于静息状态下相同时期的数值。说明功法锻炼使血糖的调节机能提高，这可能是由于糖原合成加速和分解减少所致。如此，则迷走–胰岛素系统的活动必将增加，而交感–肾上腺素系统与垂体–肾上腺皮质系统的活动则可能相应降低。

研究发现，传统功法对 2 型糖尿病的干预主要体现在控制血糖、预防糖尿病周围神经神经病变等并发症、调节生理状态等方面。易筋经锻炼能够增加骨骼肌的被动运动，增加肌肉对糖的利用与消耗，有利于糖代谢，从而降低血糖。研究发现，肥胖合并高胰岛素血症患者与正常人相比，其基础水平已有代谢紊乱、内分泌和免疫机能相关基因表达异常。太极拳运动后，其异常差异表达基因数目减少，部分有氧氧化、糖异生、胰岛素信号等代谢途径相关基因表达也发生变化，从而增强脂肪酸氧化能力、增加糖有氧氧化，减少乳酸生成，增加肌糖原、肝糖原生成，阻止向 2 型糖尿病发展的趋势。

总之，传统功法对与人体各大系统都有一定的功效，我们应该在此基础上进行更加深入而细致的探究，填补功法对于各系统研究的空白之处，对功法进行更全面、更系统、更科学、更深化的研究。

（吴中秋　张瑞娟）

【思考题】

1. 传统功法锻炼对人体运动系统有哪些影响？
2. 传统功法锻炼对血流变及血液成分有哪些影响？
3. 传统功法锻炼对肺功能产生哪些影响？如何提高肺的免疫功能？
4. 传统功法锻炼如何实现对大脑高级功能的调节？
5. 传统功法锻炼对人体免疫系统有哪些影响？
6. 传统功法锻炼对人体内分泌系统有哪些影响？

功法篇

第六章 功法概论 ▷▷▷▷

第一节 传统功法的分类

传统功法种类繁多、门派林立、名称不一，目前主要按以下四个方面来分类。

一、按练功的姿势分类

（一）卧功

凡是采取躺卧姿势锻炼的，并有一定的姿势要求的功法统称为卧功。常用的锻炼姿势有：

1. 仰卧式 练功者仰卧在床上，枕头的高低以自觉舒适为宜。两上肢平伸于身体的两侧，肘臂放松，手指微曲，或虚握两拳，放于大腿的两侧；也可两手交叉相握，轻放于小腹上。此法易于进行"意守"，也有助于形成腹式呼吸。两腿自然平伸，两脚靠拢或稍有分开；也可将一只脚放在另一只脚的脚踝上，练久时两脚可以调换一下。口齿轻闭，舌舐上颚，两眼轻轻闭合，或微留一线之缝，自然地注视着两脚的上方（图6-1A）。

2. 侧卧式 向左侧卧或向右侧卧都可。一般以右侧卧为宜，胸腹腔器官有病者宜卧向健侧或采用仰卧式。右侧卧者，右肩在下，面向右侧躺卧，枕头高低以自觉舒适为宜。右腿平伸，左腿弯曲，轻放在右腿上。右手自然地放在眼睛前方枕头上，手距面部约两拳。左手自然地轻放在左髋上。口齿轻闭，舌舐上腭，两眼轻闭或微留一线之缝（图6-1B）。

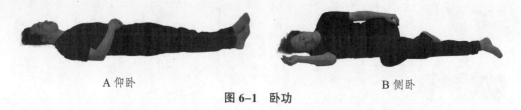

A 仰卧　　　　　　　　　　　　　　　　B 侧卧

图 6-1　卧功

卧式练功，主要是用于某些卧床不起和久病体弱的患者，也可用于睡前的诱导入睡和加快消除疲劳。

（二）坐功

凡是采取坐着姿势练功的，并有一定的姿势要求的功法统称坐功。常用的坐功有：

1. 平坐式　又称普通坐式，可以坐在椅子、凳子上或床边练功。要求上体端正，含胸拔背，直腰，两脚平行着地，相距与肩同宽；松肩，沉肘，肘臂微曲，手心向下，轻放在两大腿上或两手相合放于靠近小腹的大腿根部。头顶平，两目微睁，默视远方或含光内视，口齿轻闭或微开，舌舐上腭。（图 6-2）

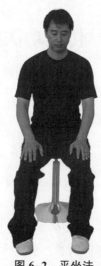

图 6-2　平坐法

2. 盘坐式　也叫盘膝式，又分为自然盘膝、单盘膝和双盘膝三种，其中又以前两种为常用。自然盘坐式的动作要领是把两腿依照自己的习惯盘起来，两小腿交叉，将两脚置于两腿的下面，两脚跟抵于两大腿后面的中部（图 6-3）；上体端正，松肩曲肘，含胸虚腋，两手相合，置于靠近小腹部的大腿根部，其他均参照平坐式。单盘膝坐式动作要领是把一脚放在另一条大腿的上面，左腿盘在右腿的下面，左脚尖和右膝相对，右小腿置于左小腿的上面，其他均同自然盘坐式（图 6-4）。双盘在后面第七章第二节静坐中介绍。

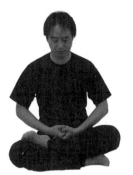

图 6-3 自然盘坐   图 6-4 单盘

3. 靠坐式 是一种介于坐式与卧式之间的体式。按坐式要求将上体倚靠在被子或枕头上，后脑部不可悬空，腿与躯干角度为 120°～140°，下肢采取自然盘膝式或两下肢平伸，以舒适得力、便于气血流通为宜。

坐功介于站功与卧功之间，对体力的要求较卧式为高，但较站式为低。也是体弱患者由卧式转为站式，以增强体力的一种过渡姿势。靠坐式多用于体力较弱的患者。

（三）站功

凡是采取站立姿势练功的，并有一定的姿势要求，两脚站立不动进行锻炼的功法统称站功。常用的有：

1. 自然站式 身体自然站立，含胸拔背，收腹敛臀，松髋屈膝，两脚平行开立，脚尖稍内扣与肩等宽；松肩，虚腋，屈肘，两臂自然下垂，掌心向里，手指向下，五指微屈分开；头顶平，两目微睁，默视远方或含光内视，口齿轻闭或微开，舌舐上腭。

2. 按球站式 在自然站式的基础上，两上肢呈环抱状，两手指尖相距与胸宽相等，大拇指与其余四指分开，五指微曲，掌心向下，如按水中浮球，两手高不过乳，低不过脐。

3. 抱球站式 在自然站式的基础上，两手作环抱树干状，两手指尖相对，掌心向里，五指分开，手指微曲，形如抱球。两手低不过脐，高不过肩，身体架势的高低，可根据自己身体酌情运用。

站功的优点是易调运气血、锻炼方便、体力增长较快，但负重量较大，较易疲劳等，所以重病体弱者初时不宜练习。

（四）活步功

凡是在下肢走动的状态下进行锻炼的功法，都属于活步功。这种功法的肢体运动姿势更加多样化，功法种类也更繁多。在姿势的结构上，有繁有简；在力量的运用上，有刚有柔；在动作的速度上，有快有慢；在用力的程度上，有大有小；在姿态上，有些动作优美柔和，有些动作挺拔苍劲，有些动作轻盈舒展，有些动作敏捷灵活，有些动作威猛刚强，有些动作气势磅礴，等等。这些练法的多样性可以适应多种情况的需要，也可以从各方面提高练功者的锻炼兴趣。

在活步功法中，有些体式比较简单的功法，叫行步功，简称行功，如虎步功、鹤步功、鹿步功、熊步功、猿步功、甩手步等，易于练习，效果也好。

二、按练功的方法分类

（一）形体功

凡是着重于姿势锻炼的功法，都属于形体功，古时也叫调身功。这种功可分为动功和静功，各有不同的锻炼呼吸和锻炼意守的内容，姿势上也有坐、卧、站、走（活步）的区别。

（二）呼吸功

凡是着重于呼吸锻炼的功法，都属于呼吸功。古时也叫调息功、吐纳功，或练气功。这种功法也可分为动功和静功，各有不同的锻炼意念活动的内容和姿势上的坐、卧、站、走（活步）的区别。

（三）意守功

凡是着重于意念锻炼的功法，都属于"意守功"。古时候也叫"调心功"。这种功同样又可分为动功和静功，各有不同的锻炼呼吸的内容和在姿势上的坐、卧、站、走的区别。

三、按练功的动静分类

（一）静功

凡是在练功时肢体不进行运动的功法，都可归属于静功。自古以来，历代各派静功修炼的名称很多，如吐纳、行气、静坐、立功、参禅、坐禅、定功等，都属于静功范围。静功是与动功相对面言的，从形体上，要静定握固，缄口垂帘，但真正达到静功的境界，须进一步调心、调息，使人身元气充沛和循环畅通，以臻保健强身、祛病延年之功效，所以静功着重于人体内部的调养。静功之静，不是绝对的静，"静者静动，非不动也"，要"心死神活"，即杂念去净，精力充沛，这是静功所特有的生理效应，已为现代科学研究逐步证实。静功也有着重练意守的、呼吸的和姿势的，在姿势上又有坐、卧、站的区分。

（二）动功

动功是指练功者在练功时，体位、身法按功法要求不断变化的一类功法，如太极拳、五禽戏、峨眉桩等，是传统功法中一种重要的锻炼方法。华佗认为："动摇则谷气得消，血脉流通，病不得生，譬如户枢，终不朽也。"于是，创造了著名的"五禽戏"。

动功主要是采取站式和活步式进行锻炼的，但也有采取坐式锻炼的，如"坐式八段锦"。在特殊情况下，也可采用"卧式动功"。进行动功锻炼时，要动中求静。因此，动功的"动"是指"外动"，动功的"静"是指"内静"。动功也就是通过一定的练功姿势、呼吸和意守，在大脑相对安静的状态下进行的一种内外结合、刚柔并举的壮力强身的运动。锻炼时要求做到意气相随，意到气到，气到力到。动功还包括自我按摩、拍打、叩击等方法，这些主要是用以锻炼外部肢体和强健筋骨，亦有治病保健作用。由于动功有形体动作表现于外，又能外练筋骨，故又有人称为"外功"。

（三）静动功

静动功是一种把静功与动功融合成一体的功法。我们对于动功与静功，是以肢体在练功时的运动与否来区别的。静功即所谓"外静而内动"；动功即所谓"外动而内静"。因此，练静功时，要静中有动；练动功时，要动中求静。静动功，则是一种把静功与动功结合起来的特殊锻炼方法。其特点是"静而后动""动静双赅"，动静兼练，不可有偏。这种功法在较多的情况下常能收到速效和高效。

四、按练功的内外分类

（一）外功

凡是着重于人体的外部机能（骨骼、肌腱、肌肉、皮肤等）进行锻炼的，都可视为外功。历代养生学家都认为"动则练外""外练筋骨皮"。所以习惯上常把各种动功归属于外功的范畴。但这也不是绝对的，有些动功对机体内部机能的锻炼作用也很明显。例如"五禽戏"，要求内外结合，动静相兼，刚柔并济，神形如一。既重视练外强，也重视练内壮，讲究内练精气神、外练筋骨皮，以收内外兼练的效果。所以动功虽然多属外功的练法，但对机体内部也有锻炼作用，因为人体的内部与外部是一个统一整体。当然，也不能把内功与外功等同起来，还要看到它们的不同之处，也就是说，内功虽然对人体的外部形体有锻炼作用，但它以锻炼人体内部机能为主，外功虽然对人体的内部机能有锻炼作用，但它以锻炼人体外部形体为主。

（二）内功

凡是着重于人体内部的机能（意念、气息、脏腑、经络、血脉等）而进行锻炼的，都可视为内功。历代养生学家都认为"静则练内""内练一口气"，所以习惯上常把各种静功归属于内功的范围。但是这并不是绝对的，有些静功练法对形体的锻炼作用也非常明显。例如，静功中的"站桩功"是从古代的健身法和武术中的某些基本功中发展而来的，不仅用于治病保健，还可用于壮力强身。所以，从锻炼的实际效果上看，静功虽然多属内功的练法，但对形体外部的锻炼也有作用，只是它以锻炼人体内部机能为主。因此，内功与外功在锻炼的主导方面是不同的，在练功时应该内外兼练，不可偏废。

（林丽莉）

第二节 功前准备和功后放松

一、功前场地设施准备

（1）功法练习前应选择安静、适宜的练功场地和环境。练功场地应平整，最好在室内或温暖避风的环境下进行。因为练功的目的在于培育真气，真气的培育需要依靠阳气的温煦。再则人在功法练习时会全神贯注，此时受寒风侵袭，势必会影响功法练习者的入静。此外，练功时需要吐故纳新，因此，空气需要清新，如果空气浑浊或雾霾天练功，则会以浊换浊，势必损害人体，这就违背了练功的本意。

（2）不宜选择在狂风暴雨、电闪雷鸣、寒冷潮湿、烈日当头等恶劣环境下进行功法练习。

二、个人练功准备

（1）要明确功法练习目的，对功法练习要有正确的认识与理解，端正态度，选择适当的功法，并专一进行练习，不要见异思迁，特别是初练者不可朝此夕彼。

（2）练功要求衣服穿着宜宽松，不要穿得过多或过紧，不宜穿皮鞋、凉鞋、拖鞋或高跟鞋练功，应以穿软底布鞋、球鞋或练功鞋为宜。

（3）安排好练功时间，功法练习要定时，最好安排在早晚，生活要有规律，饮食、起居要有常，尽可能做到按时作息，养成良好的习惯。功法练习要持之以恒，以每日坚持功法练习 30 ～ 60 分钟为宜，不可时练时停，三天打鱼，两天晒网。

三、功前准备运动

（1）功法练习前不宜饮食过饱。饱餐之后，人体的气血集中于消化系统，如在此时进行功法练习，容易影响消化功能。

（2）功法练习前应先排空二便，不能强忍溲便进行功法练习，以免影响形体和思想的放松。即使在平时，也不宜久忍溲便，以防伤肾。

（3）练功前，适当活动身体，使身心放松，但不要做过度兴奋或激烈的运动，也不宜过度疲劳。

四、功后放松

（1）功法练习结束后要做好收功，不同的功法有不同的收功方法。若练静功，收功后稍做肢体运动，如散步、蹲起、摇肩、甩手等整理放松活动，以调和气血。若练动功，收功后可做几次深呼吸，静息片刻，安抚一下身心，再进行其他活动。

（2）功法练习完毕，若有汗出，先将汗擦干，穿好衣服，不可马上吹风或用冷水冲洗。因为此时人体腠理疏松，毛孔开放，外邪容易入侵而致病。古人有"避风如避箭"之说。练功完毕，可适量饮些温热茶水或营养性饮料，切忌冰冷食物和纵口暴饮。因为，人以胃气为本，脾胃为后天之本，历代医学家、练功家都十分注意胃气的保养。所以，功法练习后节制饮食也是保养的重要环节。

（3）功法练习后应注意休整，虽说生命在于运动，经常活动，固然可以保持气血的通畅，但要注意劳逸适度。《素问·宣明五气》曰："五劳所伤，久视伤血，久卧伤气，久坐伤肉，久立伤骨，久行伤筋。"说明过度劳累也会给人们带来损伤。功法练习本身应是养身祛病，但也不失为一种运动和消耗，所以要根据各人的体质强弱而运动，不宜过度劳累，否则，也容易耗伤正气。《内经》云"不妄作劳"，即是此意。

（张友健）

第三节 三调的基本要求

传统功法最基本的操作内容是调身、调息、调心。通常简称"三调"。各种传统功法均由此三调所组成。三调包括了人体自身自主调节的全部内容，人在进行任何操作性的活动中均离不开身体、呼吸和心理的调节。传统功法的修炼就是将人的自主调节功能发挥至极致，达到开发自身潜能，增进身心健康，养生保健的目的。

传统功法的修炼要求是三调合一，习练过程则是从三调练习分别入手，初学者通常从调身入手，进而达到调身、调息、调心三调合一的操作过程。

一、调身

调身是一种形体锻炼，是调控身体静止或运动状态的操作过程，也称炼形。传统功法无论是动功还是静功，无论是卧、坐、站、行都必须调整身形。并且都要有一定的操作规范和要求。通过对形体的锻炼和调控，使意识活动与身形和动作相结合，达到引动经络、疏通气血、调整脏腑机能的目的。传统功法根据不同的功目对身形有具体的要求，对体式也有不同的规定。但无论身形如何，其要求都一样，即自然放松，不僵不滞。

（一）基本姿势

传统功法练习常采用的是卧、坐、站、行这四种姿势，这四种姿势都有各自的特点和效用。练习时可根据自身的体质、习惯以及练功情况进行选择。此部分在传统功法分类中已有论述，此处不再赘述。

（二）基本身形

练习者在传统功法练习中，对于不同功法，有不同的身体姿势，但无论哪种功法，均有其共同的特点，即自然放松。但放松不等于松懈、松弛。而是保持松而不懈、紧而不僵的和柔、灵活状态。

对头部的基本要求是虚灵顶劲。虚灵也称虚领。即头部徐徐向上领起，并与水平面大体保持垂直姿势，使头、颈部正直，好像头顶上有绳索悬着似的。《太极拳说十要》

曰："顶劲者，头容正直，神贯于顶也。不可用力，用力则项强，气血不能流通，须有虚灵自然之意。"头部自然上顶，有助于颈项自然松开，有利于督脉之气上升。下颌微收，胸部舒展，有助于任脉之气下降。

对面部的基本要求是目睁口圆，它是面部放松的关键。目为练功之要窍，目不乱则神可收。目睁，即两目微睁，平视前方，目光内收，似看非看，也称收视反听。其表现：目闭而不紧，唯留一丝光线。具体做法：两目平视前方，眼睑轻轻睁开，目光随眼睑睁开而内收，并与意念相合一处。如，守上丹田者，将目光内视于上；守下丹田者，将目光下视鼻尖至丹田。睁目内视是神目精气内含的重要方法。圆口，是唇齿轻轻张开，似合非合，舌尖自然抵于上门齿内与齿龈之间，嘴角微上翘，如读"一"字状态。放松两腮，舒展眉头，面带微笑，眉舒面和。面部表情的安详舒缓，有助于入静和全身放松。反之皱眉板脸，则不利于功法的锻炼。

对胸背部的基本要求是含胸拔背。"含胸者，胸略内涵，使气沉于丹田也。胸忌挺出，出则气涌上浮，上重下轻，脚跟易于浮起。拔背者，气贴于背也"（《太极拳术十要》）。由此可见功法锻炼中含胸与拔背的重要性。对含胸而言，要求舒松微含，不可外挺或故意内收；换句话说，即两背微微内合，胸肌松弛，不要挺胸努气。拔背则要求舒展伸拔，只要能"含胸"自然能"拔背"，要做到脊背自然舒展，不可弓驼，脊柱要保持中正竖直使身体端正自然。含胸拔背是一种姿态，可使呼吸通顺，便于气沉下丹田，更易形成腹式呼吸。含胸与拔背是同时的，含胸的程度决定了拔背的程度，含胸过度就不是拔背而是驼背了。

对肩与肘的基本要求是沉肩坠肘。沉肩，是指肩要放松，要自然下垂，平正松沉，不可上耸、前扣或后张。耸肩不但使肌肉紧张，而且直接影响气机下沉，有碍于腹式呼吸的形成。坠肘，是指两肘下垂，不可用力挺紧，要自然弯曲沉坠，表现出似直非直，似屈非屈的状态。它是松肩的延续。松肩不仅是肩膀的放松，而且还要顺势松到肘、手，使整个肩臂放松。只有肩部放松，上肢、胸背等处才能全松下来，从而达到上体轻松灵活的目的。另外，"沉肩坠肘"时要注意腋下留有余地，即双臂不要贴在两胁上，要相距约一拳，要"肘不贴肋"，使手臂有回旋余地。

对腰腹部的基本要求是松腰收腹。松腰，是指腰部要竖直，自然放松。松腰有利于腰部灵活，腰为车轴，气如车轮，才能做到劲起于脚，主宰于腰，形于手。收腹时注意不要使腹肌紧张，而是肚脐微微后顶，并保持一种"松腹"状态。因为，只有做到"松腹"，才能保持呼吸的深长细匀，才能有助于腹式呼吸的加深加长。

对髋部的要求是沉胯敛臀。沉胯，是指胯部要向下坐，坐式练功要求臀部略向后突出，会阴部略向上提，就是为了更好地沉胯。而站式练功则要求臀部如坐高凳。敛臀，也称"裹臀""垂臀""护臀"，敛臀不是撅屁股。而是尽量放松臀部和腰部的肌肉，轻轻使臀部肌肉向外向下舒展，而后再轻轻向前、向内收敛，就向用臀部肌肉将骨盆包裹起来，又似乎有一种用臀把小腹托起的感觉。沉胯敛臀非常有助于气沉丹田。

对下肢的要求是轻松安稳。站式时，在保持直立的前提下，两腿要尽量放松，双膝微曲，幅度以不超出足尖为限。两脚的距离一般与肩同宽，五趾微微抓地。松静站立时，身体可以有些微微的晃动，这不是站立不稳，而是更稳。而且，微有晃动地站立比完全静止地站立要省许多气力，比较轻松。坐式时，下肢可以比站式更放松。平坐时双脚脚型的安排同站式。盘坐及跪坐双下肢均有压迫，练功后应轻轻拍打按摩，使气血周流顺畅。

（三）基本手型

传统功法锻炼的姿势可根据功法的不同而有差异，但基本手型是相通的，常用的基本手型有拳、掌、勾三种。

1. 拳　是传统功法练习中的基本手型之一。不同的拳种，拳型有所不同。但最基本的拳型是四指并拢伸直，拇指伸直与四指自然分开。先将四指的指间关节卷曲，再将拇指压于食指、中指第二关节上，自然握拢，拳面要平，握拳不要过，用力自然、舒展。有如拳家所说"握拳如卷饼"。拳又分为拳面、拳背、拳眼、拳心。五指卷握，食指、中指、无名指和小指第一节指骨构成的平面称拳面；手背的一面称拳背；虎口一侧称拳眼；手心的一面称拳心；拳心朝下称平拳；拳心向上为仰拳；拳眼朝上为立拳（图6-5）。

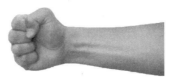

图 6-5　立拳

2. 掌　是传统功法练习中的基本手型之一。基本掌型是腕关节平直，五指自然伸直、并拢。手心一面称掌心，手背一面称掌背，手腕内侧突出处称掌根，小指一侧称掌沿。常用的掌型有以下几种。

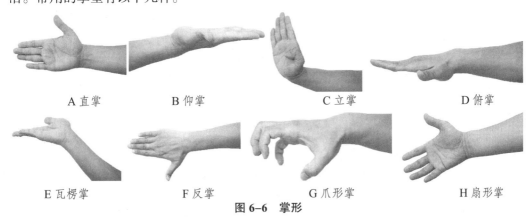

A 直掌　　　　B 仰掌　　　　C 立掌　　　　D 俯掌

E 瓦楞掌　　　F 反掌　　　　G 爪形掌　　　H 扇形掌

图 6-6　掌形

（1）直掌：腕关节平伸，四指并拢、伸直，拇指伸直向上与四指分开成八字形，小指一侧向下，也称八字掌（图6-6A）

（2）仰掌：腕关节平伸，五指自然并拢、伸直，掌心向上，掌指朝前（图6-6B）。

（3）立掌：腕关节上翘，五指自然并拢、伸直，掌心朝前，掌指朝上（图6-6C）。

（4）俯掌：腕关节平伸，五指自然并拢、伸直，掌心向下，掌指朝前（图6-6D）。

（5）瓦楞掌：四指并拢伸直，并依次向内微错，腕关节平伸，拇指伸直略内收，使掌心内凹，形似瓦楞（图6-6E）。

（6）反掌：腕关节平伸，五指并拢自然伸直，掌心向外，小指一侧朝上，拇指虎口一侧朝下，掌指朝前（图6-6F）。

（7）爪形掌：腕关节上翘，五指自然分开，将第1、2指间关节内扣弯曲成虎爪形，又称虎爪掌（图6-6G）。

（8）扇形掌：腕关节平伸，掌指伸直，五指用力分开成扇形（图6-6H）。

3. 勾　是传统功法练习中的基本手型之一。基本手型是五指自然伸直，五指指端自然捏拢，腕关节自然下垂弯曲成钩形。故称勾手（图6-7）。

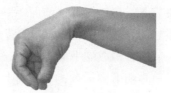

图6-7　勾手

（四）基本步法

基本步法是传统功法中下肢锻炼的基本动作，它包括并步、虚步、马步、弓步、仆步、歇步等。

1. 并步　头部端正，两目平视，下颏微收，舌抵上腭，眉舒面和，定心息气，神态安详，沉肩坠肘，两臂下垂，含胸拔背，伸腰收腹，敛臀坐胯，两腿伸直，两膝放松，脚尖靠拢，全掌着地成并步直立（图6-8）。

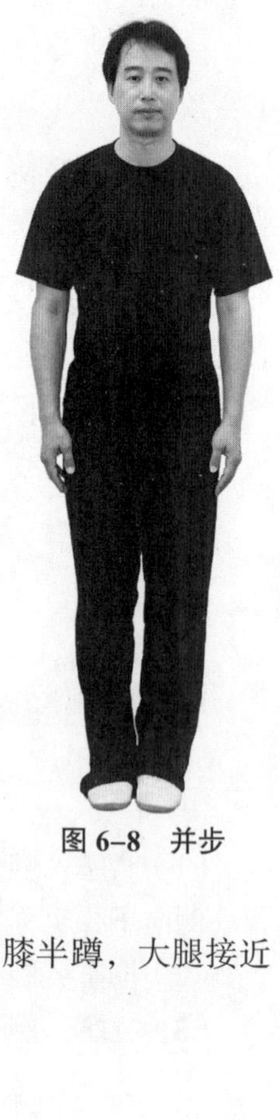

2. 虚步　两脚前后开立，后腿全脚掌着地，脚尖外展45°，屈膝屈胯下蹲；前腿屈膝前伸，脚尖虚点地面，脚跟离地，距支撑腿约一脚距离，身体重心落于后腿，上身正直，挺胸直腰，收腹敛臀，虚实分明，称为虚步。左脚在前，脚尖虚点地面称为左虚步；右脚在前，脚尖虚点地者为右虚步（图6-9）。

3. 马步　两脚平行开立，两足间距与肩同宽或宽于两肩，两足尖向前或稍内扣，屈膝半蹲，屈膝屈胯约45°，膝尖不超过脚尖，大腿接近水平，全脚着地，身体重心落于两腿之间，两手抱拳于腰间，挺胸直腰，脚跟略外蹬称为马步（图6-10）。

图6-8　并步

在练习中，练习者可根据自身的体质状况，调整两脚宽度和身体重心的高度。两脚左右开立（约与本人两肩同宽），屈胯屈膝下蹲，称为小马步；两脚左右开立（约为本人三脚长），屈胯屈膝半蹲，大腿接近90°水平状，称为大马步。

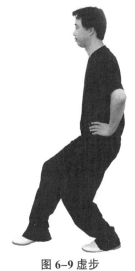
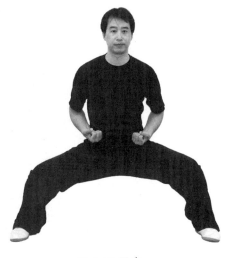

图 6-9 虚步   图 6-10 马步

4.弓步 两腿前后开立，相距为本人脚掌的四五倍，脚掌着地，前腿屈膝半蹲，大腿接近水平，膝部和小腿与脚掌垂直，脚尖稍内扣；后腿挺膝伸直，脚尖外展45°～60°，斜向前方，前脚尖与后脚跟成一直线，两脚全掌着地，上身正对前方，挺胸、直腰、塌臀，前腿屈似弓，后腿直如箭，眼向前平视，两手叉腰或抱拳于腰间成前弓后箭之势。弓右腿为右弓箭步；弓左腿为左弓箭步。（图 6-11）

5.仆步 两腿左右开立，一腿屈膝全蹲，大腿与小腿靠近，臀部接近小腿，膝部与脚尖稍外展，全脚掌着地；另一腿在体侧挺直平仆，脚尖内扣，全脚掌着地；两手抱拳于腰间，上身正直，挺胸直腰，沉臀，并稍向仆腿一侧转体，目视仆腿一侧称仆步。仆左腿为左仆步，仆右腿为右仆步。（图 6-12）

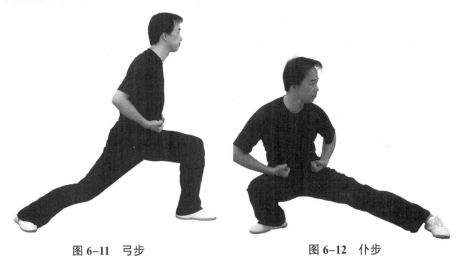

图 6-11 弓步   图 6-12 仆步

6.歇步 两腿交叉靠拢全蹲，右脚全脚着地，脚尖外展，左脚前脚掌着地，膝部贴近右小腿后侧，臀部坐于左腿接近脚跟处，两手抱拳于腰间，挺胸，直腰，眼向左前方平视。左脚在前为左歇步，右脚在前为右歇步。（图 6-13）

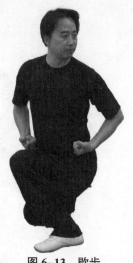

图 6-13　歇步

二、调息

调息是传统功法中的一个重要环节，是调控人体呼吸的操作活动，古代称为炼气、调气、吐纳、食气等。调息的目的在于通过调控呼吸孕育和引导内气，使之调节人体神经系统，达到调整各脏腑的功能。一呼一吸为一息。呼吸锻炼要求练习者在调息过程中做到心平气和，在自然平和的原则指导下，一般做到深、长、细、匀。深，是指呼吸之气深达下丹田或脚跟；长，是指一呼一吸的时间较长；细，是指呼吸之气出入细微；匀，是指呼吸之气出入均匀，勿忽快忽慢。必须指出，深、长、细、匀的呼吸并非每一个练功者一开始就能达到，而是要在练功过程中集中意念、宁静情绪的基础上慢慢形成。呼吸锻炼是一个由浅入深，由快至慢的过程，练习时不要憋气、闭气，要顺其自然，坚持练习，功到自然成。

另外，调息有时需要用意重紧急运，如内丹术中的武火，与文火相对而言，此时非深长匀细。《金仙证论》曰："紧重谓之武火。"用武火时须配合抵、吸、撮、闭四诀。《海琼传道集》以"奋迅精神，驱除杂念"为武火之要。《性命圭旨》曰："未得丹时藉武火凝之。"

调息的内容包括两个方面：一是呼吸形式的调控，即自然呼吸、腹式呼吸、胎息和其他调息形式的操作；二是出入气息的调控，即或强或弱，或粗或细。这两方面互相关联、相互作用。呼吸形式的改变可引导气息出入的变化，反之亦然。

（一）呼吸形式

呼吸形式可分为常用呼吸形式和特殊呼吸形式两类：常用呼吸形式包括胸式呼吸、腹式呼吸和胎息。特殊呼吸形式有数十种，其中选择停闭呼吸、提肛呼吸、发音呼吸几种做简要介绍。

1. 常用呼吸形式

（1）胸式呼吸：胸式呼吸的操作特征是呼吸时可见胸部起伏，吸气时胸部隆起，呼气时胸部回缩。人在站立时的自然呼吸形式大都是胸式呼吸。练功中的自然呼吸，通常是微加意念而形成的有意识的胸式呼吸，操作的准则是用意不用力。但在呼吸操作之初，完全不用力难以做到，可以用意为主，稍稍用一点力。用力的程度当如古人所说"不涩不滑"，即出入的气息通畅自如而又稍有约束。待胸式呼吸在胸中的气息出入调匀之后，就可以引导气息向下发展，从胸式呼吸逐步转为腹式呼吸。这个转变不可一蹴而就，而要循序渐进，一般可采用分段下降的方法。如先下降到膻中穴处，待此处气感充实了，气息出入稳定了，再向下延伸到脐部，最后到达下丹田。在此气息逐步下降的过程中，胸式呼吸可以过渡为胸腹联合式呼吸，呼吸时可见胸部和腹部同步起伏。

（2）腹式呼吸：腹式呼吸的操作特征是呼吸时腹部的起伏。根据起伏方式的不同，腹式呼吸可分为顺腹式呼吸和逆腹式呼吸两种。顺腹式呼吸是吸气时腹部隆起，呼气时腹部缩回；逆腹式呼吸与之相反，吸气时腹部回缩，呼气时腹部隆出。

从胸式呼吸逐渐过渡到腹式呼吸，一般是过渡到顺腹式呼吸。通过自然呼吸，加以意识引导，在气息下降的同时，顺势加强腹部的起伏运动。吸气时，轻轻用意念使腹肌放松，腹部自然隆起；呼气时，轻轻用意念使腹肌回缩，腹部自然下凹。经过一段时间的锻炼，腹肌起伏逐渐自然加大，腹部取代胸部，成为自然呼吸的出发点和落脚点，进而形成顺腹式呼吸。但应注意锻炼时，切忌勉强用力。逆腹式呼吸的操作通常需要经过专门的训练，逆腹式呼吸的练习难度较顺腹式呼吸大一些。训练逆腹式呼吸可从一开始就着重注意呼气，而不去理会吸气，在呼气时用意念引内气下行，聚于丹田。久而久之，呼气时腹部会充实隆起，吸气时则放松回缩，进而形成逆腹式呼吸。逆腹式呼吸逐渐熟练后，还可以配合提肛动作，即吸气时肛门微缩，前阴微收，呼气时肛门及阴部同时放松，这样更有利于人体内部的气机运行。

无论是顺腹式呼吸还是逆腹式呼吸，操作时切忌故意挺肚子。腹部的隆起或回缩主要依靠气息吐纳自然形成，不必人为刻意造作。应注重从吐纳上下功夫，腹部只做适当配合。纳气深而多时，腹部自然隆起，气息自然排出时，腹壁回缩。

腹式呼吸的形成是胸式呼吸过渡到丹田呼吸的通道，而丹田呼吸则是进入胎息的开始。

（3）胎息：有两种解释。一种是气息自脐中出入，如古人所说："初学调息，须想其气出从脐出，入从脐灭……如在胞胎中，故曰胎息。"古人提出胎息是在呼吸形式上返老还童，因为胎中的婴儿是以脐呼吸的。《摄生三要》中说："人在胎中，不以口鼻呼吸，唯脐带系于母之任脉，任脉通于肺，肺通于鼻，故母呼亦呼，母吸亦吸，其气皆于脐上往来。"胎息的第二种解释是体呼吸，即遍身呼吸、毫毛呼吸。如《苏沈良方》中说："一息自往，不出不入，或觉此息，从毛窍中八万四千云蒸雾散，无始已来。"胎息的这两种解释也可看作是它的两个阶段或两种形式，前者是初步的，后者是从前者进一步发展而来的。练功高层次境界所要求的胎息，是取后者，即体呼吸。

2. 特殊呼吸形式

（1）停闭呼吸：停闭呼吸是指吸气与呼气之间，或一次呼吸之后停顿片刻再继续呼吸的方法。例如，吸—停—呼、呼—停—吸、吸—停—吸—呼等方式。这种呼吸方法中的"停"可以起到保持当前状态的作用，由于它延续了当前状态，呼气之后的停顿相当于又加深了呼气，吸气之后的停顿则又突出了吸气，是一种以逸待劳的操作。

（2）提肛呼吸：提肛呼吸是指吸气时有意识地使会阴部肌肉收缩，呼气时放松会阴的呼吸方法。一般练周天功时需配合提肛呼吸，练其他静功也可择时选用。提肛呼吸可用于治疗中气下陷的各种疾病，如内脏下垂及脱肛、痔疮等，如同时配合逆腹式呼吸则效果更佳。

（3）发音呼吸：发音呼吸是指呼气或吸气时配合吐字发音的呼吸方法。一般配合呼气时的发音可泻实，配合吸气时的发音可补虚。

（二）呼吸气息

呼吸气息相对于呼吸形式来讲调控更为细微。在操作过程中更需轻巧、柔和、自然，切勿刻意用力，否则容易引起不适。关于呼吸的气息调控，古人有风、喘、气、息四相之说，如《安般守意经》中说："息有四事，一为风，二为喘，三为气，四为息。有声为风，无音为气，出入为息，气出不尽为喘也。"风相是指呼吸比较急促，可以听到自己粗糙的呼吸声；喘相是指虽然听不到呼吸声，但呼吸出入尚感结滞不通畅；气相是指呼吸虽然无声，也不结滞，但出入还不够细匀；息相是指在高度安静时，出现的深、长、匀的呼吸。一般来讲，呼吸锻炼的要求，就是如何使呼吸从风、喘、气相逐步练成息相的过程。

三、调心

调心是练功三要素之一，它是调控心理状态的操作活动，也称炼神、凝神、存神等。

调心的意义在于宁神、聚精、养气。使气足、精充、神全。同时还可以通过以意领气，调节气血运行，使气血顺畅，阴平阳秘。

调心的内容包括意念调控和境界调控两个方面。意念调控是有意的、主动性的操作，而境界调控则是无意的、伴随性的操作。二者的相互关系：稳定的意念调控有助于形成境界，而特定的境界往往会产生与其相应的意念。

（一）意念调控

意念调控是指练功过程中有意引导、形成或消除特定意识内容的操作。这类操作最普遍的有意守、存想和入静等方法。

1. 意守　意，指意识、意念或精神。守，指集中或保持。意守是指将意念集中和保持在身体某一部位或某一事物上的方法和过程，即在主观感觉上将意识移置某一现实事物的心理操作活动。所谓的"移置"就是迁移或放置之意，即在主观感觉上将意识从大脑中移出，自然地安放于意守的事物上。也就是古人所谓的将心神"轻轻地放在那里"做到"似守非守"。而意守过程中被安放意识的具体事物称为意守对象。意守对象可以分为两类：一类是身体上或身体内的，一类是在身体以外的。身体内的，可以是身体的某一部位或某种行为，如丹田、中冲、百会或呼吸活动、气感动触等；身体以外的，通常是指外界的景物，如远山、花朵、松树或者天空等。

意守的目的在于排除杂念和诱导感受。排除杂念是指排除干扰，以一念代万念，即固定一个念头以截断纷纭的思绪；诱导感受是指以意守对象的部位、性质为起因，引发相应的感性经验。以一念代万念，可安定情绪、去除妄想、稳定意识，逐步达到入静状态；而以意守对象的部位、性质为起因，引发相应的感性经验的过程，则直接影响人体的气机运行。练功理论认为，意守丹田、涌泉，可使气机下降；意守百会则可引气机上升；意守远山可使人视野辽阔，心怀坦荡，使气机宣畅；意守松树给人以挺拔、肃穆的影响，使气机凝重、下沉等。这些功理效应能积极影响和调节人体身心状态，起到自我调节的作用。

2. 存想　是运用自我暗示想象特定的景物至清晰可见、身历其境状态的心理操作活动。亦称内视、内观、内照、返观等。存想的内容也称存想的对象，可以是体内的内景或大自然的外景，这些内景与外景大都是练功者所熟悉的情景或事物，并具有具体的感知觉。如，返观内视脏腑经络，或想象大自然的景色，如日月星辰、山川景色、云霞缥缈、海阔天空，或功法练习中意想按球、贯气、托天、举鼎、排病灶等。凡是可以想象的事物都可以作为存想的对象，所以存想对象的范围要远远大于意守。

存想的目的与意守相同，即排除杂念和诱导感受。但存想与意守相比更强调后者。由于不受现实事物的局限，存想对象的设计和选择能够更加充分地考虑到诱导特定感受的需要，从而增进了诱导感受的针对性，也提高了诱导的强度。

存想影响和调节身心的作用从机理上与意守相似，但由于诱导感受的能力有所加强，存想的作用要大于意守。此外，当存想的对象是存想者所崇敬的事物时，存想者对于该事物的影响更处于不加分析判断、完全接受的心理状态，这又会大大加速诱导感觉的过程，加深诱导感觉的强度，从而更快地进入所需要的意识状态。

3. 入静　是练功者在功法练习过程中，在意念集中和神志清醒的情况下，所出现的高度安静、轻松舒适的一种练功状态。它既不同于正常的清醒状态，亦不同于入睡；既不是"万念俱息，寂然无物"，更不是熟睡。而是一种"如如不动""寂而常照"的练功状态。这里的"如如"和"照"是指人的生机与活力随时可被唤起的一种描述，是一种练功时保持着的意念。对于练功者而言，如果在功法练习过程中，功法练习的意念都没有了，就会像船失去了舵，以致在恍惚的情况下出现偏差。一般来讲，入静是通过功法练习的时间和功夫的积累而来的；是在有意识的锻炼中和无意识的情况下出现的。每个功法练习者的情况不同，每一功的情况也不尽相同。入静是一种功法练习体会，它具有高低、深浅层次之分，它有别于意守和存想，它不需刻意操作。对初练功者来说，入静状态并不是每一功中都能满意地出现的，有时偶尔出现，有时常常感觉，有时交替反复，时间有长有短。所以功法练习者应避免着意追求，因为追求本身也是一种杂念，不利于入静。一旦人体进入高度安静、轻松舒适的特殊练功状态，人体外部可表现为面部及其他肌肉无紧张的松弛现象，呼吸平稳、深长、柔和，头脑里念头不起。这样就加强了大脑皮质脑细胞电活动的有序性，从而，增强大脑高级神经中枢的调整作用，这有利于调节自主神经的功能，也有助于调节和恢复大脑与内脏间的正常功能，而且对外界有害刺激产生保护作用。中医学认为，入静是人体内的抗病力量的真气积聚增强，所以《黄帝内经》中说"恬淡虚无，真气从之"。只要练习得当，入静对人体身心健康必会产生良性效应。

（二）境界调控

境界调控是功法练习中对整体意识状态即意识境界的把握过程。这类操作大都是伴随性的，不是主动引导的过程，而是顺其自然，水到渠成。

传统功法练习时无论采用意守、存想还是入静的操作，在练功过程中，意识境界的逐渐深化会显示出不同的阶段和层次，根据意念操作的不同内容，意识境界的演化也不尽相同。就传统功法而言，其意识境界对松静的要求较高，故以下主要介绍入静意识境界的演化过程，并简要说明意守和存想意识境界演化过程。

1. 入静的意识境界　根据不同的标准和要求，练功入静的过程可划分为四个不同的阶段或层次。这四个不同阶段或层次是以入静过程中不同时期主观体验的不同特征为依据而制定的。

（1）松静阶段：此阶段是入静的浅层，主要的体验是身体及精神的放松与安静。要做到真正的松静并不容易。就放松而言，肢体的放松比较容易，而内脏的放松就不那么容易，然而内脏放松又比肢体放松更为重要。比肢体和内脏放松更深一步的是精神上的放松。因此，真正的放松是指身心内外的彻底放松，只有这样才能为安静打下基础。放松和安静的联系极为密切，它们互相促进，而且融为一体。肢体肌肉放松了，意识才容易静，松本身就是静的开始。故愈松愈静，愈静愈松，深度的松即是深度的静，即松即静而进入宁静舒适的境界。

（2）动触阶段：此阶段基于松静阶段之上，是练习者身心与大自然或练功环境融为一体，对外界的干扰闻如不闻，用意自如，呼吸绵绵，其表现可反应如"八触""十六境"等。所谓"八触"，即一动，二痒，三凉，四暖，五轻，六重，七涩，八滑。"十六景"在这里并不是说只有十六种意境，而应理解为多的意思，即许多让人沉迷轻松的幻象。

（3）快感阶段：此阶段多比较短暂，然而又十分鲜明，常出现于动触阶段基本消失之后。其快感的体验难以用语言形容，它不同于日常生活中的任何一种快感，似乎又包括了所有快感。这种快感既是身体的又是精神的，深邃而透彻，仿佛发自每一个细胞、每一个毛孔。此快感强烈而持久，然又与宁静相统一。在此快感之中，身心的体验是宁静而淡泊的，从淡泊之中透发出无限的、持久的舒适和愉快。入静至快感阶段，标志着练功已经有了相当的进步。

（4）虚无阶段：入静至此阶段，身心所向往的已不再是感官或情绪的满足，而是忘却自我，沉浸于自然宇宙之中，即古人所谓"天人合一"的境界。一旦自我意识消失，境界便豁然开朗，自觉从有限走向无限，从瞬间走向永恒。此时意识与其所感知的对象已渐渐无所区别，意识既是其自身又是其对象；反之，意识之对象既是其自身也是意识本体。于是混沌境界便到来了，而混沌也就是虚无。虚无并不是没有生机，虚无的境界孕育和净化着无限的、可以创造一切的活力，是一个生生不已的境界。

值得注意的是，以上四个阶段的划分应是相对的，这种相对性不仅表现在先后次序上，也表现在各自的内容上。练功入静的自然进程大体依据松静、动触、快感、虚无四阶段的顺序发展，但又不排除各阶段之间的互相易位与融合。此外，由于练功者的身心条件各不相同，每个练功者每一阶段出现的意识境界时机也不一样。天赋极佳者可能一开始练功就进入层次较高的阶段，而身心健康条件差或入静操作方法不当者，则可能修炼了很长时间仍未进入快感和虚无阶段。懂得入静阶段的相对性和入静进程的因人而异，将有助于练功者扬长避短，更好地把握自己的练功实践。

2. 意守、存想的意识境界 意守和存想意识境界的演化可分为两个方向：一是指作为入静的准备性操作，发挥"一念代万念"的作用，然后逐渐淡化意守或存想的对象，转入入静过程。二是指在练功过程中不断强化意守或观想对象，诱导出特殊的心理、生理效应。如站桩功的"意念假借"，藏密修持法中的"观想根本上师"等。

现以"意念假借"为例，简述站桩抱球意守、存想意识境界的演化过程。首先，在主观意识中构建一个清晰的意守或存想对象，如抱球的感觉。可想象抱住一纸球，纸很薄，用力球会破，不用力球会飘走，在用力与不用力之间将球抱住。其次，将观想意识中构建的对象洁净化、单纯化。如去除纸球上的杂质、污点等，使之纯净，随之意念亦纯净。再次，让主观意识中构建的对象活动起来。例如可使所抱的纸球放大、缩小或转动，但清晰与纯净的程度均不变；也可使球的质地发生变化，将纸球变为皮球、木球、铁球等，感觉亦随之变化，如抱铁球比抱皮球、木球重。在主观意识构建过程中逐渐感受和达到练功效应。

（张友健）

【思考题】

1. 传统功法常用的呼吸形式有哪些？
2. 何谓意守？何谓存想？两者有何区别与联系？
3. 入静的意识境界可分为哪几个阶段？各阶段有何特点？
4. 简述顺腹式呼吸与逆腹式呼吸的操作特征。

第四节 传统功法的作用

一、扶正祛邪，身心合一

中医学认为致病因素有三类，即外因（风、寒、暑、湿、燥、火）、内因（喜、怒、忧、思、悲、恐、惊）、不内外因（饮食、起居、房事、劳逸），不管内因、外因，还是不内外因，都被看作外部条件。具备了这些外部条件，人体不一定会生病，还要看机体的内在条件，即人体的抗病能力，所谓"正气存内，邪不可干"。内因是变化的根本，外因是变化的条件。传统功法练习通过特定的锻炼方法增强体质，提高自身的抵抗力来达到扶助正气、培育元气的目的，从而实现对疾病的防治作用。所以，"扶助正气"，增强人体抵抗疾病的能力，是练功的本质所在。

练功时强调精神放松，即思想集中，排除杂念，心神合一。通过功法训练，可使功法练习者逐渐做到心神合一、身心合一，能保持内心的平静并能很好地控制自己的身体，做到收放自如，协调统一。

二、调节脏腑，平衡阴阳

中医藏象学说把人体的心、肝、脾、肺、肾称之为脏，把胆、胃、小肠、大肠、膀胱、三焦称之为腑。脏腑是人体生命活动的根本，脏腑形神得养是健康的基本保障，脏腑失调是人体失去健康的病理基础。中医学认为肾乃水火之宅、阴阳之根、元气之本，人体的生长、发育、衰老与肾脏密切相关。所以传统功法练习以腰部为主，把命门作为意守的重点部位，这样命门相火旺盛，肾气充沛，可推动其他脏腑的生理活动。如命门元阳之火充足，则脾阳得资，脾气健运，故水谷得以消化，从而为人体脏腑、经络乃至四肢百骸的正常活动提供物质基础，这就是功法能全面增强体质，调节脏腑失调，纠正偏差的道理。另外，调心就是调心神。心清神宁，则身安气积，并使魂、魄、意、志处于协调安定状态，这样就能使五脏安和，身心健康。

阴阳动态平衡是维持人体正常生理活动的基础，阴阳平衡关系破坏，就意味着疾病的发生。《内经》云："阴盛则阳病，阳盛则阴病。"就是说明疾病的发生发展、辨证论治、预后吉凶，都是以阴阳学说为理论依据的。因此，功法治病的机理，即寓于阴阳变化之中。太极拳、少林内功、易筋经、八段锦、五禽戏、调息筑基功等均属动功、属阳，但每个功法的动作，又是动中求静，静中求动。由此可以动静结合，动以练形，静以养神，从而达到阴阳平衡的状态。对阴盛阳虚的患者，宜选择益阳消阴的动功进行锻炼，以求助阳胜阴，如易筋经、八段锦；对阴虚阳亢的患者，宜选择可泻体内阳热浊气的静功为主进行锻炼，以养阴制阳，如静坐；对阴阳偏盛偏衰不明显的患者，宜选择调和阴阳的功法进行锻炼，如太极拳。另外，夏季以练静功为主，以防耗阴；冬季以练动功为主，以防阴盛。

三、疏通经络，调和气血

经络遍布全身，是气、血、津液运行的通道，有运行气血、营内卫外、联络脏腑等生理作用。经络及气血运行通畅才能维持人体正常的生命活动；反之，则达不到滋养五脏六腑的作用，就会产生不同的病症，即"不通则痛，通则不痛"。功法调和气血的作用就是通过疏通经络这一机制来实现的。功法锻炼强调姿势的锻炼、呼吸的调节、意念的运用。通过肢体的活动，并配合意念循经络运行；或直接沿经络的意识导引或呼吸吐纳、按摩拍打等来疏通经络，可达到气血运行通畅及祛除病邪的目的。如练习易筋经，随着形体动作的变化，呼吸主动配合动作导引，采取自然呼吸的方法，使意气相随，气贯全身等；练习五禽戏，在动作升降开合的作用下，导引内气运行，达到气贯周身的目的。

气血是构成人体的重要组成部分，是维持人体生命活动不可缺少的精微物质。气血在正常情况下保持着气血调和的状态，即"气为血之帅，血为气之母"的相辅相成的动态平衡状态。气血调和之人，身体健康，病邪难以侵入；气血不和之人，产生各种疾病。传统功法可改善脾胃功能，强化脾主运化及胃主受纳的功能，同时随着形体的运动，可将营气转输于肺中，进入脉道，成为血液的组成部分而营养全身。可见，功法练习有推动气血运行，调和气血的作用。健康人练习，以意领气，血随气动，可调节人体气血，维持健康状态；患者练习，采用意守病灶的方法，以意领气至病灶，以气推动病灶部位气血运行，并且营养滋润病灶局部，使病灶组织得以修复，恢复气血调和的状态。

四、培蓄内劲，强身健体

传统功法的"外练筋骨皮，内练一口气"，以及"呼吸精气，独立守神，肌肉若一"等锻炼过程，可以以气催力，以力贯劲，意到气到，力到劲到，起到调畅气机、生化气血的作用，使全身肌肉收缩力增强，当气运行至某部位时可产生高度爆发力和耐受力。气机调畅，才能充盈气血，运行精血，维持人体正常的生命活动，而气血旺盛者，身体强健。在功法练习时，意念的高度集中，可有效地促使精气血的生成及转化，提高其功能和质量，继而以意领气，以气贯力，使人体产生一种内劲。这种内劲，不仅有益于自己的身体机能，更能使针灸推拿疗法的疗效更佳。

传统功法对健康者来说，也不失为一种良好的锻炼项目，凡是坚持正确锻炼，并达到一定练功程度的人，均可体验到练功对消化、呼吸、心血管和神经系统功能的改善是明显的，并能加深睡眠、消除疲劳、增强体力和脑力，提高人体的工作效率和耐力，这对推拿医生尤为重要。易筋经功法中的"韦陀献杵"势，不仅可增加腰力、臂力、指力，而且可调节身心平衡，增强胃肠功能。少林内功中的"前推八匹马""倒拉九头牛""风摆荷叶""霸王举鼎"等，具有向上的举力、向前的推力、回收的拉力，向两侧的分力和向内的合力以及旋转力，每一招一式无不体现劲力的运用。所以，只要正确掌握好练功的方法，并认真坚持锻炼，就可以使人筋骨强健，肢体丰满，精力充沛，身手敏捷。

五、养生益智，延年益寿

传统功法练习能激发人体潜能、开发人体智力，使人能获得某些潜在的功能。如意守上丹田，可使人的身心完全放松，缓冲外界环境对大脑的不良刺激，恢复人体的正常活动，从而使人精力旺盛，思维敏捷，获得超常的记忆能力。《保生秘要》云："入定读书，易于明理。"所以有些生理学家认为练功有"息心明理"之效。如《文心雕龙·养气》中认为，文学创作必须"清和其心，调畅其气"，而后能"舒怀以命笔"。由此可见，功法锻炼可开发人体潜能。

　　虽然衰老是一个多环节的生物学过程，受到多种因素的综合影响，然而延缓衰老的进程，达到延长寿命是完全可能的。自古以来，人们就把练功作为一种延年益寿的方法。衰老有生理性衰老和病理性衰老两种。前一种是生命过程中必然发生的普通的退行性变化，后者是指疾病引起的衰老。影响长寿多因素中有先天性因素，主要为遗传因素，也就是说存在一种遗传性长寿体质或称为老化速度慢的体质，这一体制的形成目前还只能依赖先天遗传，而无法进行人为控制。遗传可影响寿命，但不能认为遗传决定寿命，还必须考虑后天因素，如环境因素、社会因素等，因此，对每个人来说，要保持健康、延年益寿还必须通过主观努力。

　　抗衰老就是通过各种有效途径，健康地活到最高寿命。据古代文献记载，长期进行练功的人能达到长寿的目的。如彭祖、老子、孙思邈、华佗的学生樊阿和吴普，以及葛洪、陶弘景等都是长寿之人。中医经典著作《黄帝内经素问》中的"上古天真论""四气调神论""生气通天论"中对衰老都做了精辟的论述，其中云："上古之人。其知道者，法于阴阳，和于术数，食饮有节，起居有常，不妄作劳，故能形与神俱，而尽终其天年，度百岁乃去。"这在长期练功的老年人中是屡见不鲜的，有些老年人年达八九十岁，但血压不异常增高，视力和听力也不减退，睡眠深熟，精神饱满，声音洪亮，行走稳健，耐寒暑能力强，少生疾病。所以练功是一种健身延年益寿的方法，又是各种抗衰措施的纽带，故《养生肤语》云："保精、练气、养神，益长寿之法。"

（张瑞娟）

【思考题】

　　1. 传统功法的作用有哪些？
　　2. 简述传统功法扶正祛邪的作用？

第五节　传统功法锻炼的注意事项

一、练功时间

　　1. 练功次数与时间长短　练功时间的长短和练功次数的多少，是由客观和主观的条件决定的，练功者体质强、年龄小、病情轻者可多练，反之则少练。通常循序渐进，逐日增加练功的次数和时间，逐渐增加锻炼的难度。但这绝非越多越好，一般练功时间可从每次 10～20 分钟，渐渐增加到 40 分钟乃至 60 分钟。总的原则是，练功后能够感到精神愉快，肌肉略感酸胀但又不是太疲劳，这就说明练功量要适度。对患者一定要注意严格控制功量，绝不可勉强。

　　2. 练功时间的选择　早晨 3～5 点钟的寅时是重要的练功时间。因为肺经旺于寅时，肺主一身之气，五行属金，金可生水，也就是可以补肾水，所以自古至今都把寅时视为练功的黄金时刻。如《黄帝内经》中就有"肾有久病者，可以寅时面向南，净神不乱思，闭气不息七遍……饵舌下津令无数"的记载。

古代把一昼夜分成子、丑、寅、卯、辰、巳、午、未、申、酉、戌、亥等12个时辰。每个时辰相当于2个小时。子时从23点算起，到凌晨1点；寅时是凌晨3～5点。中医学认为，人体十二条经络的气血循行在一昼夜的十二个时辰中，各有极盛和极衰的时候，这就是指导针灸临床的"子午流注"学说。"子午流注"的理论认为，人体内部的营卫气血等精微物质是循行于经络，通达于四肢百骸，并在循行过程中，随年、月、日、时、分的不同，而在人体的特定部位、经络和穴位上显现出周期性的开合盛衰的规律。而在开启时进行针灸、用药、练气功、按摩等治疗，均会收到显著的效果。按"子午流注"的规律，十二经络的兴旺时辰是：

胆旺于子时（23～1点）肝旺于丑时（1～3点）

肺旺于寅时（3～5点）大肠旺于卯时（5～7点）

胃旺于辰时（7～9点）脾旺于巳时（9～11点）

心旺于午时（11～13点）小肠旺于未时（13～15点）

膀胱旺于申时（15～17点）肾旺于酉时（17～19点）

心包旺于戌时（19～21点）三焦旺于亥时（21～23点）

西医学研究证明激素的分泌有明显的周期性。如肾上腺皮质激素的分泌，在清晨睡醒前达到高峰，这个时刻，正是肺经旺盛的时刻，即寅时（凌晨3～5点）。由于肾上腺皮质的分泌使血液中皮质醇的含量增多，使肝糖原迅速动员分解，以满足剧烈运动的需要。因此早上进行锻炼很有益处。白天交感神经紧张性强，易释放能量进行活动，能有效地发挥体力，不宜疲劳。

大量事实亦可证明寅时练功的重要性。如有一些癌症患者，通过功法锻炼得到康复。他们练的"防癌功"强调在清晨时刻进行锻炼，他们的切身体会是：错过这个时刻，即使加倍努力练功，也不能起到相等的作用。

此外，子（23～1点）、午（11～13点）、卯（5～7点）、酉（17～19点）、四个时辰也是练功的重要时间，是精气神炼养的重要时间。需要指出的是，传统功法中，子时一阳生，午时一阴生，这两个时辰练功多提倡静养，以内养精气神，子时不熬夜，午时不妄动，否则消耗初生的一阳和一阴，不利于身体健康；卯时锻炼则通过站桩或动功有助于提升人体阳气，而酉时不宜过度运动，因为其时属于肾经，肾主收藏。

二、练功方向

古人练功非常强调方向，其与天人合一、天人感应的思想相一致，《素问·遗篇·刺法论》说："肾有久病者，可以寅时面向南，净神不乱思，闭气不息七遍，以引颈咽气顺之，如咽甚硬物，如此七遍后，饵舌下津。"意思是说，患有肾病者面朝南而背朝北，北为坎，为水，属肾，南为离，为火，属心，这样的朝向结合导引有利于交通心肾，以助肾水，治疗肾之久病。《易筋经》中的"采精华法"强调，晨时练功面对太阳，夜间练功面对月亮，这种朝向有利于天人感应，即人的运动和天地日月星辰相应，提高练功的效果，利于疾病的康复。此外，动功练习起势时多面朝南，静坐时一般面向南而坐，卧功多取南北方向，头在北，足在南。总之，练功的朝向应天地人合为一体，以取得事半功倍的效果。

三、练功前的准备工作

（1）练功前应做好思想准备：练功前必须稳定自己的情绪，一些原来的心理思维活动必须停止，以保证功法锻炼有成。只有保持清静无为，才能使练功者有气机活动于周身的感觉，只有排除了一切杂念，才能内视人体的内部活动。

（2）练功环境的选择：练功者应选择比较幽静的环境，应避免练功时有剧烈的响声发生，切勿选择不清洁的环境；无论室内、室外，光线都不宜太强；空气要流通，但避免直接吹风；练功时要注意保暖；勿临近夹竹桃树丛边。

（3）练功辅助用品的选择：练功者练坐功和卧功，应安排好座椅和卧床，一般选择木制家具，座椅高低适宜，盘坐时臀部垫软垫。

（4）松开衣领、腰带等，解除束缚在身上的东西，如能穿宽松的专用于体育、武术、气功锻炼的服装、鞋子则更好。摘除帽子、眼镜、手表、手链、戒指等附着物。

（5）不要在过饱、过饥的情况下练功，在练功前宜先解大小便。

（6）功前半小时，应停止一切剧烈的体育和娱乐活动。功前可做一些松解关节经络的活动，以利气血运行，如觉疲劳不适等，可稍作休息，或先行自我拍打按摩。

（7）如有较明显的局部疼痛不适等症状影响练功，可先采取一些对症治疗，待症状缓解后再开始练功。

四、练功过程中的注意事项

（1）练功时，情志活动不能进入练功者心中。

（2）各种姿势都应该按规定要求做，以舒适正确为准，面部略带笑容，全身各部应最大限度地放松。

（3）意念过程是传统功法锻炼的重要方面，用意宜轻、宜柔，不要追求各种感觉。

（4）练功时一旦受到外部突发的剧烈声音刺激，不要紧张，就当无事一般，可以按原来的姿势继续练习，或者慢慢收功。

五、练功结束后的注意事项

（1）练功结束时，必须按各功法的具体要求做好收功工作。

（2）练功完毕后，如发热出汗，这时不可马上用冷水洗身，也不要吹风，可以休息一会，以防感冒；宜洗热水澡。

（3）练功后不要马上进行剧烈运动。

六、练功期间的注意事项

在整个练功疗程中，要注意以下几个方面：

（1）不要急于求成，而应循序渐进。当身体在康复过程中，适当地控制自己的活动量，不能从兴趣、爱好出发，以免引起过度疲劳。当食欲增进时，也需适当节制，要遵循"已饥方食，未饱先止"的原则。

（2）为了提高练功质量，使功顺利进展，从而取得良好的效果，必须掌握练功中一些共同遵循的规律，即练功要领：松静自然，动静结合，练养相兼，意气相依，准确活泼，循序渐进等。

（3）掌握好自己的思想情趣，切勿生气暴怒，或过度忧思悲伤。如有问题要妥善解决，不要带着情绪练功。

（4）注意气候寒暖变化，防止感冒及其他病症出现，以免病情严重时影响练功的正常进行。

（5）女子练功时如月经来临，可停功数天，或改腹式呼吸为自然呼吸，意守胸部的膻中，以免经期延长，经量增多。

（6）练功一定时期后，健康情况大为改善时，有些练功者可能出现遗精的现象，这是"精满自溢"，属正常现象。如遗精次数过频，而无其他情况时，不必紧张，可加做"一擦一兜（睾丸）"及"吸气提肛，呼气放松"的方法缓解。

（7）要根据自己的身体情况，适当控制性生活。如身体情况尚好，应尽量减少；如病情较严重或身体虚弱，则应尽量避免性生活，这对养病、练功都有一定意义。在行性生活的当晚，要停止练功。

（8）练功后，睡眠时间可能有所减少，但精力充沛，能坚持日常工作者，这是练功收效的表现之一。如果失眠更为严重，精神萎靡不振，工作效率降低者，则应查明原因，及时处理。

（9）香烟含有尼古丁等近30种毒素，并有兴奋作用，会影响入静；而且吸烟使练功场所的空气混浊，对练功也不利。因此，至少在练功期间要戒烟。

（10）练功期间，要经常取得气功指导人员的具体指导，这样可以少走弯路，避免某些副作用的发生。

（11）根据病情，可以配合其他必要的治疗。

（郭现辉）

第七章　站桩与静坐 ▷▷▷▷

第一节　站桩

　　站桩，原本是武术训练的常用方法，一般分为养生桩和技击桩两大类。20世纪50年代，意拳养生桩在国内推广应用，收到良好的医疗保健效果，深受百姓喜爱。之后，站桩养生功法不断发展，流派纷呈。下面介绍初练站桩养生功的基本要求和注意事项。

一、基本动作

　　两脚平行，分开站立，与肩等宽；髋部放松，重心下坠；虚膝实足，十趾抓地；虚灵顶劲，头正身直，目视前方，舌舔上腭；沉肩坠肘，含胸拔背，直腰蓄腹。这是练习站桩功在调身方面的基本要求。根据不同的练习目的和习惯，对手臂的要求有所区别。

　　两手十指关节微微屈曲呈自然弧形，掌心内凹，抱于腹前，高与脐平，指尖相对，距离1寸，掌心距离腹壁约1尺，此谓之"三圆式"站桩（图7-1）；两手上抬，高与肩平，掌心与肩部对应，谓之"撑抱式"站桩（图7-2）；两手自然置于身体两侧，手腕背伸，掌心向下，谓之"铜钟式"站桩；两臂自体侧平举呈一水平线，肘腕微曲似直，此谓之"横担式"站桩；两手掌背贴于腰部，外劳宫与腰眼相对应，或者两手相叠抱于腹部脐下，此谓之"休息式"站桩。

　　以上各种桩式，日常生活中站的时候尽量采用休息式，然后每天再安排一定时间练习其他桩式1～2种，每次30

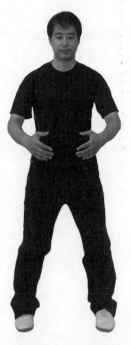

图7-1 三圆式

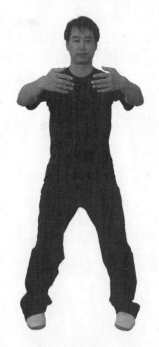

图7-2 撑抱式

分钟左右。

二、动作要领

练习站桩养生功一般由调身入手，结合调息和调心进行锻炼，逐步达到三调和一的状态和境界。

（一）调息与调心

把呼吸的频率逐渐放慢，逐步达到一呼一吸约 6 秒钟为宜；呼吸深度尽量加深。同时，注意保持呼吸均匀、平缓，鼻吸鼻呼。

开始练习阶段，尽量把注意力集中在一点上，以一念代万念，即可自然而然地排除杂念。例如，注意力可以集中在呼吸上面，用心体会呼气、吸气过程中体内的细微变化。掌心向内时，也可意想抱球；掌心向下时，则可意想如按水中浮球。

（二）量力而行

站桩功的运动量较大，刚开始练习时，要特别注意控制好运动量，循序渐进，量力而行。

就整体的运动量而言，以浑身发热、微微出汗为宜。就局部来说，小腿出现不由自主的抖动时，可稍作休息再继续练习两三遍；如果是练习横担式站桩，练至两臂无力平举时，可稍作休息后再重复练习两三遍。

练习 2 ～ 3 个月以后，可以用时间来控制运动量，每次练习 30 ～ 60 分钟为宜。站桩多在早晨 5 ～ 7 点（卯时）为佳，古时称此时站桩可补阳气。

不要为了加强难度或运动量，过于下蹲。站桩过程中，膝盖始终不能超过脚尖，否则膝关节可能因受力过大而引起损伤。

（三）练养相兼

练功是一个耗能过程，所以，要处理好练功和休息的关系，既要达到一定的训练量，又要保证足够的休息时间。同时，训练量比较大时，还要适当补充营养，以满足基本的能量消耗。

（四）形神并调

练功，不仅仅是一种形体的训练，还包括心理、情志和精神的修炼。中医学认为，心主血脉，亦主神明，通过形体姿势的训练，能够调畅气机，疏通血脉，有利于心神的安宁；反之，心神宁静，气定神闲，则有助于血脉畅通，提高练功效能。因此，练形与练神是协调统一、相辅相成的。

三、功效应用

站桩养生功是一种动与静紧密结合、融为一体的练功方法，外形看似不动，体内的气血却在加速流动；反之，内在的气血在加速流动，但心神依然保持宁静，呼吸也是维持平稳的。如能持之以恒地坚持下去，则有助于增强体质，强筋健骨，疏通经络，畅达气血，防病治病。

三圆式站桩是最常用的养生桩式，可以作为初习站桩养生功的起步桩法，尤其适合于体质虚弱者和中老年患者。撑抱式站桩有助于气血上行，灌达手臂；铜钟式站桩有助于气血下行，沉致足底。横担式站桩能够提高手臂的内力，特别适合年轻体壮者练习。休息式站桩作为日常生活中一种站的姿势，即古人所说的"立如松"，随时随地都可以练习。

（詹红生）

【思考题】

1. 站桩的基本动作要求是什么？
2. 站桩养生功常用的桩式有哪些？
3. 站桩的动作要领有哪些？

第二节　静坐

静坐是习静的功夫。说到习静，其实并非坐时才可以习，行、住、坐、卧都可以用习静的功夫。当然，行时习静为最难，住时也不容易，非到功夫很深时不太能做到。坐时行功最合标准，所以把它作为主要的练习方法。

一、静坐的功用

静坐可以澄清思虑，增进健康，是修养身心的一种重要方法。一切疾病皆可分为身和心两方面，除身上所发生的疾病以外，凡一切贪欲、愤怒、忧怖、傲慢等不正常的思想现象，都叫作心病。我们平时往往只注意身病，对于心病，没有给予足够的重视，实际上，身病的发生，大部分是由于心病所造成的。各种药石，只能救身病于一时，假使不从根本上治疗，虽可得一时痊愈，而致病的根源未去，仍随时有遭其侵袭的危险。人们忙于生活、人事之余，不知设法安定思想，降服烦恼，甚至有贪得无厌、纵欲忘身的，这样处处与自己过不去，神志既然涣散，气血便失调和，往往遭受疾病、赢弱的痛苦。静坐的实践，可以使我们散乱的思绪，逐步归于凝定，心定则气和，气和则血顺，不但可以祛病强身，而且可以去除主观的妄念，从而去除烦恼，所以静坐的确是最基本的修养法。静坐能使大脑皮层的活动趋于镇静正常，而促使全身各系统组织更为顺利协调地工作。同时呼吸因练习而得调和，借呼吸的功用，使横膈膜上下动作，促进血液循环，加强新陈代谢，从而减少疾病的发生。

二、静坐的方法

（一）静坐的时间

一般来讲，不论早晨、日间和夜晚都是可以静坐的。初学的人心神不宁静，易为外界嘈杂的声音所扰乱，所以早晚人声寂静的时候比较适宜。假使每日只能坐一次，那么以早晨静坐最好，平常亦应于食后 2 小时方可静坐。早晨起床，先根据下文提到的练习呼吸的方法来调整呼吸，其次通大小便，再盥洗，然后静坐。假使早晨不能大便，也可随个人的习惯。初学者哪怕每次只能坐五分钟都好，习惯后可逐渐增加静坐的时间。有些人坐很久，却只剩下身体在静坐，脑子里胡思乱想或昏昏沉沉睡着了。有些人强逼自己坐久一点，却又坐不住，搞得自己十分痛苦，后来一想到静坐就紧张烦恼。静坐是为了放松，不是比赛，也不是做功课，每次时间短，次数多，就会愈来愈喜欢静坐，能静坐的时间也会越来越长。待静坐功夫纯熟后，对自己意志就会有极大的操纵力，虽在热闹如剧场中，亦能凝神默坐，不被外境所扰。

（二）静坐的环境

静坐最好能另觅静室，假使条件不许可，也可选择在卧室中静坐，床上、椅子上或席地而坐在垫子上都可以，但坐处总以平坦为宜，且一定要软厚，以便于久坐。窗门宜开，使空气流通，但一定要避风而坐。

（三）静坐前的准备

入座前先宽松衣带，使筋肉不受约束，气机不致阻滞。但要注意的是，在秋冬等寒冷季节，务必要做好保暖工作，尤其是双下肢及双肩部务必盖好，以免膝关节及肩关节感受风寒。

（四）静坐的方向

最好是面南背北，如果条件不允许，就根据实际条件而坐。

（五）静坐时的姿势——调身

（1）盘腿坐：坐的姿势有很多种，多认为双盘是最好的，它可以使气不浮而沉丹田，气息安宁，心就会静下来。操作时，先将左胫加到右股的上面，再将右胫扳上来加到左股的上面。这样的姿势，可使两膝盖的外侧，都紧靠着褥垫，全身的筋肉，正像弓弦的伸张，坐时自然端直，不至于左右前后地倚斜（图7–3）。如若不能，也不必勉强，单盘或散盘也可以。单盘时可依自己的习惯，左胫加到右股之上，或右胫加到左股之上都可以，但单盘时必有一侧膝盖落空，不能紧靠着褥垫，身子易向一边倾斜，所以须注意姿态端直。开始修习静坐一定要用枕头或坐垫把臀部微微垫高。（如果腰背不好，可

正襟危坐在椅子上，椅子不要太高，以双脚能轻松着地为佳）

（2）躯干端正，脊柱挺直，但也不需硬撑，若背不舒服，背靠椅背或在腰背处塞上靠垫也可以。

（3）双肩自然舒展、放平、放松。双上肢自然下垂，手肘有点空，自成圆弧形。

（4）两手应该放松，丝毫不可着力，把右手背放在左手掌上面，轻轻搁在两小腿上，贴近小腹。（但如果在正襟危坐时，也可以将两手放在两大腿上部，掌心向下，自然地放平）

（5）头正颈松，下颚微收。不必用力收，颈正放松，下颚自然就内收了。

（6）舌抵上颚，双唇微张，上下齿轻叩。

（7）眼睛放松地睁开，可以直视前方，也可以微微向下或微闭双眼。

（8）要面带微笑。慈容可掬可以使面部的神经松弛，心情自然也放松了。千万不可以使面部表情生硬枯槁，变成峻冷，内心会因此不由自主地紧张僵硬起来。

（9）呼吸调整到最自然的状态，不要太深，也不要太浅，最舒服就好。

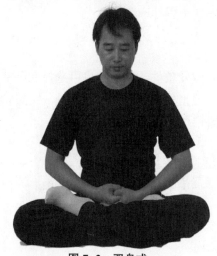

图 7-3　双盘式

（六）静坐时的呼吸——调息

一般人只知饮食可以维持生命，实不知呼吸比饮食更为重要。假使我们断食，虽七日尚不至死，但若闭塞口鼻，数分钟之间便可一命呜呼。由此可见呼吸的重要性。我们学习静坐，调和气息是一项重要功夫，因为息不调和，心便不能安定。一般采取自然呼吸，也叫作腹式呼吸，呼吸必以鼻出入，不可用口。具体的调息方法如下：

（1）呼气时，脐下腹部收缩，横膈膜向上，胸部紧窄，挤出肺底的浊气。但切记自然为度，不可用意念强加用力。开始习练时气息也许短促，练习日久便可深长。

（2）吸气时，从鼻中徐徐吸入新鲜空气，充满肺部，横膈膜向下，腹部外凸。

（3）呼气吸气，均使自然，渐渐细长，达于下腹。

（4）呼吸时，一般以吸气和呼气长短相近为宜。

（5）初学的人，每每不免有心烦意乱、气息不调和的情况，这时可进行随息的练习，即一心随息的出入，念兹在兹，心不散乱。

（6）练习日久，气息会渐渐静细，出入很微，甚至自己不觉不知，进入到仿佛无呼吸的状态。所谓无呼吸的状态，就是虽有呼吸器官，却好像不必用它，气息像是从全身毛孔出入似的。到这一地步，可以说达到了调息的极功。不过初学的人，切不可有意去求，必须顺其自然。

（七）静坐时的思想——调心

静坐的目的，不但在于促使身体健康，最重要还在于调伏妄心。妄心调伏则智慧明朗，身体的健康尚是余事。前面所说的调息法，实际上，也正是调心的好方法。因为专心调息时，念头便无法驰散。初学静坐的人，往往有这样一种感觉，"不学静坐，妄念尚少，一学静坐，妄念反多"，这是不正确的。要知道我们的念头忽生忽灭，本来就很多，不过平时在动乱之中不易察觉，一旦习静之后方能了了看清。就像室内虽有飞尘而不见，假使门窗透入阳光，方见尘埃纷纷飞舞。所以能察觉妄念很多正是自觉的第一步。我们只要一切勿想，用坚定不移的毅力，精勤地练习，到相当时间，妄念便能自然消落而达到心意寂静的境地。

（八）静坐后收功法

（1）静坐之后，切不可骤然起立行动，必须身体前后摇动，活动肩胛及头颈，徐徐舒放两手两足。

（2）以两手掌相合搓热，摩擦两目，然后睁眼。

（3）以指背擦鼻，擦两耳轮。

（4）以两手掌搓热，遍摩头部及腹背手足，尤其将足部抚摩柔和，全身皆遍，使废气从全身毛孔放出。

（5）若身有薄汗，须待汗稍敛，才可起立随意动作。否则非常容易致病。

三、静坐的几点注意事项

（一）保持觉性，心不散乱

静坐时不是把心停止了，进入什么都没有的境界，而是要放松，不留恋、懊恼过去，或期盼、担心未来，清楚明白地觉知当下。只有当下，才能离开过去和未来的世界。如果念头来了也没关系，不要跟随它，也不要分析它，更不要努力去消灭它，当你觉知到它的那一刻，它就已经消失了。静静地与自己相处，保持觉性，安住在当下的那一刻。

（二）熬腿

初学盘腿的时候，必将发生麻木或酸痛，宜循序渐进，忌强行熬腿。练习久后，自然渐进于自然。当麻木到不能忍受时，可将两腿上下交换，假使再不能忍受，可暂时松下，等麻木消失后再放上去。实践的结果显示，一般盘坐 30 ~ 40 分钟的时候腿、脚的麻、痛程度达到顶峰。40 分钟以后气就开始通了，脚就感觉越来越清凉、舒服。一般坐到 50 分钟下座，腿脚已经不麻了。但如果继续坐下去，会开始新一轮的麻、痛。在此过程中不可执意强求，若操作不当，可能会使双腿落下病根。

（三）调匀饮食

若吃得过多，必然加重肠胃的负担，结果必将气急身满，坐时不得安定。假使吃得过少，又将发生营养不足、身体衰弱的状况，对静坐也是不利的。所以饮食必须调匀。此外食物不宜浓厚，若能素食最好。

（四）调和睡眠

人们在日间劳力劳心之后，必须通过休息来恢复体力。睡眠是一种最长时的休息，成年人以 8 小时为宜。睡眠过多容易使心神昏昧，对于静坐极为不利。若睡眠过少，体力将不得恢复，心神必将虚恍，也是不相宜的。所以睡眠要有定时、有节制，使神气清明。静坐程度渐深的人，在半夜醒后，便可起坐。坐后能不再睡，固然最好，如果感到不足，再假寐一下，也是可以的。假使静坐的功候加深，坐时加久，那么睡眠的时间便可以渐渐减少，所以有终年以坐代睡的人，但这并不是可以勉强学步的。总以调和睡眠，使不过多过少最为合理。

（五）持之以恒

初学静坐时，往往心中反觉苦闷，必须要下定决心，持之以恒，视同穿衣吃饭一样不可缺少。无论如何困难，必须加以克服，不可畏难而退，无论如何忙碌，必须继续行持，不可一曝十寒。只有这样，才能获得静坐调和身心的效果。

（六）不求速效

静坐时不可求速效，一切要遵循"自然"的原则。譬如静坐本来可以消除疾病、增进健康，但这种要求除病和健康的念头，在静坐时也宜摒弃勿念，一切听其自然，不要急于求成。因为静坐必须日积月累，才能达到身心变化的功效。而且心念有所执着，气血也便不通畅。所以必须如长途旅行，耐心缓步，如此坚持则终会有到达的一日。

（七）可能发生的现象

静坐日久，身上往往会有颤动和发热的感觉，脑部也常常会有霹雳般的震动现象。

心理方面，有时也可能影现种种幻境。这些现象，因各人的体质和心境而有所不同，都是出于自然，不可强求，也不可遏抑。这些现象的发生，并没有什么神秘可说，不过是由于静极而定以后，引起生理和心理上的变化反应的缘故。

（张广中）

【思考题】

1.静坐的基本步骤。

2.静坐如何排除杂念?

第八章　少林内功 ▷▷▷▷

第一节　概述

一、少林内功的源流与功效

少林内功相传是达摩根据少林武术动作所演化创造，后成为少林派功夫的基本功法之一，是武术家强身健体的基本功法。少林内功历代相传，久盛不衰，至清末时期传至山东李树嘉时渐渐被内功推拿流派采用，形成一种练功配合推拿治疗疾病的内功推拿流派。至今已形成一套以"静力性"下肢裆势练习为主，结合上肢动作的练功方法，是中医院校传统养身健身功法之一。

少林内功内练精气神、外练筋骨皮，坚持练习能够增强体质，减少疾病的发生。实践证实，少林内功能够增强肌肉力量，促进新陈代谢，具有改善血液循环、提高免疫水平等作用，从根本上提高机体的整体素质。中医师若能科学锻炼，不仅有利于增强推拿手法的渗透力，提高针灸的疗效，而且还可以指导患者锻炼以治疗疾病。

二、少林内功的特点

少林内功是以站裆势为基础功，着重于腰腿（根基）的霸力和上肢运动的锻炼。少林内功的锻炼方法有别于一般功法，它不强调吐纳意守，而是讲求以力贯气，所谓"练气不见气，以力带气，气贯四肢"，在锻炼中要求上、下肢及腰背用"霸力"，就是用足力气，脚尖内收，五趾抓地，足跟踏实，下肢挺直，两股用力外旋夹紧，躯干要挺拔，做到挺胸收腹、下颌微收。上肢在进行各种锻炼时，要求凝劲于肩、臂、肘、腕、指，呼吸自然，与动作协调。练习时，力达四肢腰背，力随气行，注于经脉，使气血循行畅通，荣灌四肢九窍、五脏六腑，以至阴阳平复，气血充盈，而能扶正健体，祛除病邪。少林内功锻炼时，还必须注意呼吸自然，不能屏气，即所谓"外紧内松"。运动时，要做到刚中有柔，刚柔相济。

第二节 少林内功常用裆式

第一势：站裆势

【锻炼方法】

第一步：准备式。两脚并拢，头定平，目平视，口微开，舌抵上腭，下颌微收，含胸舒背，蓄腹收臀直腰。两手臂自然下垂于身体两侧，五指并拢微屈，中指贴近裤缝，身体正直，心平气静。

第二步：左脚向左平跨一步，两脚距离略比肩宽，两脚尖内扣，呈内八字。

第三步：两足跟踏实，十趾抓地，两大腿用力内夹，运用霸力，力由上而下达足底。

第四步：两手叉腰，两拇指按在腰部，两肘夹紧，收腹敛臀挺胸。

第五步：两手后撑，挺肘伸腕，四指并拢，拇指外展，两上肢与上身夹角大于30°。（图 8-1）

第六步：两手叉腰。

第七步：下肢逐渐放松，上肢缓缓放下。

第八步：身体复原至准备式。

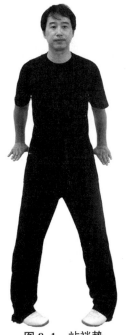

图 8-1 站裆势

【功效应用】

站裆势是少林内功中最基本的下肢裆势。具有扶助正气、行气活血的作用，久练能以意运气，以气生劲，劲循经络达于四末，增强锻炼者指、臂、腰、腿的功力，具有祛病延寿的作用。

第二势：马裆势

【锻炼方法】

第一步：准备式同站裆势。

第二步：左脚向左开一大步，两脚之间距离约为本人脚长的三倍，脚尖内扣。

第三步：屈膝屈髋下蹲，膝不超过脚尖，大腿与地面的夹角尽量保持45°。

第四步：双手叉腰，两拇指按在腰部，两肘夹紧，收腹敛臀直腰挺胸。

第五步：两手后撑，挺肘伸腕，四指并拢，拇指外展，两上肢与上身夹角大于30°。（图8-2）

第六步：两手叉腰。

第七步：两手从后画圆到胸前，屈肘双掌下按，伸膝伸髋。

第八步：身体复原至准备式。

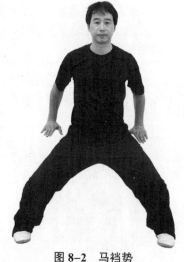

图8-2　马裆势

【功效应用】

马裆势是少林内功功法中锻炼下肢的基础功法，也称架子功夫。马裆势能调内脏、固神元，使气血循经络贯于四末。久练能增强腿、足、臂等力，使筋骨强健，脏腑坚固。

第三势：弓箭裆势

【锻炼方法】

第一步：准备式同站裆势。

第二步：左弓箭裆势练习法，左脚向左横跨一步，两脚距离约为本人脚长的4倍。

第三步：身体左转，左脚尖向左外转动，脚尖内扣。左腿屈膝屈髋前弓，左膝关节不超过脚尖，不落后于脚跟。右脚脚尖向内转动，右腿膝关节伸直。两手自然放于身体两侧。

第四步：两手叉腰，两拇指按在腰部，两肘夹紧，收腹敛臀，上身端正，略前倾。

第五步：两手后撑，挺肘伸腕，四指并拢，拇指外展，两上肢与上身夹角大于30º。两腿呈前弓后绷势，左小腿垂直地面，大腿尽量保持水平位。（图8-3）

第六步：两手叉腰。

第七步：两手放松下垂，身体转身起立。

第八步：复原至准备式。右弓箭裆势练习法同上。

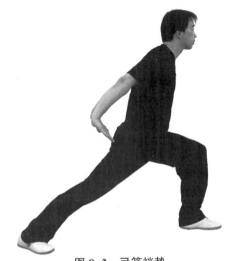

图8-3　弓箭裆势

【功效应用】

弓箭裆势是少林内功功法中锻炼下肢的基础功法。能提神顺气，活血通络，使内外坚固。

第四势：大裆势

【锻炼方法】

第一步：准备式同站裆势。

第二步：左脚向左跨一大步，两脚之间距离约为本人脚长的5倍。

第三步：脚趾抓地，脚尖内扣，脚跟外蹬，膝直腿收，两手自然放于身体两侧。

第四步：两手叉腰，两拇指按在腰部，两肘夹紧，收腹挺胸敛臀，上身端正，略前倾。

第五步：两手后撑，挺肘伸腕，四指并拢，拇指外展，两上肢与上身夹角大于30º。（图8-4）

第六步：两手叉腰。

第七步：两手放松下垂，收脚身体起立。

第八步：复原至准备式。

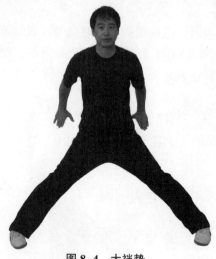

图 8-4　大裆势

【功效应用】

大裆势是少林内功功法中主要裆势，可锻炼两下肢在外展下的霸力，促进气血充盈。

第五势：并裆势

【锻炼方法】

第一步：准备式同站裆势。

第二步：两足跟向外转，足尖相拢成内八字形。

第三步：两足踏实，五趾抓地，两膝伸直，两股内收夹紧。

第四步：两手叉腰，两拇指按在腰部，两肘夹紧，收腹敛臀，上身端正，略前倾。

第五步：两手后撑，挺肘伸腕，四指并拢，拇指外展，两上肢与上身夹角大于30º。（图 8-5）

第六步：两手叉腰。

第七步：下肢逐渐放松，上肢缓缓放下。

第八步：身体复原至准备式。

【功效应用】

并裆势是少林内功功法中的基础裆势之一。主要增强两下肢平衡内功。

第六势：低裆势

【锻炼方法】

第一步：准备式同站裆势。

第二步：两手握拳，两臂前上举至头顶。

第三步：五趾着地，足尖相拢，屈膝曲髋下蹲，上身下沉，臀部后坐不可着地。（图 8-6）

第四步：两手放松落臂，身体缓慢起立复原至准备式。

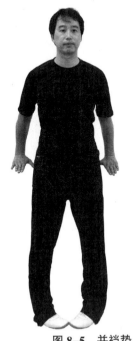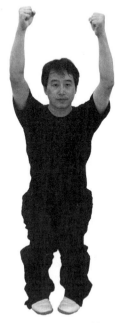

图 8-5　并裆势　　　　图 8-6　低裆势

【功效应用】

低裆势是少林内功功法中锻炼下肢屈伸功力的姿势，又称为蹲裆功，可促进全身气血运行，增进消化机能。

第七势：悬裆势

悬裆势是少林内功功法中锻炼下肢功力难度最高的裆势，又称为"大马裆"。锻炼方法要求两脚之间距离为本人脚长的 4 倍，其余同马裆势。练习要领和功效同马裆势。（图 8-7）

第八势：坐裆势

坐裆势是少林内功功法中坐盘功架。锻炼时要求两脚交叉，盘膝而坐，脚外侧用力，臀部坐于足跟上，上身微前倾。两手掌心朝下，腕欲曲，使身平衡，两目平视。（图 8-8）

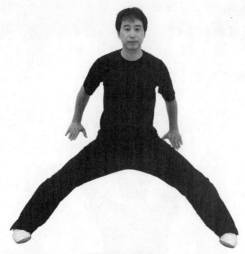

图 8-7　悬裆势

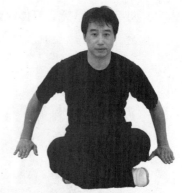

图 8-8　坐裆势

第三节　少林内功姿势锻炼法

第一势：前推八匹马

【锻炼方法】

第一步：站好站裆势或指定裆势，两手屈肘，立掌于两胁，拇指向上，四指向前，虎口分开。

第二步：出声发力，蓄劲指端，拇指上翘，四指并拢，虎口用力撑开；两臂徐徐运力前推到肘直，两掌心相对，与肩等高，与胸等宽。（图 8-9）

第三步：出声发力，蓄劲指端，拇指上翘，四指并拢，虎口用力撑开；两臂徐徐运力，屈肘回收，立掌扶于两胁。

第四步：两手后撑挺肘伸腕，恢复原裆势。

【功效应用】

前推八匹马是少林内功功法中锻炼手臂、指端功力的功法，能增强两臂蓄劲和指端功夫。久练则能宽胸理气、通三

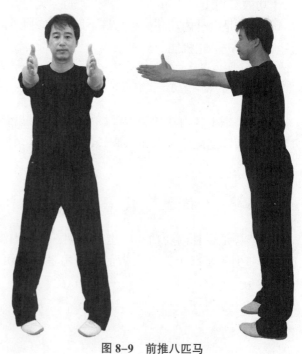

图 8-9　前推八匹马

焦、疏腠理、活关节、壮骨骼，并能健运脾胃，使百脉流通，以达精神充沛、正气旺盛的目的。

第二势：倒拉九头牛

【锻炼方法】

第一步：站好站裆势或指定裆势，两手屈肘，立掌于两胁，拇指向上，四指向前，虎口分开。

第二步：出声发力，蓄劲指端，拇指上翘，四指并拢，虎口用力撑开。两掌缓缓向前推，两臂缓缓内旋，边旋边推，两肘伸直后，四指向前，拇指向下，手背相对。（图8-10）

第三步：出声发力，蓄劲指端，五指用力屈收握拳，劲注拳心，手臂缓缓外旋，屈肘收手臂，边旋边收，两拳回收到两胁，拳心向上。缓缓松手变掌，立掌扶胁。

第四步：两手后撑挺肘伸腕，恢复原裆势。

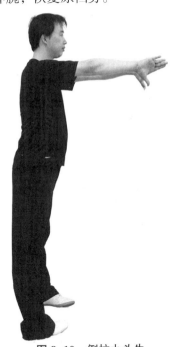

图8-10 倒拉九头牛

【功效应用】

倒位九头牛是少林内功功法中锻炼两臂的悬劲与掌之握力的主要姿势。久练则能疏通经络、调和气血，使阴阳相对平衡，达到健肺益肾、内外坚固、扶正祛邪的目的。

第三势单掌拉金环

【锻炼方法】

第一步：站裆势或指定裆势。两手屈肘，立掌于两胁，拇指向上，四指向前，虎口分开。

　　第二步：出声发力，蓄劲于肩臂指端。右手前推边推拇指缓缓向下，渐渐内旋，待虎口正朝下时，掌心朝外，四指并拢向前，拇指外分，臂蓄劲掌侧着力时，腕伸直，松肩，身体勿随之偏斜。两目平视，意念集中，呼吸自然。五指内收，握拳使劲注拳心，旋腕，拳眼朝上，紧紧内收，立掌于两胁。（图 8-11）

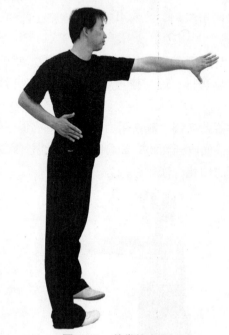

图 8-11　单掌拉金环

　　第三步：出声发力，蓄劲于肩臂指端，五指用力屈收握拳，劲注拳心，手臂缓缓外旋，屈肘收手臂，边旋边收，两拳回收到两胁，拳心向上。缓缓松手变掌，立掌扶胁。之后两手交替，继而左手动作，与右手同。

　　第四步：两手后撑挺肘伸腕，恢复至原裆势。

【功效应用】

　　与倒拉九头牛相似，久练则能疏通经络，调和气血，使阴阳相对平衡，达到健肺益肾、内外坚固、扶正祛邪的目的。

　　第四势：凤凰展翅

【锻炼方法】

　　第一步：站好站裆势或指定裆势，两手屈肘，两手徐徐上提至胸前呈立掌交叉。

　　第二步：出声发力，蓄劲指掌，拇指上翘，四指并拢，虎口用力撑开；两臂徐徐运力，两掌缓缓向两侧用力分开，形同展翅，劲如开弓，至两上肢与身体成一直线，腕关节与肩等高。（图 8-12）

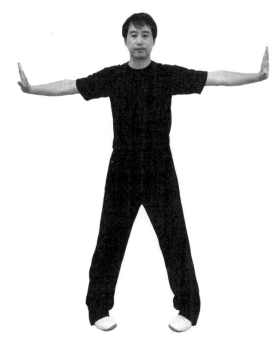

图 8-12 凤凰展翅

第三步：出声发力，蓄劲指掌，拇指上翘，四指并拢，虎口用力撑开；两臂徐徐运力，两掌缓缓由左右向前向内合拢，于胸前立掌交叉。

第四步：由上胸之立掌化俯掌下按，两臂后撑，恢复原裆势。

【功效应用】

凤凰展翅是少林内功功法中锻炼肩、臂、肘、腕、指端的基本姿势。它对腕、指功夫大有助益，久练则能调和内脏，有助胸廓的开展，从而增加气劲和悬力，具有宽胸理气、平肝健肺的作用。

第五势：霸王举鼎

【锻炼方法】

第一步：站好站裆势或指定裆势，两手屈肘，仰掌于两腰，拇指外展，四指并拢，虎口分开。

第二步：出声发力，蓄劲指掌，虎口用力撑开。两掌向上缓缓托起，至胸前伸腕手臂外旋，边旋边上举，推至头顶后，四指相对，掌心向上，肘关节伸直。两目有神，呼吸自然，意念集中。（图 8-13）

第三步：出声发力，虎口用力撑开。两臂内旋屈腕，屈肘回收，两臂缓缓用力内旋，肘尖下沉，两掌回收仰掌扶腰。

第四步：两手后撑挺肘伸腕，恢复原裆势。

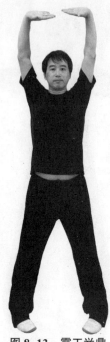

图 8-13　霸王举鼎

【功效应用】

霸王举鼎是少林内功功法中锻炼两臂上托、下沉之势，可通调三焦气机、调和脾胃。

第六势：顶天抱地

【锻炼方法】

第一步：准备式取并裆势或指定裆势。两手屈肘，仰掌于两腰，拇指外展，四指并拢，虎口分开。

第二步：出声发力，蓄劲指掌，虎口用力撑开。两掌向上缓缓托起，至胸前伸腕手臂外旋，边旋边上举，推至头顶后，四指相对，掌心向上，肘关节伸直。两目有神，呼吸自然，意念集中。（图 8-14A）

第三步：出声发力，虎口用力撑开。两掌用力，两手臂向两侧缓缓外展，旋腕翻掌，至与肩平后，腰同时前屈，两臂外分下抄。两手中指相叠后，腰部缓缓直起，两掌用力如同抱重物，屈肘分掌，仰掌扶腰。（图 8-14B）

第四步：两手后撑挺肘伸腕，恢复原裆势。

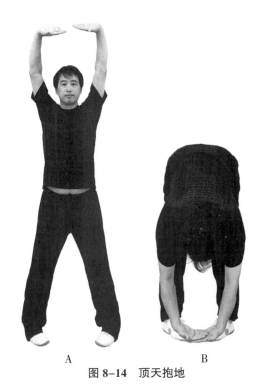

A   B

图 8-14 顶天抱地

【功效应用】

顶天抱地是少林内功功法中上肢托举内劲与腰部前屈内劲配合锻炼之势。顶天抱地具有调畅气机、调和任督二脉的作用。

第七势：顺水推舟

【锻炼方法】

第一步：两手屈肘，立掌于两胁，拇指向上，四指向前，虎口分开。

第二步：出声发力，蓄劲指掌。两掌运劲徐徐向前推出，边推边背伸腕关节，至腕关节背伸至 90° 后，手臂旋内前推，四指并拢，拇指外分，前推至肘直，指尖相对。

第三步：出声发力，蓄劲指掌。虎口用力撑开，前臂外旋屈腕，至腕平后，两臂徐徐运力，屈肘回收，立掌扶于两胁。（图 8-15）

第四步：两手后撑挺肘伸腕，恢复原裆势。

【功效应用】

顺水推舟是少林内功功法中锻炼手臂前推旋劲之势。顺水推舟具有宽胸理气、健脾和胃的作用。

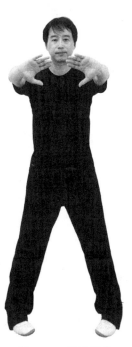

图 8-15 顺水推舟

第八势：海底捞月

【锻炼方法】

第一步：准备式取大裆势或指定裆势。两手屈肘，仰掌于两腰，拇指外展，四指并拢，虎口分开。

第二步：出声发力，蓄劲指掌，虎口用力撑开。两掌向上缓缓托起，至胸前伸腕手臂外旋，边旋边上举，推至头部前上方后，四指相对，掌心斜向上，肘关节伸直。两目有神，呼吸自然，意念集中。（图 8-16A）。

第三步：出声发力，蓄劲指掌，虎口用力撑开。两臂徐徐运劲外展，腰部前屈，伸膝屈髋。前臂内旋，尺侧掌部发力，至两掌相叠。屈膝伸腰，两掌慢慢抄起，分掌仰掌于两腰。（图 8-16B）。

第四步：两手后撑挺肘伸腕，恢复原裆势。

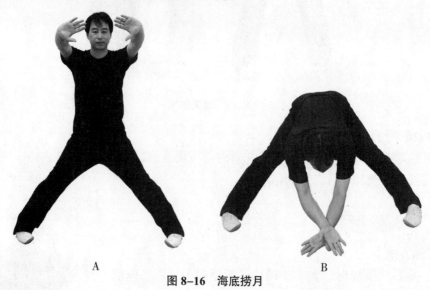

A　　　　　　　　　　　　　B

图 8-16　海底捞月

【功效应用】

海底捞月是少林内功功法中锻炼两臂蓄力之势，形似海底捞月。海底捞月势具有调畅三焦、调和任督二脉的作用。

第九势：三起三落

【锻炼方法】

第一步：取低裆势。两手屈肘，立掌于两胁，拇指向上，四指向前，虎口分开，屈膝屈髋，大腿与地面平行。

第二步：出声发力，蓄劲指端，拇指上翘，四指并拢，虎口用力撑开；两臂徐徐运力前推到肘直，两掌心相对，与肩等高，与胸等宽。同时屈膝屈髋下蹲，臀部下落。呼吸自然，两目有神，意念集中，上肢动作和下肢屈蹲协调。

第三步：出声发力，蓄劲指端，拇指上翘，四指并拢，虎口用力撑开；两臂徐徐运力，屈肘回收，立掌扶于两胁。

第四步：两手屈肘，立掌于两胁，屈膝屈髋，大腿与地面平行。

第五步：出声发力，蓄劲指端，拇指上翘，四指并拢，虎口用力撑开；两臂徐徐运力前推到肘直，两掌心相对，与肩等高，与胸等宽。同时伸膝伸髋。呼吸自然，两目有神，意念集中，上肢动作和下肢伸屈协调。

第六步：出声发力，蓄劲指端，拇指上翘，四指并拢，虎口用力撑开；两臂徐徐运力，屈肘回收，立掌扶于两胁。屈膝屈髋，大腿与地面平行。（图8-17）

第七步：两手后撑挺肘伸腕，恢复原裆势。

【功效应用】

三起三落是少林内功功法中以两臂向前后运劲，同时配合下肢下蹲与站立锻炼之势，具有健脾和胃、强心畅肺的作用。

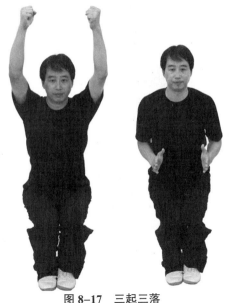

图8-17 三起三落

第十势：仙人指路

【锻炼方法】

第一步：准备式取站裆势或指定裆势。两手屈肘，仰掌于两腰，拇指外展，四指并拢，虎口分开。

第二步：出声发力，蓄劲指掌。右仰掌上提至胸立掌而出，四指并拢，拇指伸直，手心内凹成瓦楞掌，肘臂运劲立掌着力徐徐推出至肘直，立掌胸前。

第三步：出声发力，蓄劲指掌。左仰掌上提至胸立掌而出，四指并拢，拇指伸直，手心内凹成瓦楞掌，肘臂运劲立掌着力徐徐推出至肘直，立掌胸前。同时，右掌握拳，屈肘徐徐收回腰部，变掌仰掌扶腰。两手一伸一屈，动作协调。呼吸自然，意念集中。

（图 8-18）

第四步：出声发力，蓄劲指掌。左掌握拳屈肘徐徐收回腰部，变掌仰掌扶腰。同时，右掌徐徐推出，立掌于胸前。

第五步：出声发力，蓄劲指掌。右掌握拳收回，左掌推出，同第三步。

第六步：出声发力。左掌握拳，收回腰部。

第七步：两手后撑挺肘伸腕，恢复原裆势。

【功效应用】

仙人指路是少林内功功法中左右臂交替运劲锻炼之势，可提高双手的协调能力。

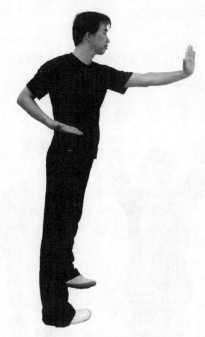

图 8-18　仙人指路

第十一势：饿虎扑食

【锻炼方法】

第一步：取弓箭裆势。两手屈肘，仰掌于两腰，拇指外展，四指并拢，虎口分开。

第二步：出声发力，蓄劲指掌。直掌前推，边伸腕边前臂内旋，虎口朝下，掌心朝前，腰随势前俯，前腿待势似冲，后腿使劲勿放松，至肘直腰平。两目前视，呼吸自然，意念集中。（图 8-19）

第三步：出声发力，蓄劲指掌。握拳屈肘内收，腰随势上抬，拳到腰变立掌扶腰。

第四步：两手后撑挺肘伸腕，恢复原裆势。

【功效应用】

饿虎扑食是少林内功功法中在弓箭裆势上，两臂旋转运劲配合腰部运动锻炼之势，可增强腰腿内功。

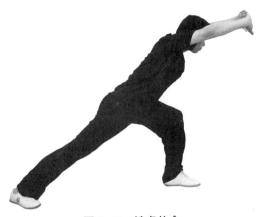

图 8-19　饿虎扑食

第十二势：两手托天

【锻炼方法】

第一步：站裆势或指定裆势。两手屈肘，立掌于两胁，拇指向上，四指向前，虎口分开。

第二步：出声发力，蓄劲于指掌，虎口用力撑开。两掌上托掌心朝上，缓缓上举，指端着力，肩欲松开，肘欲伸直。两目平视，头如顶物，意念集中，呼吸自然。（图 8-20）

第三步：出声发力，拇指向外侧运动倾斜，四指并拢，掌根蓄力，屈肘徐徐而下，收回护腰。

第四步：两手后撑，恢复原裆势。

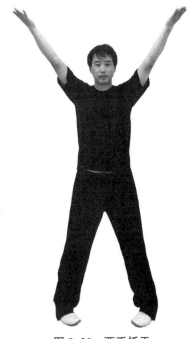

图 8-20　两手托天

【功效应用】

与霸王举鼎相似，可锻炼两臂上托、下沉的姿势，通调三焦气机、调和脾胃。

第十三势：怀中抱月

【锻炼方法】

第一步：悬裆势或指定裆势。两手屈肘，仰掌于两胁，拇指外展，四指并拢，虎口分开。

第二步：出声发力，蓄劲于指掌。两掌上提，化为立掌在胸前交叉，缓缓向左右外分，肘欲直，指端朝左右，掌心朝前与肩平。出声发力，两指端向下，掌心朝内，慢慢蓄劲，上身略前倾，两手势如抱物。由上而下，由下而上徐徐抄起，立掌收回于胸前交叉。两目有神，意念集中，呼吸自然。（图8-21）

第三步：由胸前立掌化俯掌下按。

第四步：两手后撑，恢复原裆势。

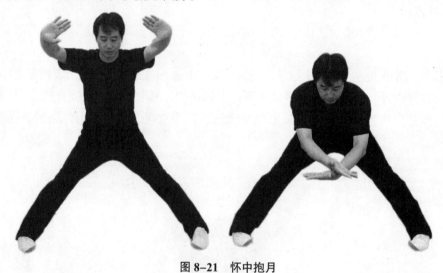

图8-21　怀中抱月

【功效应用】

怀中抱月能调和内脏、舒展胸廓，增加气劲和悬力，具有宽胸理气、平肝健肺的作用。

第十四势：平手托塔

【锻炼方法】

第一步：站裆势或指定裆势。两手屈肘，仰掌于两胁，拇指外展，四指并拢，虎口分开。

第二步：出声发力，蓄劲于指掌。两掌犹如托物前推，两前臂运力外旋，至肘直，两掌与肩等高等宽。两目有神，意念集中，呼吸自然。

第三步：出声发力，蓄劲于指掌。两掌犹如托物回收，前臂运力外旋屈肘，至仰掌扶腰。（图 8-22）

第四步：两手后撑，恢复原裆势。

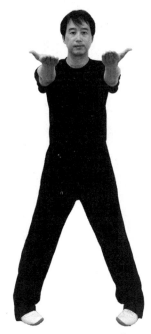

图 8-22　平手托塔

【功效应用】

平手托塔是少林内功中仰掌前推旋劲锻炼的姿势，具有通畅气机、调和气血的作用。

第十五势：运掌合瓦

【锻炼方法】

第一步：站裆势或指定裆势。两手屈肘，仰掌于两胁，拇指外展，四指并拢，虎口分开。

第二步：右手由仰掌化俯掌，运劲于臂贯指向前推足，肩欲松开，肘欲伸直，指端朝前，掌心向下，蓄劲待发。右手旋腕变仰掌徐徐收回，待近胸时左仰掌变俯掌在右仰掌上交叉，掌心相合。慢慢向前推出，掌心向下，右仰掌收回胁部，左仰掌收回腰间。

第三步：将腰间仰掌化俯掌下按。

第四步：两手后撑，恢复原裆势。（图 8-23）

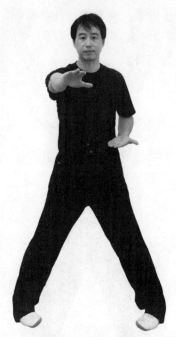

图 8-23　运掌合瓦

【功效应用】

与仙人指路相似，可以增强习练者双手交替操作技能的协调能力，具有平和阴阳、行气活血的作用。

第十六势：风摆荷叶

【锻炼方法】

第一步：站裆势或指定裆势。两手屈肘，仰掌于两胁，拇指外展，四指并拢，虎口分开。

第二步：两掌徐徐前推，至前胸两掌上下相叠，两肘微屈。出声发力，蓄劲于指掌。前臂外旋，分掌向两侧徐徐分开，至身体两侧，两掌与肩等高，成一直线。两目有神，意念集中，呼吸自然。（图8-24）

第三步：出声发力，蓄劲于指掌。两掌由两侧徐徐运劲内合，至前胸两掌上下相叠，两肘微屈。两掌回收至腰部，仰掌扶腰。

第四步：两手后撑，恢复原裆势。

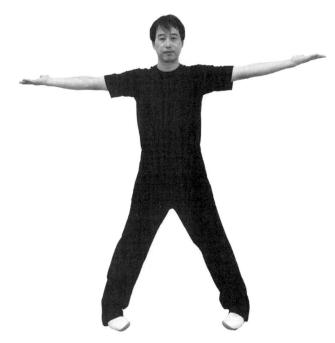

图 8-24　风摆荷叶

【功效应用】

风摆荷叶是少林内功中锻炼内合和外分内劲的姿势，久练能强筋健骨，使气血顺利，元气充固。

第十七势：力劈华山

【锻炼方法】

第一步：马裆势或指定裆势。两手屈肘，在胸前成立掌交叉，左在右上或右在左上待势。

第二步：出声发力，蓄劲于指掌。两立掌缓缓向左右分推，两肩松开，肘部微屈，四指并拢，拇指上翘，掌心向前，力求成水平线。两手同时用力，上下劈动，头勿转侧俯仰摇动，两目有神，意念集中，呼吸自然。最后一次劈动后成仰掌收回腰间。（图8-25）

第三步：仰掌变俯掌下按。

第四步：两手后撑，恢复原裆势。

【功效应用】

力劈华山是锻炼肩、臂、肘、腕、指端的重要姿势。对上肢功夫大有助益，久练则能调和内脏、舒展胸廓，增加气劲和悬力，具有宽胸理气、平肝健肺的作用。

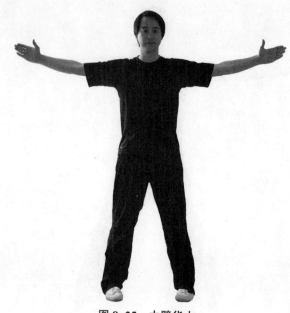

图 8-25　力劈华山

第十八势：乌龙钻洞

【锻炼方法】

第一步：弓箭裆势或指定裆势。两手屈肘，立掌于两胁，拇指向上，四指向前，虎口分开。

第二步：出声发力，蓄劲于指掌。两立掌掌心相对，缓缓前推，边推边掌心向下逐渐变成俯掌，指端朝前，上身随势前俯，下部两足尖内扣，用霸力而蓄。

第三步：出声发力，蓄劲于指掌。推足后旋腕，指端外展，蓄力而收，边收边掌心慢慢朝上，俯掌变仰掌护腰。仰掌变俯掌下按。

第四步：两手后撑，恢复原裆势（图 8-26）。

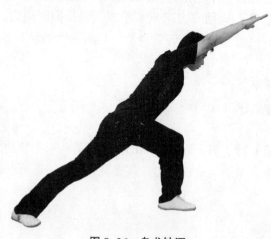

图 8-26　乌龙钻洞

【功效应用】

与饿虎扑食相似，可增强腰腿内功，提高手法内劲。

第十九势：丹凤朝阳

【锻炼方法】

第一步：马裆势或指定裆势。两手屈肘，仰掌于两腰，拇指外展，四指并拢，虎口分开。

第二步：出声发力，右仰掌旋腕变俯掌，屈肘向胸前左上方运力外展，缓缓运向右下方，屈肘运劲上抄呈半圆形，收回护腰。两目有神，意念集中，呼吸自然。左手动作仅方向相反，余同。

第三步：仰掌变俯掌下按

第四步：两手后撑，恢复原裆势。（图 8-27）

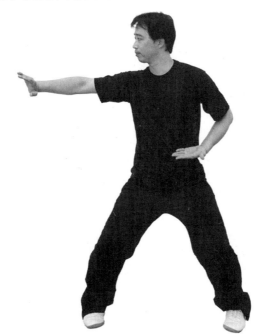

图 8-27　丹凤朝阳

【功效应用】

锻炼上肢的外展、上抄功力，久练能强筋健骨，使气血顺利，元气充固。

第四节　少林内功双人锻炼法

第一势：推把上桥

【锻炼方法】

第一步：准备式。甲、乙两人面对面站立，两人站立姿势同站裆势准备式。两人身体之间距离约等于一人上肢长度。甲、乙各向前跨一步成左（右）弓箭裆势。甲乙双方虎口相交，甲方手心紧贴乙方手背（或甲方手背紧贴乙方手心），四目相对。乙方伸肘，甲方屈肘待势。

第二步：甲方出声发力，两掌运劲前推，虎口用力撑开，用力前推。乙方也同时用力向前，与甲方争力。乙方逐渐让势，甲方徐徐前推至两肘伸直。呼吸自然，不能憋气。

第三步：乙方出声发力，两掌运劲前推，虎口用力撑开，用力前推。甲方也同时用力向前，与乙方争力。甲方逐渐让势，乙方徐徐前推至两肘伸直。呼吸自然，不能憋气。（图8-28）

第四步：甲乙双方分掌，身体复原成站裆势准备式。

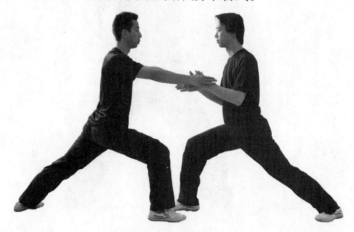

图 8-28　推把上桥

【功效应用】

推把上桥是少林内功功法中对推运劲双人锻炼之法，是在弓箭裆势上前推八匹马的双人锻炼法。有利于患者体力康复和上肢的功能活动。

第二势：双龙搅水

【锻炼方法】

第一步：准备式。甲、乙两人面对面站立，两人站立姿势同站裆势准备式。两人身体之间距离约等于一人上肢长度。甲、乙各向左右跨一步成左（右）弓箭裆势，甲乙双方握拳，右（左）前臂内侧（间使穴）相交，另一手叉腰。

第二步：甲方出声发力，右（左）臂运劲向上抬起转动，在身前车轮状旋转一圈，乙方也同时蓄劲，与甲方争力；乙方逐渐让势，甲方环转一周后恢复准备式。

第三步：乙方出声发力，右（左）臂运劲向上抬起转动，在身前车轮状旋转一圈，甲方也同时蓄劲，与乙方争力；甲方逐渐让势，乙方环转一周后恢复准备式。

第四步：甲乙双方分臂，身体复原成站裆势准备式。

【功效应用】

双龙搅水是少林内功功法中环转运劲双人锻炼之法。有利于患者上肢的力量和恢复功能活动。

第三势：双虎夺食

【锻炼方法】

第一步：准备式。甲、乙两人面对面站立，两人站立姿势同站裆势准备式。两人身体之间距离约等于一人上肢长度。甲、乙各向左右跨一步成左（右）马裆势，甲乙双方左（右）手四指内扣，扣指握拳。甲方伸肘，乙方屈肘待势。

第二步：甲方出声发力，用力屈肘内收，乙方也同时蓄劲，与甲方争力；乙方逐渐让势，甲方屈肘，拳至腰部。

第三步：乙方出声发力，用力屈肘内收，甲方也同时蓄劲，与乙方争力；甲方逐渐让势，乙方屈肘，拳至腰部（图 8-29）。

第四步：甲乙双方分拳，身体复原成站裆势准备式。

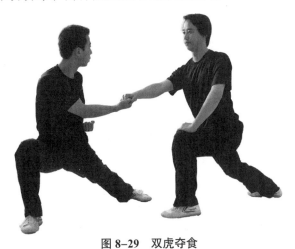

图 8-29　双虎夺食

【功效应用】

双虎夺食是少林内功功法中对拉运劲双人锻炼之法。有利于提高患者上肢的力量和身体活动的灵活性。

第四势：箭腿压法

【锻炼方法】

第一步：准备式。甲、乙两人面对面站立，站立姿势同站裆势准备式。两人身体之间距离约等于一人上肢长度。甲、乙各向前跨一步成左（右）弓箭裆势，甲乙双方左（右）脚相扣，双方左（右）膝下相扣，两手叉腰，四目相对。

第二步：甲方出声发力，屈右膝前弓，乙方蓄劲争力，与甲方争力，乙方逐渐让势，待乙方右膝伸直后，甲方蓄劲待势。

第三步：乙方出声发力，屈右膝前弓，甲方蓄劲争力，与乙方争力，甲方逐渐让势，待甲方右膝伸直后，乙方蓄劲待势。

第四步：甲乙双方收腿，身体复原。

【功效应用】

箭腿压法是少林内功功法中膝关节对压的双人锻炼之法。有利于增强患者下肢的力量和膝关节的功能活动。

（姚斐　金道鹏）

【思考题】

1. 少林内功的特点。
2. 少林内功站裆势的动作要领。

第九章　易筋经 ▷▷▷

第一节　概述

一、易筋经的源流与功效

易筋经功法相传为北魏时期中国禅宗始祖菩提达摩所创。亦有学者认为，易筋经为明末天台紫凝道人所创，为道家导引之术。易筋经的"易"有变化、改换之意，"筋"指筋脉、肌肉、筋骨，"经"则有方法、法典之意。在宋元以前，易筋经仅流传于少林寺僧众之中，自明清以来才日益流行，且演变为数个流派。易筋经十二势为其流传的主要内容，其最早记载于清道光年间的来章氏辑本《易筋经》刊刻本，之后流传较广的刊印易筋经，如清·潘蔚于1858年整理编辑并收录于《卫生要术》中的"易筋经十二势"，清·王祖源于1881年刊印于其所作的《内功图说》中的"易筋经十二势"等即是以此为本底。

易筋经流传以来，其练功方法广为医疗、武术所采用，以达到强筋壮骨、祛病延年的目的。近代的一指禅推拿流派和㨰法推拿流派也都以易筋经作为推拿练功的主要内容，以增强其体魄，达到形神俱备、集功力于指端的境界。如一指禅推拿名家朱春霆所言："使气得以运周全身，宣达经络，骨壮筋柔，体强身健。"目前，易筋经不仅为广大推拿、针灸和骨伤科医生常用的练功方法之一，而且也是人们防治疾病、延年益寿的常练功法。

现代研究表明，易筋经功法对人体循环系统、呼吸系统、运动系统、神经系统、免疫系统、生殖内分泌系统等均具有良好的调节作用。长期适宜的易筋经练习能够有效改善身体形态、力量、柔韧、灵敏和平衡等方面的身体素质，能降低血脂、改善脂类代谢，预防心血管疾病的发生，能提高体内抗氧化酶系统活性，使氧自由基清除能力增强，从而减少氧自由基对机体的氧化损害，进而延缓衰老。易筋经能够提高机体细胞免疫能力以及体液的免疫水平，增强体质，提高人体抗病能力，能对心脏自主神经系统进行调节，使心肌收缩能力加强，增强心脏功能，促进血液循环，对防治心脑血管疾病和其他血液循环障碍类病症都有良好的作用，能增强呼吸肌肌力，增强肺呼吸功能。易筋经能改善肌肉劳损，减缓颈、肩、腰、背痛等症状，能增加骨密度，改善骨质疏松症，也可以改善机体代谢水平，缓解更年期妇女常见症状，能促进人们的心理健康，改善亚健康人群的健康状态。

二、易筋经的特点

1. 动静结合，刚柔并济

易筋经多练定势，又有动作间的连贯和转换。如每一定势 1 ～ 3 分钟，功夫深者 5 ～ 30 分钟。易筋经有刚劲也有柔劲，如卧虎扑食主要为刚劲，而出爪亮翅主要为柔劲。

2. 伸筋拔骨，屈伸旋转

易筋经每个动作都做到充分的伸筋拔骨，从而作用于肌腱、韧带、筋膜等软组织，达到易筋的效果。另外，九鬼拔马刀、青龙探爪、掉尾势等动作需要脊柱的屈伸旋转以及伸筋拔骨，并带动四肢、内脏运动，对脊柱、筋脉、内脏有充分的锻炼效果。

3. 身心俱调，功禅合一

易筋经功法与禅宗思想结合，合二为一。禅是"禅那"的简称，有止息杂虑的作用，和道家所讲"虚静恬淡寂寞无为"相类似。经过身心锻炼，逐渐达到"筋挛者易之以舒，筋弱者易之以强，筋弛者易之以和，筋缩者易之以长，筋靡者易之以壮"的效果。

4. 功简而赅，效神而速

易筋经简单易学，效果迅速。严格按照易筋经方法锻炼 3 年后，则功夫较深。易筋经有寄意于用力和用意不用力两种练法，如卧虎扑食需用力，韦陀献杵用意不用力，但因其较长时间的肌肉静力性收缩，因此增长力量较快。

第二节　易筋经的锻炼方法

一、韦驮献杵第一势

【原文】立身期正直，环拱手当胸，气定神皆敛，心澄貌亦恭。

【基本练习法】

1. 预备势　并步，双目平视前方，头如顶物，口微开，舌抵上腭，下颏微向里收，神情安详。含胸，直腰拔背，蓄腹敛臀，提肛松肩，两臂自然下垂于身体两侧，中指贴近裤缝，微屈膝。（图 9-1）

2. 环拱抱球　左脚向左跨一步与肩同宽，两臂抬起，至与肩平，屈髋屈膝，双手在胸前呈抱球状。沉肩垂肘，十指微曲，掌心相对，相距约 15cm，两目平视，意守两手劳宫之间，定势，3 ～ 30 分钟。（图 9-2）

3. 合掌当胸　双手合掌，屈肘旋臂，转腕内收，指端向上，腕肘与肩平，两掌向前慢慢合拢（童子拜佛），两臂内旋，指端对

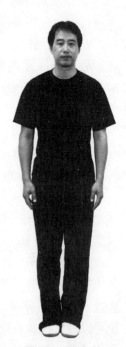

图 9-1　预备势

胸，与天突穴相平。定势，1～3分钟。

4.收势　先深吸气，然后徐徐呼出，两手同时缓慢落于体侧，收左脚回预备势。

【习练功用】

本势重点锻炼上肢三角肌、肱二头肌、桡侧腕伸肌群和前臂旋前肌群等，能增强上肢臂力、前臂旋劲及肩关节的悬吊力。

功能：平心静气、安神定志。可用于失眠、体虚及更年期患者的调理和治疗。

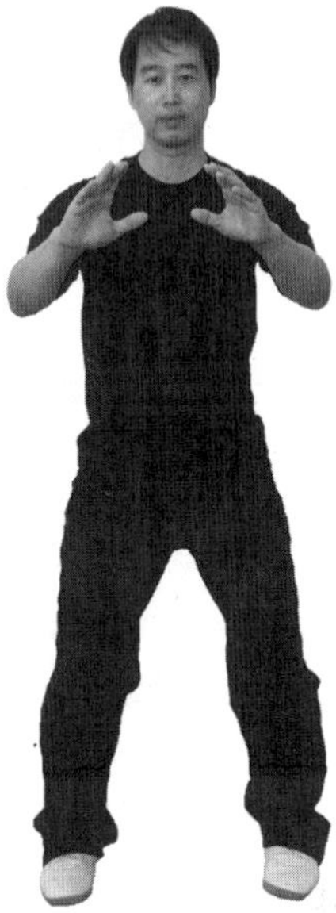

二、韦驮献杵第二势

【原文】足趾挂地，两手平开，心平气静，目瞪口呆。

【基本练习法】

1.预备势　同韦驮献杵第一势的预备式。

2.双手横担　左脚向左平跨一步，与肩同宽，两足踏实，十趾抓地，两膝微松，直腰收臀，含胸蓄腹。两手同时向左右分开，掌心向下，拇指外侧着力。两臂伸直一字分开，肩、肘、腕平。定势，3～30分钟（图9-3）。

3.收势　先深吸气，然后徐徐呼出，并慢慢放下两手，收左脚回预备势。

图 9-2　环拱抱球势

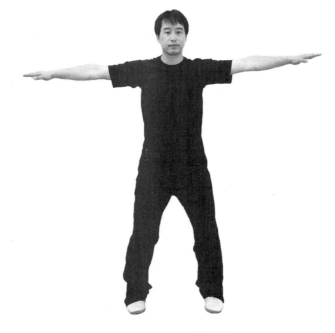

图 9-3　双手横担势

【习练功用】

本势重点锻炼上臂三角肌、肱三头肌、前臂伸肌群、股四头肌、趾伸肌群和肛门括约肌等，可增强臂力、腿力。

功能：宽胸理气、疏通血脉、平衡阴阳、调节身体平衡性。可用于心肌炎、缺血性心脏病、肺气肿、支气管炎、更年期等患者的调理和治疗。

三、韦驮献杵第三势

【原文】掌托天门目上观，足尖着地立身端，力周腿胁浑如植，咬紧牙关不放宽，舌可生津将腭抵，鼻能调息觉心安，两拳缓缓收回处，用力还将挟重看。

【基本练习法】

1.预备势　同韦驮献杵第一势的预备式。

2.平步静息　左脚向左横跨一步，与肩同宽，平心静气。

3.提掌平胸　两手掌心向上，手指相对，缓缓上提至胸前，两手之指端相距1～2寸，不高于肩。

4.旋掌上托　旋掌，掌心向上，两臂上举，托举过头，四指并拢，指端相对，拇指外分，两手之虎口相对成四边形，两中指间相距约一寸。

5.提踵上观　头后仰，两目注视掌背，两膝微挺，足跟提起，前掌着实，自然呼吸，定势，3～30分钟（图9-4）。

6.收势　先深吸气，然后徐徐呼出，两掌变拳，拳背向前，上肢用力将两拳缓缓收至腰部，放下两手的同时，足跟缓缓着地，收左脚回预备势。

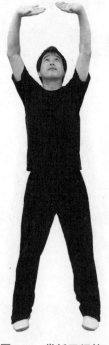

图9-4　掌托天门势

【习练功用】

本势重点锻炼上肢的肱二头肌与肱三头肌、腰大肌、臀大肌、小腿三头肌和股四头肌等。可增强臂力、腰力、腿力。

功能：通络活血，增加头部血供。可用于椎动脉型颈椎病、低血压、贫血、缺血性心脏病、失眠、更年期等患者的调理和治疗。

四、摘星换斗势

【原文】只手擎天掌覆头，更从掌中注双眸，鼻端吸气频调息，用力收回左右侔。

【基本练习法】

1. 预备势　同韦驮献杵第一势的预备式。

2. 丁步下蹲　左脚分开，与肩同宽，右足向前跨半步，两足相隔一拳半，成丁八字步势。左腿弯曲下蹲，右足尖着地，足跟提起离地约2寸。

3. 按腰钩手　左手握虚拳靠于腰后命门穴处，右手五指并拢屈曲如钩状，屈腕从裆前沿腹胸向上抬起，至身体右前侧，使肘略高于肩水平，钩手置于头之右前方。

4. 目注掌心　右手指端向右略偏，头同时略向右侧抬起，双目注视右钩手掌心，凝神调息，气沉丹田，两腿前虚后实。定势，3～30分钟（图9-5）。

5. 收势　深吸一口气，然后徐徐呼出，同时还原至预备势。（左右交换，要求相同）

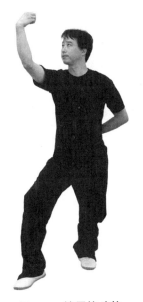

图9-5　摘星换斗势

【习练功用】

本势重点锻炼手屈腕肌群、肱二头肌、肱三头肌、下肢前后肌群、背腰肌、肛提肌等。增强臂力、腕力、腰力、腿力。

功能：疏肝利胆、补脾益气。可用于肠胃虚弱、消化不良、慢性结肠炎等患者的调理和治疗。对颈椎病、腰膝酸软、阳痿早泄、子宫虚寒等有一定调理效果。

五、倒拽九牛尾势

【原文】两腿后伸前屈，小腹运气空松，用力在于两膀，观拳须注双瞳。

【基本练习法】

1. 预备势　韦驮献杵第一势。

2. 马步提掌　左脚向左平跨一步，两足尖内扣，两手握拳由身后化弧，从两侧举至过头，拳心相对，两手由上向下下落插至两腿间，拳背相对，屈膝下蹲成马步，调息，约1～3分钟。两拳上提至胸前，由拳化掌，成抱球状，调息，约1～3分钟。头端平，目前视，前胸微挺，后背如弓，沉腰屈膝，两脚踏实，松肩垂肘。（图9-6A）

3. 左右分推　旋转两掌，使掌心各向左右，坐腕，徐徐用力左右分推，至肘直。松肩、挺肘、腕背伸，肩、肘、腕相平。定势，1～5分钟。（图9-6B）

4. 倒拽九牛　成右弓左箭步。两上肢同时动作，握拳在胸前交叉，右上肢外旋，屈肘成半圆状，手握空拳用力，掌心对面，高不过肩，双目注拳，肘不过膝，膝不过足尖。左上肢内旋后伸，双手同时作扭转用力。定势，2～8分钟。（图9-6C）

5. 收势　深吸一口气，徐徐呼出，身体转正，还原至预备势。（左右交换，要求相同）

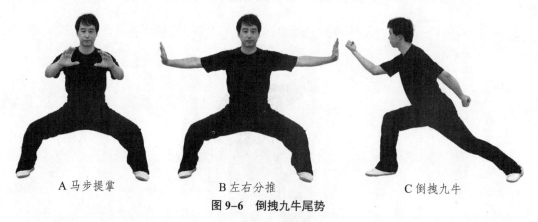

A 马步提掌　　　　　B 左右分推　　　　　C 倒拽九牛

图9-6　倒拽九牛尾势

【习练功用】

本势重点锻炼上肢屈肌群、两臂旋后肌、旋前圆肌和下肢各肌群等，增强臂力、指力和下肢力量。

功能：疏肝理气、壮腰健骨。可用于失眠症、忧郁症、强劲肩臂、肩臂劳损、腰肌劳损、腰椎间盘突出症等患者的调理和治疗。

六、出爪亮翅势

【原文】挺身兼怒目，推手向当前，用力收回处，功须七次全。

【基本练习法】

1. 预备势　同韦驮献杵第一势预备势。

2. 提踵冲天 并步直立，两手仰掌，沿胸前徐徐上提过顶，徐徐翻掌，掌心朝天，上撑，十指用力分开，虎口相对，中食指（左与右）相接，仰头，目观中食指相接之处，随势足跟提起，离地约 3～4 寸，以两足尖支撑体重。

3. 展翅回收 两掌缓缓向左右分开而下，两臂一字平举，掌心向下，随势足跟落地。翻掌，使掌心朝天，十指用力分开，肩、肘、腕、掌相平。两仰掌化拳，收至腰间，屈髋屈膝，蓄势待发。

4. 提踵亮翅 两仰拳化俯掌，两手缓缓上提至胸，由胸前徐徐向前推至肘直，随势足跟提起，离地约 3～4 寸，同时两掌心向前，拇指相对，坐腕翘指，腕尽力背伸，十指外分，力贯掌指，肩肘腕平，目视指端，头如顶物，挺胸收腹。直腰，膝勿屈。（图9-7）

5. 回手护腰 随吸气，双手用力回收两掌，掌心向下，收回至腰侧，同时缓慢落踵。如此，再提踵亮翅、回手护腰，反复 7 次。

6. 收势 深吸一口气，徐徐呼出，同时还原至预备势。

【习练功用】

本势重点锻炼上肢前臂屈肌群、伸肌群等。增加臂力、腕力及指力。

功能：舒经通络、调畅气机、通畅上中下三焦。可用于肩、肘、臂部劳损，老年性肺气肿、肺心病等患者的调理和治疗。

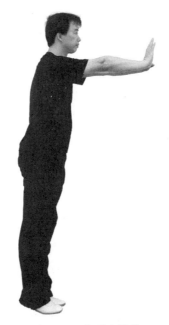

图 9-7 出爪亮翅势

七、九鬼拔马刀势

【原文】侧首弯肱，抱顶及颈，自头收回，弗嫌力猛，左右相轮，身直气静。

【基本练习法】

1. 预备势　同韦驮献杵第一势预备势。

2. 提掌胸前　两足跟微向外蹬，足尖相拢，五趾着实，霸力站稳，两手立掌交叉于胸前，左手在前，右手在后，掌心向外。（图 9-8A）

3. 运动两臂　左臂经上往后，成钩手置于身后（松肩直肘，钩尖向上），右臂向上经右往胸前（松肩，肘略屈，掌心向左，微向内凹，虎口朝上），掌根着实，蓄劲于指。

4. 抱颈按背　右手屈肘落下，抱住头枕及颈项，头略前俯；左手钩手化掌，翻掌上提，掌心向前，紧按背部。（图 9-8B）

5. 与项争力　头用力上抬，打开胸廓，吸气，使头向右上后仰，右手掌用力下按，使头前屈，二力抗争。（图 9-8C）鼻息调匀。然后呼气，低头看左脚跟，同时右手右臂放松曲肘。

6. 运动两臂　左掌由后经上往前，右上肢向前回环，左右两掌相叉立于胸前。左右交换，要求相同。

【习练功用】

本势重点锻炼颈肌、肱三头肌、肱二头肌、前臂屈肌群、肩胛提肌、斜方肌和背阔肌等。增强颈部力量、臂力与腕力。

功能：舒经通络、强筋骨，宽胸理气、通督脉。可用于颈椎病、肩背劳损、肩周炎、肘腕肌腱损伤、肺气肿、脑供血不足等患者的调理和治疗。

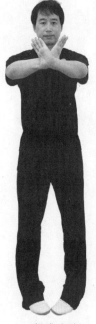　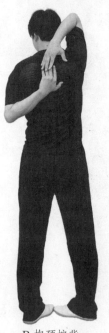　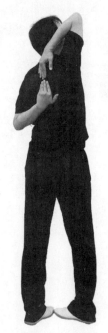

A 提掌胸前　　　　　　B 抱颈按背　　　　　　C 与项争力

图 9-8　九鬼拔马刀势

八、三盘落地势

【原文】上腭坚撑舌，张眸意注牙，足开蹲似踞，手按猛如掔，两掌翻起齐，千斤重有加，瞪睛兼闭口，起立足无斜。

【基本练习法】

1. 预备势　同韦驮献杵第一势预备势。

2. 双手叉腰　左足向左横开一步，两足之距较肩宽，足尖微内收，两手叉腰。静息，平视。

3. 马步下蹲　屈膝下蹲成马步。头端平，目前视。含胸微拔背，松肩，屈膝，两脚踏实。两手由后向前抄抱，十指交叉而握，掌背朝前，虎口朝上，肘微屈曲，肩松，两上肢似一个圆盘处于上胸。

4. 仰掌上托　旋腕转掌，两掌心朝前。运动两臂，使两掌向左右而下，由下成仰掌，两掌心朝上如托重物，徐徐上托与肩平，两手相距与肩等宽。（图9-9A）

5. 三盘落地　两掌翻转掌心朝下，拇指与四指分开，指尖相对，慢慢下覆，悬空按于膝盖上部，按之如按水中浮球，然后分按至于膝旁，上身正直，松肩，两目平视，呼吸自然。定势，1～5分钟。（图9-9B）

6. 收势　先深吸气，同时两腿缓缓升直，两掌心向上托至肩平，然后徐徐呼气，同时翻掌转向下，徐徐落至两侧，还原至预备势。

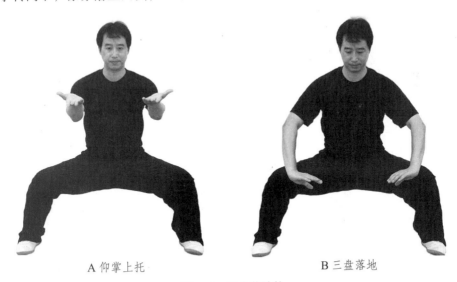

A 仰掌上托　　　　　　　　　　B 三盘落地

图9-9　三盘落地势

【习练功用】

本势重点锻炼下肢股四头肌、股二头肌及腰背肌。可增强腰力、腿力及下肢的耐力。

功能：健腰补肾、调达心肾。可用于心悸失眠、神经衰弱、头昏乏力、下肢静脉曲张、腰腿痛、盆腔炎、附件炎等患者的调理和治疗。

九、青龙探爪势

【原文】青龙探爪，左从右出，修士效之，掌平气实，力周肩背，围收过膝，两目注平，息调心谧。

【基本练习法】

1. 预备势　同韦驮献杵第一势预备势。

2. 仰拳护腰　左足向左平跨一步与肩等宽，成开立站势。两手仰拳护腰，身立正直，头端平，目前视。

3. 转腰探爪　以腰带动手臂，向右转体，左手向右前方尽力伸出，掌心向上，掌与眼平，目视左手方向，然后四指并拢，屈拇指内扣，按于掌心劳宫穴，翻掌向右前，左臂向右前伸展，目视左掌。然后，上身向右前方下俯，左手随势下探至右足正前方，再移掌至体前，触地紧按，双膝挺直，足跟不得离地。可练3分钟左右。（图9–10A、B）

4. 围收过膝　头放松，左掌离地，围左膝上回收至腰，成仰拳护腰势，同时缓缓起身立直。（图9–10C）

5. 收势　深吸一口气，徐徐呼出，还原至预备势。（左右交换，要求相同）

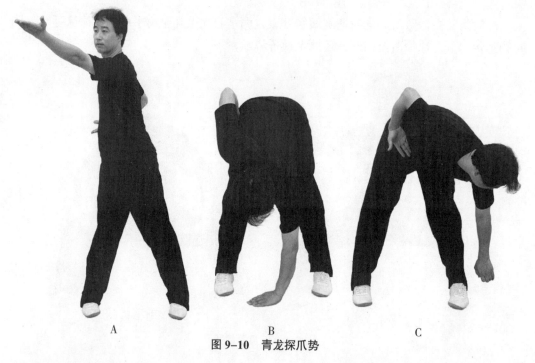

A　　　　　　　　B　　　　　　　　C

图9–10　青龙探爪势

【习练功用】

本势重点锻炼上肢各肌群、肋间肌、腹外斜肌、背阔肌、臀大肌、下肢后侧肌群等。增强上下肢力量和蓄劲。

功能：疏肝利胆、壮腰强筋。可用于慢性肝病、慢性胆囊炎、慢性腰肌劳损、下肢无力等患者的调理和治疗。对呼吸系统疾病、妇科经带疾患也有较好的防治作用。

十、卧虎扑食势

【原文】两足分蹲身似倾，屈伸左右腿相更，昂头胸作探前势，偃背腰还似砥平，鼻息调元均出入，指尖着地赖支撑，降龙伏虎神仙事，学得真形也卫生。

【基本练习法】

1. 预备势 同韦驮献杵第一势的预备势。

2. 弓步探爪 左脚向前迈一大步，右腿蹬直，成左弓箭步，双手由腰侧向前作扑伸动作，手与肩同高，掌心向前，坐腕，手呈虎爪状，前扑动作刚劲有力，如饿虎状。（图9-11A）

3. 撑掌叠足 两手指掌撑地，置于左足前，掌心悬空。左足收于右足跟上，双足跟背相叠。

4. 后收提臀 身体向后收回提臀，双足踏紧，臀高背低，胸腹微收，两臂伸直，蓄势待发。（图9-11B）

5. 前探偃还 头、胸腹、腿依次紧贴地面，向前呈弧形推送，至抬头挺胸，沉腰收臀位，双目前视。再依次由腿、腹、胸、头紧贴地面，向后呈弧形收回，成臀高背低位。如此成波浪形往返动作，势如卧虎扑食。配合呼吸，后收吸气，前探呼气。可反复练习1～30次。（图9-11C）

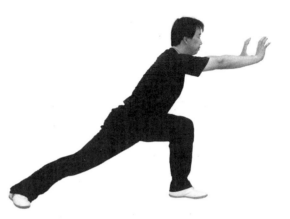

A 弓步探爪

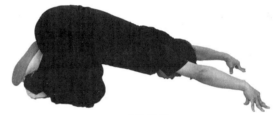

B 后收提臀

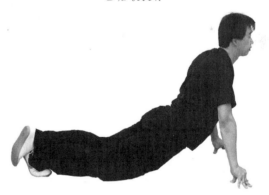

C 前探偃还

图9-11 卧虎扑食势

6. 收势 于臀高背低位时，先深吸气，然后徐徐呼出，左足从右脚跟上落下，向前迈半步，转身向前，左脚收回，两足成并步，还原至预备势。（左右交换，要求相同）

【习练功用】

本势重点锻炼手指、上肢各肌群，以及胸大肌、腹肌、腰背肌、下肢各肌群。增强指力、臂力与腰力。

功能：壮腰健骨、舒筋通络、充调任督。可用于颈椎病、腰背肌劳损、腰椎间盘突出症、四肢关节活动不利等患者的调理和治疗。

十一、打躬势

【原文】两手齐持脑，垂腰至膝间，头唯探胯下，口更啮牙关，掩耳聪教塞，调元气自闲，舌尖还抵腭，力在肘双弯。

【基本练习法】

1. 预备势　同韦驮献杵第一势的预备势。

2. 展臂抱枕　左足向左横开一步，足尖内扣，比肩稍宽。两手仰掌外展，肩肘腕相平。两掌上举至头，十指交叉相握，屈肘，双掌抱持枕部，肘后伸。屈膝下蹲成马步。（图 9-12A）

3. 击鸣天鼓　弯腰俯身的同时，双手慢慢分开，掌心分别掩住耳郭，四指按于枕骨，食指从中指滑落，弹击天鼓，共击 24次。（图 9-12B）

4. 直膝弯腰　慢慢向前俯腰，同时伸直下肢，双手用力抱于枕后，头低伸至胯下，足跟不离地，双目后视。（图 9-12C）

5. 收势　先深吸气，随势直腰屈膝，恢复马步下蹲，后缓缓伸膝直立，再缓缓呼气。双手同时回落至体侧。还原至预备势。

【习练功用】

本势重点锻炼颈项肌肉、上肢各肌群、胸大肌、肋间肌、背阔肌、腰背肌和下肢后侧诸肌群等。增强臂力、腰力、腿力。

功能：醒脑明目、固肾益智。可用于头昏头晕、记忆力减退、视力模糊、耳鸣耳聋、腰膝酸软、失眠乏力等患者的调理和治疗。

十二、掉尾势

【原文】膝直膀伸，推手自地，瞪目昂头，凝神一志，起而顿足，二十一次，左右

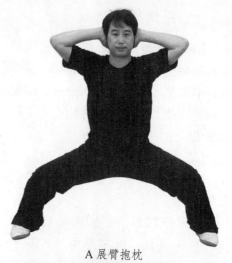

A 展臂抱枕

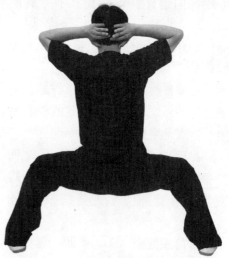

B 击鸣天鼓

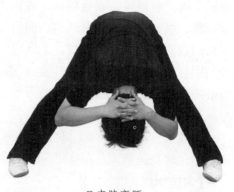

C 直膝弯腰

图 9-12　打躬击鼓势

伸肱，以七为志。

【基本练习法】

1. 预备势 同韦驮献杵第一势的预备势。

2. 握指上托 并步直立，双手十指交叉握于小腹前，掌心向上提于胸前，旋腕翻掌心上托至两肘欲直，目向前平视。

3. 后弓前俯 双手臂、头、脊背极力后仰，双膝微屈，足不离地，全身尽力绷紧，犹如拉紧弓弦，两目上视，呼吸自然，切勿屏气，再俯身向前，随势掌心向下，推掌及地，掌心尽量紧贴地面，昂首抬头，目视前方，下肢挺直，足跟不离地。（图 9-13A）

4. 推掌及地 配合呼吸，深吸气时上身伸直，提掌至小腹前，深呼气时，上身前俯，推掌至地，如此往返 4 次。（图 9-13B）

5. 左右侧俯 向左侧转体 30°，随势向左前方俯身，双掌推至左脚外侧，尽量掌心贴地，双膝挺直，足跟勿离地，昂首抬头，目视右前方，由原路返回，身体转正，双手随势上托，再向右侧转体 30°。随势向右前方俯身，双掌推至右脚外侧，尽量掌心贴地，昂首抬头，目视左前方，再原路返回，身体转正，双手随势上托。（图 9-13C）

6. 收势 先深吸气，同时起身直腰，呼气时，双手分开，缓缓收回身体两侧，还原至预备势。

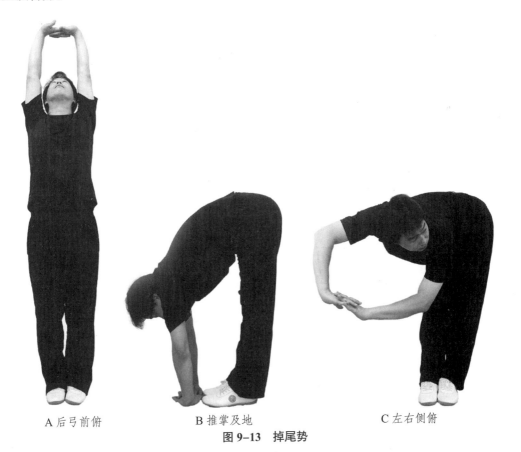

A 后弓前俯　　　　　　B 推掌及地　　　　　　C 左右侧俯

图 9-13　掉尾势

【习练功用】

本势重点锻炼背阔肌、竖脊肌、腹直肌、腹外斜肌、腹内斜肌、上肢肌群、下肢肌群等。增强腰背、胸腹、上肢、下肢及手指的肌力。

功能：强筋健骨、滑利关节。可用于颈椎病、肩臂劳损、腰背劳损、腕手部筋伤等患者的调理和治疗。

附《易筋洗髓内功图说》采精华法

日取于朔，谓与月初之交，其气方新，堪取日精。月取于望，谓金水盈满，其气正旺，堪取月华。设朔望日遇有阴雨或值不暇，则取初二、初三、十六、十七，犹可凝神补取。若过此六日，则日昃月亏，虚而不足取也。朔取日精，宜寅卯时，高处默对，调匀鼻息，细吸光华，合满一口，闭息凝神，细细咽下，以意送之，至于中宫，是为一咽。如此七咽，静守片时，然后起行，任从酬应，毫无妨碍。望取月华，亦准前法，于戌亥时，采吞七咽。此乃天地自然之利，唯有恒心者，乃能享用之，亦唯有信心者，乃能取用之。此为法中之一部大功，切勿忽误也。

按语：此段讲述朔采日精及望取月华之法。每个人可按体质采取不同方法，阳虚者多采日精，阴虚者多取月华。平和之人，日月精华均取。

（李冬梅）

【思考题】

1. 易筋经习练的要领是什么？
2. 易筋经各功势的习练功用是什么？
3. 易筋经与一指禅推拿的关系是什么？

第十章　六字诀 ▷▷▷▷

六字诀是一种在呼气过程中配合念字的吐纳类功法，共有六个字，所以通常称之为六字诀，也叫六字气诀。

第一节　概述

一、六字诀的源流与功效

根据南北朝·陶弘景《养性延命录》的记载，六字诀功法出自《仙经》。目前所知，较早记载六字诀功法的文献除了此书以外，还有隋·智颛《童蒙止观》、隋·巢元方《诸病源候论》和唐·孙思邈《备急千金要方》等，宋·赵佶的《圣济总录》则做了一次集成，之后流传至今，一直为临床所采用。

六字诀有良好的疗效。《养性延命录·服气疗病篇》说："委曲治病，吹以去热，呼以去风，唏以去烦，呵以下气，嘘以散滞，呬以解极。"非常明确地指出了呼气时念吹、呼、唏、呵、嘘、呬六个字的不同功效。《圣济总录》也采用了这一论断。

《诸病源候论·卷十五·五脏六腑病诸候》说："肝脏病者，忧愁不乐，悲思愤怒，头旋眼痛，呵气出而愈。心脏病者，体有冷热，若冷呼气出，若热吹气出。脾脏病者，体面上游风习习痛，身体痒，烦闷疼痛，用唏气出。肺脏病者，体胸背痛满，四肢烦闷，用嘘气出。肾脏病者，咽喉窒塞，腹满耳聋，用呬气出。"可以看出，六字诀治疗的病症进一步丰富，并且跟内脏联系起来。《备急千金要方》的记载与此基本一致。

二、六字诀的特点

1. 六字诀与脏腑紧密配属

《备急千金要方·卷二十七养性·调气法》说："心脏病者，疗法用呼吹二气，呼疗冷，吹治热；肺脏病者，用嘘气出；肝脏病者，用呵气出；脾脏病者，用唏气出；肾脏病者，用呬气出。"所记载六字与内脏对应的配属关系，可以看作《诸病源候论》的延续。

与之相比，稍早的《童蒙止观》所记载的六字与脏腑系统的配属关系则有所不同，其文曰："心配属呵肾属吹，脾呼肺呬圣皆知，肝脏热来嘘字至，三焦壅处但言嘻。"《圣济总录》则沿用了这种配属关系，以至于对后世产生了比较大的影响。

2. 纳一吐六

《养性延命录·服气疗病篇》说:"凡行气,以鼻内气,以口吐气,微而引之,名曰长息。内气有一,吐气有六。内气一者,谓吸也;吐气六者,谓吹、呼、唏、呵、嘘、呬,皆出气也。凡人之息,一呼一吸,元有此数,欲为长息吐气之法。"又说:"行气者,先除鼻中毛,所谓通神之路。若天恶风猛,大寒大热时,勿取气。"

《备急千金要方·卷二十七养性·调气法》说:"冷病者,用大呼三十遍,细呼十遍;呼法,鼻中引气入,口中吐气出,当令声相逐呼字而吐之。热病者,用大吹五十遍,细吹十遍;吹如吹物之吹,当使字气声似字。肺病者,用大嘘三十遍,细嘘十遍。肝病者,用大呵三十遍,细呵十遍。脾病者,用大唏三十遍,细唏十遍。肾病者,用大呬五十遍,细呬三十遍。此十二种调气法,若有病依此法恭敬用心,无有不差。皆须左右导引三百六十遍,然后乃为之。"

综合以上记载,六字诀的操作特点可以归纳为:①以鼻吸气,以口呼气;②呼吸的节律比平时稍慢,"微而引之""绵微而用""为长息吐气之法";③呼气时念嘘、呵、呼、吹、呬、唏六个字,是用心去念,并不发出声音;④根据具体病情,每个字念的遍数可有不同,一般 30 遍左右,短可 10 遍,长则 50 遍;⑤练习吐纳之前,先行导引;⑥注意清洁鼻腔,遇到大寒、大热、大风等恶劣天气时暂停练习。

第二节　六字诀的锻炼方法

一、预备式

【基本动作】

取站立位或平坐位,两脚平行分开,与肩等宽;髋部放松,重心下坠;虚膝实足,十趾抓地;虚灵顶劲,头正身直,舌抵上腭,目视前方;沉肩坠肘,含胸拔背,直腰蓄腹,两手自然垂于体侧。(图 10-1)

【动作要领】

调匀呼吸,并将呼吸的节律渐渐放慢,以不出现憋气感为度。在呼吸时默念"松""放松"或"平静",反复 10～30 次。

【功效应用】

预备式作为正式练习六字诀功法之前的准备。

二、嘘字诀

【基本动作】

左脚开步,与肩同宽,两手掌提至腰间,掌心向上,目视前下方。两脚不动,身体左转 90°;同时,右掌由腰间缓缓向左侧穿出,约与肩同高,并配合口吐"嘘"字音;两目渐渐圆睁,目

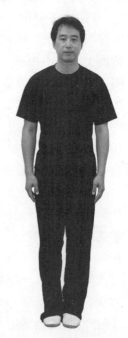

图 10-1　预备式

视右掌伸出方向。右掌沿原路收回腰间；同时身体转回正前方；目视前下方。身体右转90°；同时，左掌由腰间缓缓向右侧穿出，约与肩同高，并口吐"嘘"字音；两目渐渐圆睁，目视左掌伸出方向。左掌沿原路收回腰间，同时身体转回正前方；目视前下方。如此左右穿掌各 3 ～ 6 次。本式共吐"嘘"字音 6 ～ 12 次。（图 10-2）

【动作要领】

"嘘"字吐气法："嘘"字音 xū，属牙音。发音吐气时，嘴角后引，槽牙上下平对，中留缝隙，槽牙与舌边亦有空隙。发声吐气时，气从槽牙间、舌两边的空隙中呼出体外。

穿掌时口吐"嘘"字音，收掌时鼻吸气，动作与呼吸应协调一致。

【功效应用】

嘘字诀具有疏肝理气、行气散滞的功效。适于忧愁不乐、悲思愤怒、胸胁胀闷、食欲不振、头旋眼痛、视物昏花、两目干涩等肝气不舒、肝血亏虚者锻炼。

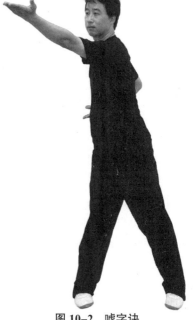

图 10-2 嘘字诀

三、呵字诀

【基本动作】

脚趾微微用力抓地，两手掌自身体两侧抬起，掌心向上，两手与下颏同高时，曲肘，翻掌掌心向内，两手相合，掌指朝下，掌背相对，下颌微收，两手由上向下，自胸前向下落至腹前，同时口吐"呵"字音。两掌向下，与脐平时，屈髋屈膝下蹲，同时两掌转为掌心向下向外，分至两腿外侧。第二遍，两掌外旋呈捧掌，然后重复前面的动作，反复6次。（图 10-3）

【动作要领】

呵字读音 hē，口型半张，舌体下沉。

手掌从两侧上抬过程中吸气；两掌下落至胸前及腹前过程中呼气，同时默念"呵"字。此为 1 次，重复 6 次。

【功效应用】

呵字诀具有降心火、安心神的功效。适于心慌、胸闷、气短、气喘、健忘、失眠、口舌生疮等心肾不交、心火上炎者锻炼。

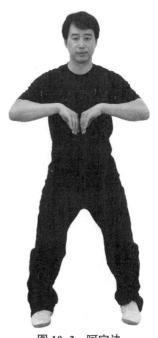

图 10-3 呵字诀

四、呼字诀

【基本动作】

足趾微微用力抓地，两手掌心对准肚脐，两膝缓缓伸直，同时两掌慢慢合拢，至肚脐前 10cm 左右。微屈膝下蹲，同时口吐"呼"字；同时两手外撑，两臂呈圆形。如此反复练习。（图 10-4）

【动作要领】

呼字读音 hū。口唇微撮，舌两侧微微上卷。

两掌收回脐部的过程中吸气，微屈膝下蹲，两手外撑，两臂呈圆形，同时默念"呼"字。此为 1 次，重复 6 次。

【功效应用】

呼字诀具有泄脾胃浊气、健运脾胃的功效。适于脘腹胀满、腹泻、四肢疲乏、食欲不振、消化不良等脾失健运、胃气失和者锻炼。

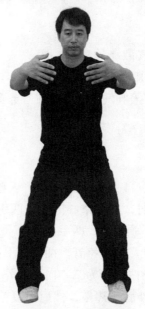

图 10-4　呼字诀

五、呬字诀

【基本动作】

足趾微微用力抓地，两膝缓缓伸直，两掌自然下落，掌心向上，十指相对，两掌缓缓上托至胸平，两肘下落，夹肋，两手顺势立掌于肩前，掌心相对，指尖向上，两肩胛骨向脊柱靠拢，展肩扩胸，仰头缩项，目视斜上方。微屈膝下蹲，口吐"呬"字音，同时松肩伸项，两掌缓缓向前平推，逐渐转成向前亮掌，目视前方。两掌旋腕，掌心向内，两膝缓缓伸直，同时曲肘，两掌缓缓收拢至胸前约 10cm，然后再落肘，夹肋，展

肩扩胸，仰头缩项，推掌，吐"呬"字音。重复6次。（图10-5）

【动作要领】

呬字读音 sī。口微张，舌尖轻放在上下牙之间。

两掌立于肩前，展肩扩胸，仰头缩项，过程中吸气，向前推掌过程中呼气，同时默念"呬"字。此为1次，重复6次。

【功效应用】

呬字诀具有吐故纳新、宣肺解肌的功效。适于咳嗽喘憋、四肢烦闷、项背僵硬等肺气失宣、筋脉失养者锻炼。

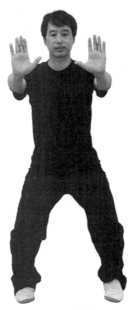

图 10-5　呬字诀

六、吹字诀

【基本动作】

足趾微微用力抓地，两掌掌心向内，自体侧向后，经臀部上提至两肾俞；两膝下蹲，口吐"吹"字，同时两掌经腰两侧至腹前沿两大腿前向下，环绕两膝，两掌摩膝盖两圈，然后两掌向外，掌心向下外，放在两膝外侧。两膝缓缓伸直，两掌收回放在两肾俞穴上。之后反复6次。（图10-6）

【动作要领】

吹字读音 chuī。发唇音，发声吐气时，舌体、嘴角后引，槽牙相对，两唇向两侧拉开收紧，气从喉出后，从舌两边绕舌下，经唇间缓缓呼出体外。

两掌提至肾俞穴过程中吸气，两掌向下至摩膝及分至两膝外侧过程中呼气，呼气过程中默念"吹"字。此为1次，重复6次。

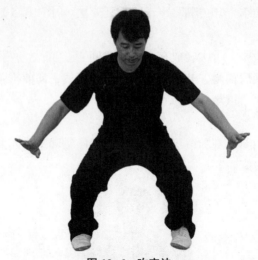

图 10-6　吹字诀

【功效应用】

吹字诀具有泄肾中浊气、强腰固肾的功效。适于腰膝酸软、盗汗遗精、阳痿、早泄、子宫虚寒等肾虚不固者锻炼。

七、嘻字诀

【基本动作】

足趾微微用力抓地，两手掌心向上，自腹前交叉上提至胸前；两手继续上托至面前，两手分掌，外开，上举，两臂伸直，掌心斜向上，目视上方。（图 10-7）

两掌心向内，交叉，由胸前下落，至腹前，两手打开，屈膝下蹲，两掌分在两胯旁约 15cm，掌心向下外。

【动作要领】

嘻字读音 xī。口微开，嘴角向两侧微微用力拉开，舌体微微后缩，舌尖向下。

手掌上提至胸前过程中吸气，继续上托过程中呼气，同时默念"嘻"字；收掌下落至胸前过程中吸气，继续下落至腹前过程中呼气，同时默念"嘻"字。此为 1 次，重复 6 次。

【功效应用】

嘻字诀具有通利三焦的功效。适于眩晕、耳鸣、喉痛、胸腹胀闷、小便不利等三焦气机不畅者锻炼。

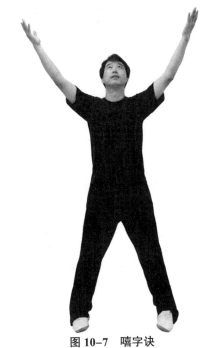

图 10-7　嘻字诀

八、收功

【基本动作】

两脚合拢，两手掌心向上，自体侧向上合于头部上方；掌心向下，落于腹前，左手在外，右手在内，两手相叠，虎口交叉。

【动作要领】

手掌上提过程中吸气，下落过程中呼气，重复 3 次，停留 30 秒。

【功效应用】

用于结束练功。

（詹红生）

【思考题】

1. 六字诀是如何与脏腑系统进行配属的？

2. 根据文献记载，六字诀的练习方法包括哪些主要内容？

第十一章　五禽戏　▷▷▷▷

第一节　概述

一、五禽戏的源流与功效

五禽戏，又称华佗五禽戏、五禽气功等，是东汉末年的名医华佗在天道自然观的影响下，根据"流水不腐，户枢不蠹"的"以动养生"理论，运用阴阳、五行、藏象及气血等相关中医理论，以运动四肢关节、脊柱和按摩脏腑、经络为原则，并以养生、防病和治病为目的创编而成的一套传统导引养生术。

五禽戏最早见于西晋陈寿所著的《三国志·华佗传》，其曰："吾有一术，名五禽之戏，一曰虎，二曰鹿，三曰熊，四曰猿，五曰鸟。亦以除疾，并利（蹄）足，以当导引。"南北朝时范晔在《后汉书·华佗传》中的记载与此基本相同。《华佗别传》中曾记载其弟子吴普常年习练五禽戏活到90余岁，仍然"耳目聪明，齿牙完坚"。可以看出，《五禽戏》其功效兼顾健身养生和康复医疗两个方面，设计比较科学，通过活动人体筋骨、血脉，帮助消化吸收，以达到增强体质、预防和治疗疾病的目的。例如，虎戏是模仿虎的前肢扑动，借以锻炼人的上肢。鹿戏，是模仿鹿的伸转头颈，借以锻炼头颈的运动。熊戏，是模仿熊的侧卧动作，借以锻炼躯干部分的侧屈运动。猿戏，是模仿猿的脚尖纵跳，以锻炼下肢的运动。鸟戏，是模仿鸟的展翼飞翔，以锻炼上肢关节和胸部、调整呼吸的运动。

二、五禽戏的特点

五禽戏由5组动作构成，分别是虎戏、鹿戏、熊戏、猿戏和鸟戏，每种动作分别模仿了相应的动物动作形态和生活特点，是一种外动内静、动中求静、动静俱备、有刚有柔、刚柔相济、内外兼练的仿生学功法。这也是五禽戏的最大特点。它开辟了后世导引术套路式的先河，在我国乃至世界传统养生保健史上具有重要的意义。

模仿动物的功法早在汉代以前就有，如《庄子·刻意》曰："吐故纳新，熊经鸟申，为寿而已。此道（导）引之士、养形之人、彭祖寿考者所好也。"《淮南子》提道："若夫吹呴呼吸，吐故纳新，熊经、鸟伸、凫浴、猨躩、鸱视、虎顾，是养形之人也。"湖南长沙马王堆汉墓出土的帛画《导引图》中绘有多幅模仿熊、鸟、鹤、猿、猴、龙、鹞等动物神态进行锻炼的姿态图。五禽戏最初并没有相关的文字流传，华佗的功绩在于将以前的导引养生术进行了系统的总结，并组合成套路，通过口授身传使其得以传播。

第二节 五禽戏的锻炼方法

一、虎戏

【动作要领】

基本手型：虎戏的基本手型为"虎爪"，练习时将五指向外撑开，虎口处尽量展开、撑圆，手指的第一、第二指节关节弯曲内扣，犹如老虎爪般威猛及充满力量。

基本步法：虎戏的基本步法为"虎扑步"，练习时一脚向身体同侧迈出一步，以脚跟着地，脚尖向上翘起，膝盖微屈；另一条腿微屈曲下蹲，以全脚掌着地，脚尖斜向身体外侧约45°；身体的重心以后脚为主，后脚七分力，前脚三分力。

第一式 虎举

步骤一：站立位，两脚分开，与肩同宽，全身放松；头微微低下，同时双手掌心向下撑，十指张开，变成虎爪状，并且目视两掌。（图11-1A）

步骤二：手指以小指为先，其余四指依次弯曲握拳，攥紧拳头，然后手肘屈曲，双手拳心相对沿着身体前缓缓上提。

步骤三：待双拳移至平肩高时，手掌放松，打开十指，保持匀速上举至头上方，缓缓仰头，眼随手走；当手掌上升至极点后，手指再次弯曲变成虎爪，掌心向上，配合呼吸吐纳，上举时吸气；双掌上举时，要有伸筋拔骨之感，身体保持垂直，犹如托起重物一般，目视双爪。（图11-1B）

步骤四：虎爪以小指为先，其余四指依次弯曲握拳，攥紧拳头，拳心相对，然后屈肘缓缓用力下拉，目视双拳移动，至肩前高度，松拳为掌，配合呼吸吐纳方法，下落时呼气。

步骤五：双肘外展，掌心向下，沿着身体前缓缓下按至腹前并置于身体两侧，目视前方，全身放松。

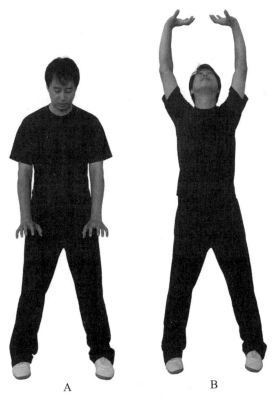

A   B

图11-1 虎举

本式动作左右连贯、交替重复数次后，双手自然下垂于体侧，目视前方。

第二式　虎扑

步骤一：站立位，两脚分开，与肩同宽，全身放松；双手握空拳，微屈膝下蹲，随着向前顶膝、顶髋、顶腹，身体逐步向后呈弓形；空拳则随身体运动而沿着身体两侧上提至肩膀的前上方。

步骤二：身体缓缓弯腰前伸与双腿呈 90°，双拳从肩前上方向上、向前扑出，同时由握空拳时十指弯曲的状态转换为虎爪状，掌心向下，挺胸塌腰，头略抬，目视前方。（图 11-2A）

步骤三：双腿微屈曲、下蹲，身体重心在两脚中间，同时收腹含胸，双手呈虎爪拉回下按至身体两侧，掌心向下，目视前方。

步骤四：手形由虎爪变成空拳，身体随着向前顶膝、顶髋、顶腹，逐步向后呈弓形，空拳则随身体运动而沿着身体两侧上提至肩膀的前上方，掌心向下，目视前方。

步骤五：右腿站立，左腿屈膝提起，脚面内扣放松，同时双手由空拳变成虎爪并上举伸展，左脚往前迈出一步落下，脚跟着地，右腿呈微屈膝下蹲，成左虚步，同时上体前倾，双虎爪迅速向前、向下按至膝前两侧，两臂撑圆，掌心向下，双目圆瞪，目视前方，如虎扑食状。（图 11-2B）

步骤六：以上动作稍停顿，然后上半身抬起，左脚收回，双脚开步同肩宽站立，双手随之收回，自然垂于身体两侧，目视前方。

本式动作左右连贯、交替重复数次后，双手自然下垂于体侧，目视前方。

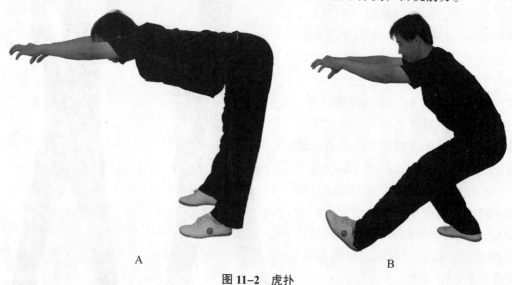

　　　　A　　　　　　　　　　　　　　B

图 11-2　虎扑

【功法内涵】

虎戏，在中医五行中属于木，对应脏腑为肝，肝主藏血，在体合筋。

1. 中医学内涵　虎戏中，虎爪的手形变化，当手由掌转换为虎爪，再转换为握拳之间，锻炼人体之经筋，并增强握力；虎举式中的步骤一至步骤五，双手在一紧一松、反复四次的用力过程中，促进了气血运行，习练时多有手臂的烘热感；肝宜疏散而不宜抑郁，虎举式中双手掌举起时尽量伸展、下落时自然放松，配合深长匀细的呼吸吐纳，有助于调理肝气，疏肝解郁；肝开窍于目，习练过程中眼随手走，目睛转动，虎扑式中双目自然平视与圆瞪相交替，有清肝明目之功，使眼睛明润光亮；虎戏与五季中的春季相对应，春季万物生长，习练中通过拉伸躯体、头颈、四肢，以求伸筋拔骨之感，亦锻炼了筋骨经脉。

整套虎戏，自然放松，升降有度，在一升一降中升清降浊、疏肝理气、调理三焦。

2. 西医学内涵 虎戏中的虎举式，步骤一至步骤五中双手在一紧一松反复四次的用力过程中，促进了外周血液循环，增加了回心血量，保护了心脏功能。整套虎戏，有效地锻炼了人体脊柱及关节的柔软性和延展性，通过拉伸躯体、头颈、四肢，带动了脊柱的运动，增强局部肌肉的力量，更能有效地缓解脊柱的疾患，并且能够起到一定的预防作用，尤其对颈椎病、腰椎退行性改变、胸椎小关节紊乱等有良好的功能锻炼效果。

二、鹿戏

【动作要领】

基本手型：鹿戏基本手形为"鹿角"，手掌五指张开、伸直，同时中指、无名指弯曲内扣。

基本步法：

（1）弓步：一腿向身体外侧斜45°迈出一步，同时膝关节弯曲成90°左右，迈出脚后膝关节与脚尖要上下相对，脚尖稍向内扣；另一腿自然伸直，全脚掌着地，脚尖亦稍向内扣，并且身体要与地面垂直。按照动作的方向可分为侧弓步、前弓步、后弓步等。

（2）丁步：支撑腿站立，膝盖微屈，脚尖朝前，另一条腿屈膝，前脚掌着地，脚尖亦朝前，重心在支撑腿上。

第一式：鹿抵

步骤一：站立位，两脚分开，与肩同宽，全身放松；双腿微屈曲，身体重心落至右腿，呈左丁步站立；双手握空拳，手臂向右侧摆起，右臂微屈，左臂屈曲，左拳面对着右前臂，至约与肩平，拳心向下，眼随手动，目视右拳。

步骤二：左脚向左前方迈一步，脚跟着地，重心向前移，左脚逐渐踩实，左腿屈膝，左脚尖外撇、蹬实，右腿随之蹬直，呈左弓步；身体向左尽量扭转，同时双空心拳转变成鹿角，向左上画弧，掌心向外，鹿角指尖朝后，左臂屈肘，前臂外展平伸，肘部抵靠左侧腰部；右臂上撑举至头前，头向后转目视右脚跟。（图11-3）

步骤三：以上动作稍作停顿，身体向右转，同时双手向上、向右下划弧，落下时双鹿角转为握空拳下落于体前，左脚收回，开步站立，目视前方。

本式动作左右连贯、交替重复数次后，双手自然下垂于体侧，目视前方。

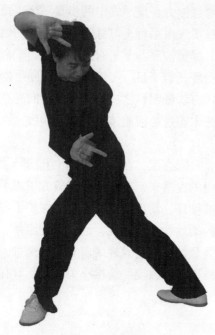

图 11-3　鹿抵

第二式：鹿奔

步骤一：站立位，两脚分开，与肩同宽，全身放松；左脚向左前方迈出一步，重心随屈膝前移，右腿随之蹬直，转换成左弓步；同时双手握空拳，随着向前迈步而上提，并随重心前移而向前推出约与肩平，与肩同宽，拳心朝下，稍作停顿后突然屈腕如鹿蹄奔腾，目视前方。

步骤二：身体重心向后移，左膝伸直，全脚着地，同时右腿屈膝，低头，收腹，弓背，双臂随之内旋，两掌背相对、前伸，同时拳转为鹿角。（图 11-4）

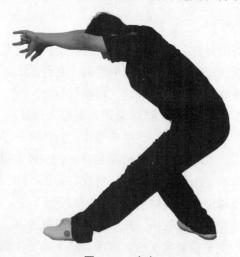

图 11-4　鹿奔

步骤三：身体重心前移，上身挺起，右腿伸直，左腿屈曲，成左弓步，松肩沉肘，双臂外旋，鹿角转为空拳，拳心向下，目视前方。

步骤四：左脚内扣收回，双脚成开立步，双拳变掌，落于体侧，目视前方。

本式动作左右连贯、交替重复数次后，双手自然下垂于体侧，目视前方。

【功法内涵】

鹿戏，在中医五行中属于水，对应脏腑为肾，肾主纳气，在体合骨。

1. 中医学内涵 鹿戏动作中，鹿抵以腰部的左右旋转、侧屈、拧转为主，腰部在一紧一松的锻炼过程中，使肌肉筋骨得到了全面的自我按摩，而"腰为肾之府"，对腰部的自我按摩犹如对肾脏的按摩保养一样，具有益肾固精、强筋健骨的作用；鹿抵中伴随腰部的左右扭转，双手臂在保持"鹿角"手形的前提下，一肘部抵靠腰部，一臂上撑举至头前，左右反复，一张一弛，使心经、心包经经脉得到了牵拉锻炼，具有调理心血的功用，上下肢动作协调往返，使心肾两脏同时得到了锻炼，共享水火既济、宁心安神之效；鹿奔动作中的双臂内旋前伸，身体重心后坐，收腹弓背，而后身体放松，重心前移，此组动作首先是对督脉的拉伸锻炼，而"督脉为阳脉之海"，故而具有振奋一身阳气、温阳益肾的作用，然后是其在弓背后坐与放松前移的过程中使腰部的腰阳关穴、命门穴、肾俞穴等穴一开一阖，启动了穴位的开阖枢机，具有温肾助阳填精的功效。

2. 西医学内涵 鹿戏动作中，鹿抵以腰部的旋转、侧屈、拧转为主，不仅可以锻炼腰部的肌肉力量，强筋健骨以加强对腰椎的保护作用，亦能防止肥胖引起的腰部脂肪堆积，并且对于腰椎的小关节紊乱的调节起到很好的辅助作用；鹿奔动作中的双臂内旋前伸，可锻炼肩膀、背部的肌肉，对于颈椎及肩周疾病引起的疼痛、酸胀等不适能起到很好的缓解作用，弓背后坐与放松前的过程也是对整个腰背部肌群功能锻炼的过程，有效地提高了腰背肌对脊柱的保护作用。

三、熊戏

【动作要领】

基本手型：熊戏基本手型为"熊掌"，除了拇指以外的其余四指并拢弯曲，不握紧，虎口撑圆，大拇指压于食指指端。

基本步法：弓步。一腿向身体外侧斜45°迈出一步，同时膝关节弯曲成90°左右，迈出脚后膝关节与脚尖要上下相对，脚尖稍向内扣；另一腿自然伸直，全脚掌着地，脚尖亦稍向内扣，并且身体要与地面垂直。按照动作的方向可分为侧弓步、前弓步、后弓步等。

第一式：熊运

步骤一：站立位，两脚分开，与肩同宽，全身放松；双手握空拳为熊掌，拳眼相对，屈肘下垂，贴于下腹前约关元穴部位，目视双拳。

步骤二：含胸松腰，以腰、腹部为轴，上半身向左侧倾斜，按逆时针方向摇晃，双

拳随着上身摇晃经左下腹、左肋部、上腹部、右肋部、右下腹部画圈，双眼随着身体的摇晃而环视。（图11-5）

步骤三：双手握空拳为熊掌，拳眼相对，屈肘下垂，贴于下腹前约关元穴部位，目视双拳。

本式动作左右连贯、交替重复数次后，双手自然下垂于体侧，目视前方。

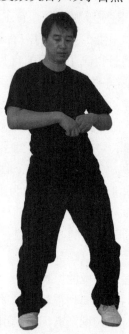

图11-5　熊运

第二式：熊晃

步骤一：站立位，两脚分开，与肩同宽，全身放松；双掌变为熊掌，身体重心右移至右脚，左髋随之上提，带动左脚离地，同时左脚屈膝抬起，目视前方。

步骤二：身体重心向左前移，左脚向左前方迈步，身体放松向下落步，全脚掌同时踏实，脚尖朝前，右腿随之蹬直呈弓步；身体向右转，重心前移，肘关节屈曲撑圆，左臂内旋、前靠，左拳摆至左膝前上方，拳心朝左，右拳摆至身体后，拳心朝后，头稍稍抬起，目视左前方。（图11-6）

步骤三：身体向左转，重心后移后坐，右腿屈膝，左腿稍伸直，拧腰晃肩，带动双臂前后划弧形摆动，右拳摆至身体前上方，拳心向下，左拳摆至身体后，拳心朝后，目视左前方。

步骤四：身体再右转，重心前移，左腿屈膝，右腿伸直，肘关节屈曲撑圆，左臂内旋、靠前，左拳摆至左膝前上方，拳心朝左，右拳摆至身体后，拳心朝后，目视左前方。

本式动作左右连贯、交替重复数次后，双手自然下垂于体侧，目视前方。

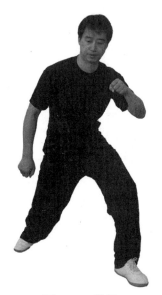

图 11-6　熊晃

【功法内涵】

熊戏，在中医五行中属于土，对应脏腑为脾，脾主运化，在体合肉。

1. 中医学内涵　熊戏动作中，熊运练习时，以腰、腹部为轴做顺时针和逆时针的转动，对于脾经、胃经都起到很好的疏通作用；以腰、腹部为轴，双熊掌在腹部画圈，由任脉关元穴起，途经胃经天枢、脾经大横，再经任脉中脘回到关元穴，加强了腹内气血运行，同时通过在腹部、肋部的自我按摩，增强了脾胃的消化助运功能，对于消化不良、腹部胀气、纳差纳呆、矢气便秘等都有很好的治疗效果；熊晃练习过程中两臂撑圆左右迈步，并带动身体左右摇晃，既带动两肋运动又促进了脾胃运转化物，以起到疏肝理气健脾之效。

2. 西医学内涵　熊戏动作中，熊运练习时，以腰、腹部为轴做顺时针和逆时针的转动，实为腰部的放松锻炼，对防治劳损性腰部疾患有一定效果；当双熊掌在腹部画圈时，犹如自我摩腹，不但能促进消化吸收，顺时针摩腹可以促进胃肠蠕动而治疗便秘，逆时针摩腹可以减缓胃肠蠕动而治疗泄泻；熊晃习练时提髋踏步而行，也增强了髋关节的肌肉力量，并能提高人体的平衡能力，对于一些下肢无力、髋关节的病变都有很好的辅助治疗效果。

四、猿戏

【动作要领】

基本手型：猿戏基本手型为"猿钩"，五指指腹捏拢，屈腕。

基本步法：

（1）丁步：支撑腿站立，膝盖微屈，脚尖朝前，另一条腿屈膝，前脚掌着地，脚尖亦朝前，重心在支撑腿上。

（2）提踵：双脚脚跟提起，头部百会穴牵动身体垂直向上，同时收腹、提肛。

第一式：猿提

步骤一：站立位，两脚分开，与肩同宽，全身放松；双手从身体两侧移至体前，五指分开外拨，然后迅速屈腕、捏拢为猿钩。

步骤二：两前臂随屈肘带动两"猿钩"在体前上提至胸，同时双肩耸起，收腹、提肛、缩脖，同时两脚脚跟提起，成提踵态；然后头向左缓慢转动，目视身体左侧；配合呼吸，上提时吸气，转头时自然呼吸；练习过程中耸肩、收腹、提肛、缩脖、提踵等动作，一气呵成，舒适到位（图11-7）。

步骤三：头由左侧转正，脖子自然上伸，双肩放松下沉，松腹落肛，脚跟缓慢着地，两猿钩化掌下按，掌心向下，收于体侧，同时目视前方；配合呼吸，转头时自然呼吸，下按时呼气。

本式动作左右连贯、交替重复数次后，双手自然下垂于体侧，目视前方。

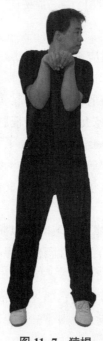

图 11-7　猿提

第二式：猿摘

步骤一：站立位，两脚分开，与肩同宽，全身放松；左脚向左后方退一步转为右弓步，右掌向右前方摆起，掌心向下，左掌变猿钩收放至左腰侧面，目视右掌。

步骤二：身体重心后移，重心落于左脚并踏实，屈曲下蹲，右脚收回到左脚内侧，前脚掌着地，化为右丁步；同时右掌向下由腹前向左上方画弧至头部左侧，掌心向内，眼随手走，头先随右掌移动转向左侧，再快速转头注视右前上方，犹如灵猴发现了右边树梢上的仙桃。

步骤三：右前臂内旋带动右掌，掌心向下，沿着身体左侧下按至左髋部，目视右掌；右脚向右前方迈出一大步，身体重心向前移，右腿绷直向上，左腿随之蹬直，抬起左脚脚尖，脚尖点地；同时随身体向右侧转动，右掌自右下方画弧展开，左猿钩变掌向前上方画弧伸举、展开，并迅速屈腕、捏钩成采摘状，灵动自然；右掌则由右下方迅速屈腕、捏钩，掌心向下，稍低于左侧猿钩，头略微向上抬，目视左手。（图 11-8）

步骤四：左手猿钩变掌，将拇指屈曲于掌心后微握拳，右手变掌，随身体重心下落、后移而自然收回；重心后移收回时，左腿屈曲下蹲，右脚收回至左脚内侧，前脚掌着地，化为右丁步，同时左臂屈肘随身体左转收回至头侧方，由拳变掌，掌心向上，掌指自然分开指向后方；右掌掌心朝前，随身体左转而向左前画弧收至左肘部，掌心向上托起，目视左掌，犹如托起桃子一般。

本式动作左右连贯、交替重复数遍后，左脚向体侧横开一步，与肩同宽，双腿直立，同时双手自然收回下落于体侧，目视前方。

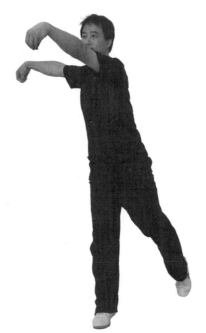

图 11-8 猿摘

【功法内涵】

猿戏，在中医五行中属于火，对应脏腑为心，心主神志，在体合脉。

1. 中医学内涵 猿戏中的猿提动作，吸气伴随着耸肩、收腹、提肛、缩脖、提踵，与呼气放松、下按相结合，在一紧一松之间对心脏起到了很好的按摩作用；猿提动作中对心脏的按摩，使心脉通畅、气血运行顺达，具有去心火而养心血的双向调节作用；"心为君主之官""主神志"的功能与西医学的大脑相似，猿摘动作轻松灵动，上下肢动作协调到位，功法锻炼结合故事情节，既改善了全身血脉的循行，也使脑海得以濡养，具有醒脑开窍之功。

2. 西医学内涵　猿戏中的猿提动作，吸气伴随着耸肩、收腹、提肛、缩脖、提踵，与呼气放松、下按相结合，在一紧一松之间对胸腔起到挤压、按摩的作用，锻炼了心肺的收缩功能，有利于呼吸和心脏的供血，可以有效改善心慌、心悸、胸闷等症状；耸肩、收腹、提肛、缩脖、提踵等动作配合左顾右盼，带动了颈、肩部肌肉筋膜的运动，增强局部神经的灵敏度，能有效缓解颈肩部的疼痛，同时也可以锻炼下肢力量及提高平衡能力；猿摘动作则是模仿猿猴摘桃的整个过程，动作轻松灵动，可以有效缓解精神压力、改善睡眠。

五、鸟戏

【动作要领】

基本手型：鸟戏的基本手型为"鸟翅"，五指伸直并拢，拇指、食指、小指向上翘起，无名指、中指并拢向下轻按。

基本步法：

（1）提膝独立：单脚支撑，另一腿屈膝提起，小腿垂直于地面，脚面放松稍内扣。

（2）后伸腿：单脚支撑，另一脚向后方悬起或者扣摆于支撑腿上，腿与脚面自然伸直。

第一式：鸟伸

步骤一：站立位，两脚分开，与肩同宽，全身放松；双腿微微下蹲，重心下落，双掌置于腹前并相叠，指尖向前，相叠后左右手的位置随个人习惯而定。

步骤二：交叠的双掌向上举至头部前方，手臂自然伸直，掌心向下，手指朝前，双掌上举时吸气，同时身体随之缓缓站立微向前倾，提肩、塌腰、挺腹，目视前方。

步骤三：双腿弯曲下蹲，重心下落，同时交叠的双掌缓慢下按至腹前，双掌下按时呼气，目视双掌。

步骤四：身体重心右移，右腿向上蹬直，左腿向后上方伸直并抬起，同时交叠的双掌左右分开，掌变为鸟翅，并向身体两侧后方自然地摆起、展开，掌心向上，伸颈、抬头、塌腰、挺胸，目视前方。（图11-9）

步骤五：左脚自然回落，与肩同宽，双腿微微下蹲，重心下落，双鸟翅变掌，置于腹前并相叠，指尖向前，目视双掌，相叠后左右手的位置随个人习惯而定。

本式动作左右连贯、交替重复数次后，双手自然下垂于体侧，目视前方。

第二式：鸟飞

步骤一：站立位，两脚分开，与肩同宽，全身放松；身体重心微微下落，双膝屈曲，双掌变成鸟翅状收于腹前，掌心相对，目视双掌。

步骤二：右腿蹬直伸直并独立站立，左腿屈膝抬起，小腿自然下垂，左脚尖稍绷直内扣，与此同时双臂双翅成展翅状，由腹前沿体侧向上举起，掌心向下，约与肩同高，肩膀放松柔软，上举动作舒适缓慢，与呼吸配合，上举时吸气，目视前方。

步骤三：左脚下落，脚尖点地，合于右脚旁，同时双膝屈曲，双掌回落合于腹前，掌心相对，与呼吸配合，下落时呼气，目视双掌。

步骤四：右腿蹬直伸直并独立站立，左腿屈膝抬起，小腿自然下垂，左脚尖稍绷直内扣，与此同时双臂双翅呈展翅状，由腹前沿体侧向上举至头顶上方，掌背相对，指尖向上，与呼吸配合，上举时吸气，目视前方。（图11-10）

步骤五：左脚下落于右脚旁，全脚着地并且双腿微屈曲，双掌为鸟翅回落于腹前，掌心相对，与呼吸配合，下落时呼气，目视双掌。

本式动作左右连贯、交替重复数次后，呈站立位，两脚分开，与肩同宽，全身放松，双手自然下垂于体侧，目视前方。

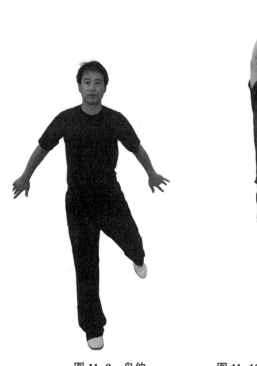

图 11-9　鸟伸　　　图 11-10　鸟飞

【功法内涵】

鸟戏，在中医五行中属于金，对应脏腑为肺，肺主呼吸，在体合皮。

1. 中医学内涵　鸟戏动作中，与呼吸吐纳的配合最为紧密多见，练习鸟伸式时，双臂的前伸吸气下按呼气、后摆吸气、收回呼气，升降起伏配合呼吸吐纳，既牵拉肺经又锻炼了深长匀细的呼吸，可以疏通肺经的经气，增强了肺脏的功能，使腠理开合有度，在有效缓解肺系疾患的同时，肌肤腠理开合有度也有使皮肤润泽之效；鸟伸式中，腿向后伸直并抬起，变为鸟伸态，疏通了胸背部气血经络并加强腿部气血循环，增强了整体的抗病能力；练习鸟飞式时，双臂上下摆动开合并配合呼吸吐纳，可以调理三焦气机，对胸腔的挤压，起到按摩心、肺的作用，起到了对心肺功能的双向调节的保健作用。

2. 西医学内涵　鸟戏动作中，通过动作练习和呼吸的紧密配合，通过深长匀细的呼吸锻炼，增加了肺活量，增强了人体血氧交换，提高了心肺功能，增强了人体免疫力，能有效缓解胸闷、气短和呼吸系统疾患的不适症状；左右交替的单脚支撑站立，有效地锻炼了人体的平衡性，具有改善大脑前庭功能的作用；鸟戏动作犹如整套功法的整理动作一般，动作舒展大方，呼吸深大匀长，有缓解压力、凝心静气的效果。

（杨宇）

【思考题】

1. 五禽戏的五脏配属是什么？
2. 五禽戏的功效是什么？

第十二章 八段锦 ▷▷▷▷

第一节 概述

一、八段锦的源流与功效

八段锦，是我国经典传统保健功法之一，是我国古代导引术的一个重要分支。"八段"谓其节数，"锦"谓其珍贵，古人用瑰丽的锦缎比拟其精美，故冠以"八段锦"之美称。

八段锦据传出自八仙中的汉钟离，是由吕洞宾把画刻在石壁上而得以流传。"八段锦"之名最早见于宋代。北宋洪迈《夷坚志》中论述，北宋政和七年，有人"效方士熊经鸟伸之术，尝以夜半起坐，行所谓八段锦者"。南宋绍兴二十一年刊行的晁公武撰写的《郡斋读书志》中所引录的藏书目录中载有题为"吐故纳新之诀"的《八段锦》一卷。北宋蒲虔贯著有《保生要录》，文中有5个动作类似立式八段锦功法。南宋曾慥《道枢》及《灵剑子导引子午记》中已记载了八段锦的歌诀，迄今已有八百多年历史。

明清时期，在八段锦的基础上发展演变出多种功法，其中十二段锦和十六段锦广为流传。十二段锦原名为八段锦，即所谓的"坐式八段锦"，动作有十二节，所以命名为"十二段锦"。清代载有"十二段锦"内容的图书大量刊行，如潘蔚编《卫生要术》、冯曦著《颐养诠要》等，在一定程度上促进了"十二段锦"的流传。十六段锦之名，最早见于元末明初养生家冷谦撰写的《修龄要旨·十六段锦法》一书中。该功法也是在八段锦的基础上吸收和提取了"老子导引二十四式""婆罗门导引十二式"和"钟离导引法十八式"等精华所创。

在历代相传中，形成了很多流派，不但在练功姿势上有站式与坐式的不同，而且在动作风格上，也有南派、北派之区别。北派托名岳飞所传，动作繁而难练，刚劲有力，姿势多用马步式，被称作"武八段"。南派为梁世昌所传，记载于《易筋经图说》，动作难度不大，柔和缓慢，姿势多用站式，故被称为"文八段"；一般的八段锦即指此。文八段在流传过程中，又分化出一种坐式八段锦，故文八段又称立八段。坐式八段锦又称十二段锦。这二者在南宋初曾慥的著作中都已出现。

八段锦内调脏腑，外练筋骨，疏通经络，调和气血，通调三焦气机，有利于培育元气，对调理支气管哮喘、功能性消化不良、便秘、慢性胆囊炎、失眠及脊柱相关疾病有效。尤其在抗击新冠肺炎疫情期间，对新冠肺炎的预防和康复起到了积极而重要的作用。

二、八段锦的特点

八段锦功法动作特点主要体现在以下几个方面。

1. 柔和圆活　柔和，是指习练时动作不僵硬，轻松自如，舒展大方。圆活，是以腰脊为轴带动四肢运动，上下相随，节节贯穿，从而动作路线带有弧形，不起棱角，不直来直往，符合人体各关节自然弯曲的状态。

2. 配属脏腑　八段锦紧密配属脏腑，如双手托天理三焦，调理脾胃须单举，攒拳怒目增气力（调理肝），两手攀足固肾腰，摇头摆尾去心火。这些都是动作紧密配属脏腑的表现。八段锦通过调整五脏六腑，从而达到阴阳平和、延年益寿的目的。

3. 神形兼备　"神为主帅，形为驱使"。以神意行气，以气运身。神与形是相互联系、相互促进的整体。本功法每势动作以及动作之间体现出内实精神、外示安逸，做到了意动形随、神形兼备。

第二节　八段锦的锻炼方法

一、八段锦（文八段锦）

目前最为流行的是清光绪初梁世昌编撰的《易筋经图说》附录中所载，无名氏编订的八段锦功法。

第一段：两手托天理三焦

【动作要领】

直立，两臂自两侧上举至头顶，两手手指相叉，翻掌掌心托天，两足跟离地（吸气），复原（呼气）。（图 12-1）

【功效应用】

通调三焦气机，有利于培育元气，对调理支气管哮喘、功能性消化不良、便秘、慢性胆囊炎、失眠及脊柱相关疾病有效。

第二段：左右开弓似射雕

【动作要领】

直立，右足横出一步，呈骑马蹲裆式，双手在胸前交叉后，左手手指呈剑指向左推出，头随之左转，目视左手食指，右手握拳平胸，如拉弓状（吸气），复原（呼气）。再向右做同样动作。（图 12-2）

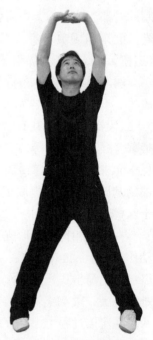

图 12-1　两手托天理三焦

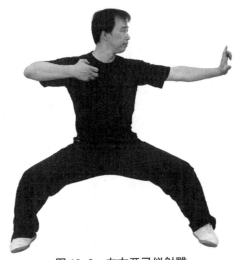

图 12-2　左右开弓似射雕

【功效应用】

通过颈、胸、腰的左右拧转，可改善各部位的血液循环，起到宽胸理气、增强心肺功能的作用。

第三段：调理脾胃须单举

【动作要领】

直立，左手翻掌上举，五指并紧，掌心向上，指尖向右，同时右手下按，掌心向下，指头向前（吸气），复原（呼气）。再向右做同样动作。（图 12-3）

【功效应用】

疏散脾胃气滞、疏通中焦气血。通过本式的拉伸动作，使经过胸腹部的足太阴脾经、足阳明胃经得到舒展，特别是使肝、胆、脾、胃等脏器受到牵拉，可增强胃肠蠕动，使脾胃功能得到调理。

第四段：五劳七伤往后瞧

【动作要领】

直立，头慢慢左转，两手臂外旋外展，掌心朝外，眼望后方（吸气），复原（呼气），再向右做同样动作。（图 12-4）

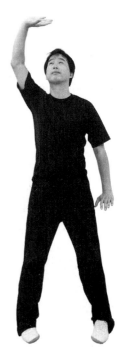

图 12-3　调理脾胃须单举

【功效应用】

脊柱拧转，可使督脉气血畅通，从而增加脑部供血、加强心肺功能、调理脾胃，并能强腰健肾。对"诸虚劳损""五劳七伤"所指的各种虚损性疾病有一定疗效。

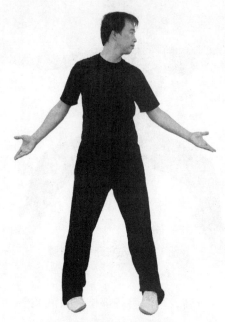

图 12-4　五劳七伤往后瞧

第五段：摇头摆尾去心火

【动作要领】

两足分开约三脚掌长之宽度，屈膝成马步，两手扶大腿，虎口向身躯，头及上体前俯，随即向左做弧形摆动（吸气），复原（呼气）。再向右做同样摆动。（图 12-5）

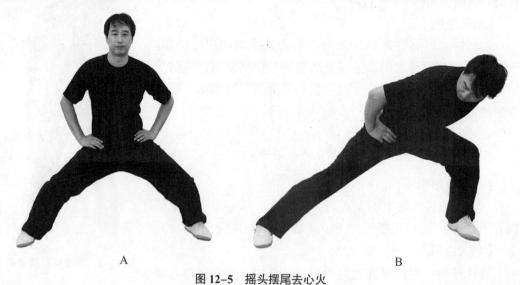

A

B

图 12-5　摇头摆尾去心火

【功效应用】

手少阴心经和足少阴肾经得到疏通调节，使居于下焦之肾水上升，以清养心火，从而达到水火既济、阴平阳秘。

第六段：两手攀足固肾腰

【动作要领】

直立，上体前屈，膝盖挺直，两手攀握两足尖，头略抬高，随后恢复直立；再两手背抵住后腰，上体后仰，复原（本节采用自然呼吸）。（图12-6）

【功效应用】

通过腰部俯仰动作，刺激了督脉及足太阳膀胱经腧穴，锻炼了人体脊柱功能，故能固肾壮腰，对腰肌劳损及泌尿系疾病有一定疗效。

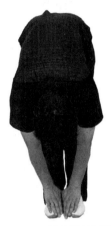

图12-6　两手攀足固肾腰

第七段：攒拳怒目增气力

【动作要领】

两足分开，蹲成马步，双手握拳，放在腰侧，左拳冲出，拳心向上，两眼瞪视左拳（呼气），复原（吸气）。（图12-7）

右拳冲出，与左式动作相同，唯左右相反。

【功效应用】

"攒拳"可激发足厥阴肝经经气，以至筋骨强健，气力倍增；"怒目"则可疏泄肝气、调和气血。

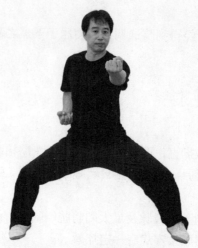

图 12-7 攒拳怒目增气力

第八段：背后七颠百病消

【动作要领】

直立，两臂下垂，掌心紧贴大腿，两膝保持伸直，两足跟提起，离地 1～2 寸，同时头向上顶（吸气），复原（呼气）。（图 12-8）

【功效应用】

补益肾气、疏通经络、调和气血。适当的振动对人体骨骼、肌肉、内脏等均是有益的，久练可增强人体抵抗力、祛病强身。

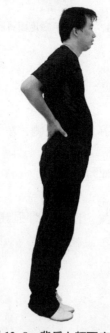

图 12-8 背后七颠百病消

二、坐式八段锦

坐式八段锦，又名十二段锦，是动静兼练的传统功法。其中，静功锻炼内容包括入静、存想；动功锻炼内容包括坐式动作及按摩。采用坐位操作，与站式八段锦不同，即为"坐式八段锦"。十二段锦见于明初冷谦的《修龄要旨》及朱权所撰的《活人新书》《寿世传真》中，分别称为"八段锦法"和"导引法"。具体练法如下：

第一段：闭目冥心坐，握固静思神

动作要领：盘腿而坐，紧闭双目，冥亡心中杂念。凡坐，要竖起脊梁，腰不可软弱，身不可倚靠。握固者，握手牢固，所以闭关却邪也。静思者，静息思虑而存神也。

第二段：叩齿三十六，两手抱昆仑

动作要领：上下牙齿相叩作响，宜三十六声，叩齿以集身内之神，使不散也。昆仑即头，以两手十指相叉，抱住后项，即用两手掌紧掩耳门，暗记鼻息九次，微微呼吸，不宜耳闻有声。

第三段：左右鸣天鼓，二十四度闻

动作要领：鼻息出入各九次毕，即放所叉之手，移两手掌按耳，以第二指叠在中指上，作力放下第二指，重弹脑后，要如击鼓声。左右各二十四度，两手同时弹，共四十八声。仍收手握固。

第四段：微摆撼天柱（天柱即后项）

动作要领：低头，扭颈向左右侧视，肩亦随之左右摇摆，各二十四次。

第五段：赤龙搅水津，鼓漱三十六，神水满口匀，一口分三咽，龙行虎自奔

动作要领：赤龙即舌。以舌顶上颚，又搅满口内上下两旁，使水津自生。鼓漱于口中，三十六次。神水即津液。分作三次，要汩汩有声吞下。心暗想，目暗看所吞津液直送至脐下丹田。龙即津，虎即气。津下去，气自随之。

第六段：闭气搓手热，背摩后精门

动作要领：以鼻吸气闭之，用两手掌相搓极热，急分两手摩后腰上两边，一面徐徐放气从鼻出。精门即后腰两边软处。以两手摩三十六遍，仍收手握固。

第七段：尽此一口气，想火烧脐轮

动作要领：闭口鼻之气，以心暗想，运心头之火，下烧丹田，觉似有热，仍放气从鼻出。脐轮，即脐下丹田。

第八段：左右辘轳转

动作要领：曲弯两手，先以左手连肩圆转三十六次，如绞车一般。右手亦如之，此单转辘轳法。

第九段：两脚放舒伸，叉手双虚托

动作要领：放所盘两脚，平伸向前。两手指相叉，反掌向上，先安所叉之手于头顶，作力上托，要如重石在手托上，腰身俱着力上耸。手托上一次，又放下，安手头顶，又托上，共九次。

第十段：低头攀足频

动作要领：以两手向所伸两脚底作力扳之，头低如礼拜状，十二次。仍收手握固，收足盘坐。

第十一段：以候神水至，再漱再吞津，如此三度毕，神水九次吞，咽下汩汩响，百脉自调匀

动作要领：再用舌搅口内，以候神水满口，再鼓漱三十六，连前一度，此再两度，乃共三度毕。前一度作三次吞，此两次作六次吞，共九次吞。如前咽下要汩汩响声。咽津三度，百脉自周遍调匀。

第十二段：河车搬运毕，想发火烧身

动作要领：心想脐下丹田中，似有热气如火，闭气如忍大便状，将热气运至谷道（即大便处），升上腰间、背脊、后颈、脑后、头顶止。又闭气从额头、两太阳、耳根前、两面颊降至喉，下心窝、肚脐、下丹田止。想似火烧，一身皆热。

附歌诀如下："闭目冥心坐，握固静思神；叩齿三十六，两手抱昆仑；左右鸣天鼓，二十四度闻；微摆撼天柱；赤龙搅水津，鼓漱三十六，神水满口匀，一口分三咽，龙行虎自奔；闭气搓手热，背摩后精门；尽此一口气，想火烧脐轮；左右辘轳转；两脚放舒伸，叉手双虚托；低头攀足频；以候神水至，再漱再吞津，如此三度毕，神水九次吞，咽下汩汩响，百脉自调匀；河车搬运讫，发火遍烧身；邪魔不敢近，梦寐不能昏，寒暑不能入，灾病不能迍，子后午前作，造化合乾坤，循环次第转，八卦是良因。"该歌诀叙述辅助功及练功过程，与站式八段锦不同，所以又称"十二段锦"。

　　八段锦的锻炼，不需场地，不需器械，动作简单，收效良好，所以历来深受人民群众喜爱。

（汤伟）

【思考题】

　　1. 试述八段锦的源流？

　　2. 八段锦主要包括哪些内容？

　　3. 简述八段锦的功效应用有哪些？

第十三章　太极拳与太极内功　▷▷▷▷

第一节　概述

一、太极拳、太极内功的源流与功效

（一）太极拳的源流与功效

太极拳，是以中国传统道家哲学中的太极、阴阳理念为核心思想，集养生、康复、技击等多种功能为一体，依据《易经》阴阳五行之理，结合中医经络学、导引吐纳术形成的一种内外兼修、柔和轻灵、快慢相间、刚柔相济的中国传统拳术。太极拳、八卦掌、形意拳并称为三大内家拳。

太极拳为元末明初武当张三丰祖师所创。目前，太极拳门派众多，有陈式、杨式、武式、吴式、孙式等派别，各派既有传承关系，相互借鉴，也各有自己的特点，呈百花齐放之态。1956年，由原国家体育委员会组织部分太极拳专家，以杨氏太极拳为基础，删繁就简，选取二十四式编排而成，又称"二十四式太极拳"。这套太极拳充分体现了松静、柔和、连绵、圆活、自然的特点，又突出了健身、养生、防病、治病的功效。

现代研究提示，太极拳对慢性阻塞性肺疾病、支气管哮喘、骨质疏松、颈腰椎疾病、脑卒中、消化不良、糖尿病、痔疮、阳痿、早泄、抑郁、焦虑等疾病有很好的防治和康复作用。

（二）太极内功的源流与功效

太极内功是提高太极拳功力的内在锻炼方法，一直在太极拳传承中内部秘传，被太极拳家视为珍宝。直至1960年，由太极拳家李经梧先生所述，河北省北戴河气功疗养院整理出版，太极内功才逐渐在社会上流传。之后，各太极流派逐渐有太极内功的相关著作和文章对其进行介绍。

太极内功与太极拳是表里内外关系。太极内功主要讲如何内练精气神，太极拳拳架主要练筋骨肢体。两者相合，才能周身一家，练出高水平的太极拳。

太极内功强调命门学说，除了提高太极拳的功力，也有很好的医疗、保健、康复作用。太极内功的适应证比较广泛，对慢性病尤其是高血压、神经衰弱、失眠、阳痿、早

泄、胃下垂、肠胃溃疡病疗效较好。

二、太极拳、太极内功的特点

（一）太极拳的特点

1. 以意导动，不用拙力　练习太极拳的全部过程，全部要求用意识引导动作，把全神贯注到动作中去。首先做到"松静"，即使心神"静"下来，周身肌肉关节放松下来。在运动中，身体各部位要保持中正安舒，举手投足均要轻松柔和，不用拙力，不使僵劲，即所谓"用意不用力"，做到"神为主帅，身为驱使""以静御动"。

2. 虚实分清，轻灵稳定　太极拳的每一个动作都是在虚实变化中进行的。太极拳家在总结练拳经验时说："一举动，周身俱要轻灵，尤须贯穿。"只有分清虚实，才能稳定地把握身体重心，求得轻灵。因为每个姿势的变换，都贯穿着身法、步法、手法的虚实变化和身体重心的移动，从而达到"迈步如猫行，运劲如抽丝"般轻灵沉着的境地。

3. 上下相随，动作协调　太极拳论中说练拳时要"一动无有不动，一静无有不静""由脚而腿而腰总须完整一气"，这些都是对周身协调，手足呼应关系所提的要求。打太极拳时要做到动作协调，上下相随，内外一体，必须"以腰为轴"，腰一动周身俱动，否则全身劲力不整，不协调，会出现呆滞散乱的现象。

4. 圆活自然，连贯柔和　太极拳架势平稳舒展，动作是以各种弧和曲线构成的，练起来灵活自然，节节贯通，一气呵成，连绵不断，架势没有忽起忽落的明显变化。在练拳过程中避免"缺陷处""凸凹处""断续处"和直来直去的现象。通过弧形锻炼，有利于体现圆活自然、柔和连贯的特点，使全身各部分得到均匀的发展。

5. 动作呼吸，自然结合　太极拳呼吸深长细匀，通顺自然。初学太极拳的人，首先要注意保持自然呼吸。"全身意在精神不在气，在气则滞"和"以意行气，非以力使气"。功夫深者，按照"动之则吸，静之则呼""开吸合呼"的规律，使呼吸与动作自然结合。

（二）太极内功的特点

太极内功强调命门的作用，如"命门在两肾之间，男子用以藏精，女子用以系胞，乃人生强弱之关键。命门火蒸腾，能化而为气、为血，升而为神，张而生肌，动而为力，神旺气足，身体强健。反之，如面色苍白、腰痛膝冷、足痹骨酸、阳事萎弱等诸症，皆起于命门受损，牵连肾部，故腰部于人身甚为重要。设能练之得法，则身弱者，必能臻于健康之境……"

太极内功强调沉气呼吸。即呼气时，强调从命门、丹田沉到脚心涌泉穴。太极内功还强调抓闭呼吸，即吸气时，意念从涌泉穴经两腿、会阴、尾闾至命门穴，同时两脚抓地，两手握固，舌抵上腭，当吸气到尽时，闭气，停顿1～3秒，然后呼气，意念从命门经会阴、两腿至涌泉穴，全身放松。太极内功还强调导引督脉、任脉，吸气时导引督脉，呼气时导引任脉，即"一吸直上泥丸顶，一呼直下落丹田"。

第二节　太极内功的锻炼方法

一、姿势

太极内功的姿势可分为三类：静练式、动练式、活练式。每一类里又有不同的姿势。依据患者需要和练功的目的、要求，可任意选择和按步分段锻炼，现分述于后。

1.静练式　是练功初级阶段应用的姿势，适于治疗疾病。它可分为仰卧式、靠式、坐式、站式四种形式进行锻炼。

（1）仰卧式：采取平时睡觉时的仰卧姿势，头颈部端正，枕头略高一些（25cm左右），肩膀下垫高3～6cm，以舒适为宜。两腿并拢伸直，两足跟相靠；两足尖分开，成自然八字形，两上肢自然伸直，手放于身体两侧，手心向下平贴于床上，或手心向上，手背贴于床上。全身关节、肌肉放松，可根据情况适当加盖衣物。

（2）靠式：靠式又分靠卧式和靠坐式两种。

靠卧式：即采取平时休息时的半卧姿势。半卧床上，枕头要高，背下垫起来（35～45cm），成坡形。身体自然放松，胸微含，头微前倾，手放于身体两侧（同仰卧式），全身各关节、肌肉放松，下肢自然伸直；另一式左脚搭于右脚背上，压住解溪穴，或右脚压左脚背，舒适为宜。两眼轻闭内视，或微露一线之光。

靠坐式：这种姿势就是平时在躺椅上所呈现的姿势，姿势的要求与靠卧式同。躺椅的坡度正适于靠坐式，运用方便，感觉舒适，故可多采用此种姿势。

（3）坐式：采取平坐位置，身体端正稳坐于凳上，两腿自然分开，宽度与两肩之宽度相等，膝关节弯曲成90°，两小腿平行而垂直于地，双脚踏地，凳的高度要适宜。头正直，微前倾（顶头悬之意），含胸拔背，颈部放松，全身关节、肌肉放松。两眼微闭内视。

（4）站式：站式是太极内功的基础功，采用的时间比较长。姿势与太极拳预备式相似，立正姿势，左脚横开，脚尖向正前方，横开宽度与肩宽相等。头正微微前倾（顶头悬之意）含胸拔背，松肩垂肘，两手贴于身体两侧，全身关节、肌肉放松，直立于地面，两眼凝视。

2.动练式　又分单练式和带功练，适用于治疗、强壮阶段，是太极内功的中级锻炼阶段。有以下几种形式。

（1）站式：与静练站式相同，配合导引运气呼吸法，凝神后两眼微合看会阴，头慢慢下垂，随呼气，身体慢慢下蹲，降至两膝发酸为度，姿势到此定型，开始调息练功。

（2）活步站桩：①预备姿势：立正，含胸拔背，吸气意贯丹田，使带脉充实，此时闭息不呼，两拳紧握，两臂抬起，右手在前，右腿同时迈步，两拳变掌，右脚尖点地，十分之七体重在后腿，其余在前腿。右肘略高，左肘低于右肘。此步闭气，待闭气不能坚持时，再呼气换式。②换式：将两手轻落身体两侧，随落随慢慢呼气，将气呼尽后再抓闭。抓闭后再向左前侧按出，姿势要领与右侧同，只有左右之分。

此式可以随练功者身体情况灵活掌握锻炼时间。在抓闭后向前按出时，两眼看前手之手指，故又称太极看手式。活步站桩是在动练式里的站式锻炼基础上进行的。

（3）带功练拳：在练完以上静练式、动练式基础功之后，身体强健，有了一定功夫。由于姿势、呼吸、意守的锻炼，身体内部有了变化，以意领气，气能达于命门，带脉充实后将气停住不放（抓闭呼吸法），即可开始带功练拳。因为这是中级阶段，功夫持续不长，所以要适当交替锻炼。当命门带脉之气消减不足之时则可重新抓闭充实，待充实后再继续练拳。此后再坚持锻炼即可达高级阶段，即活练式。

3. 活练式　活练式是太极内功的高级锻炼阶段，没有固定姿势。此时可带功演练整套太极拳。

二、意守

意守是太极内功的首要问题，现依据本功之特点和锻炼步骤分述如下。

1. 意守涌泉法　练功开始以意领气，从会阴慢慢经过大腿、膝关节、小腿最后到涌泉（脚心）。以意领气要缓慢，不可过急过快。初练时呼吸不长，气不能随意到达时，可先不管口鼻呼吸，此即气断意不断，经过一定时间锻炼，意气自然合一而下达涌泉。因为气从会阴到涌泉走的是一条线，故亦称连线意守。

2. 意守命门法　意守命门是太极内功锻炼中最重要的一环，以守命门为主，以气联络其他部位，循环不止，故又称循环意守。练功开始，以意领气，从涌泉开始配合吸气，经小腿、关节、大腿到会阴合而为一，上达后丹田即命门。稍停后，以意领气，从命门开始经会阴再分两线经大腿、关节、小腿达涌泉。如此周而复始地进行，久而久之命门即可达到充实。姿势可采用站、坐两种。注意气的运行要缓慢、均匀、细长、无声、无息，不可过快过急，不可用力。

3. 意守关元法　这里所指的关元即通称的前丹田，但此功之意守前丹田不同于其他功法，因为它不是固定地守丹田，而主要是充实带脉。练功开始，即以意领气，从命门分两路冲向关元。经久锻炼，前后贯通，在腰的周围似有一条带子敷住。功夫练到这一步，带脉充实，只稍用意功夫便来，内在力量极大，配合呼吸便可产生鼓荡劲。带此功练拳，即可增加爆发力，提高拳术技击能力。

4. 命门涌泉连线意守法　此法多用于临床治疗疾病，练功开始可采用卧式、靠式或坐式，配合深呼气，以意领气，使气从命脉门下引到会阴，由会阴分两线经两大腿、两膝关节、小腿到脚心"涌泉"，然后再吸气，以意领气，使气从涌泉经两小腿、两膝关节、大腿至会阴，合而为一到命门，然后再配合呼气，以意领气下达涌泉，如此周而复始。

5. 意守解溪法　此法系治疗应用之法，不是原太极内功的锻炼法。主要在治疗高血压和失眠时应用。练功开始，即取仰卧式或靠卧式，以一只脚搭于另一只脚背上，压住解溪穴。全身放松，采取沉气呼吸法。呼气时，使气下沉到解溪（或达涌泉亦可）。

三、呼吸法

依着锻炼步骤和临床运用可分为以下几种。

1. 自然呼吸法　自然呼吸法适用于初级阶段的第一步，或者练功开始。练功开始即采取平时的呼吸形式，自然缓慢地呼吸，并由胸式呼吸逐渐引导转变为腹式呼吸。不停顿，不默念。要求逐步达到缓慢、均匀、细长。

2. 导引运气法　此导引运气法适用于初级阶段的第二步。练功开始，口对会阴细长吐气，随着吐气身体慢慢下降，降到两膝发酸为度。此时用意引导气由脚心经小腿、膝关节、大腿、会阴达命门。呼气时再由命门经会阴降到大腿、膝关节、小腿，达脚心。如此周而复始，使气运行。

3. 抓闭呼吸法　抓闭呼吸法是在第二阶段应用，也就是在练完导引运气法后，再开始练习此呼吸法。这种呼吸法也称为吸、贴、抓、闭练功法。操作法：采取站式，练完导引运气法之后，呼气时将气以意引导到脚心（涌泉），至此开始停顿呼吸，停顿后再进行吸气，以意带动气慢慢上提，经两小腿、关节、大腿、会阴、尾闾至命门。此时随吸气，两手用力紧抓（紧握拳），两脚十趾抓地不放。舌尖轻贴于上齿与齿龈之间，紧缩肛门并上提。吸气到不能再吸为止，然后停顿。停顿后，随呼吸再将气慢慢以意下引按原路达脚心，手指放松，脚趾放松，全身放松。这里所指的呼吸，是一种内呼吸，对于口鼻呼吸可不必管它。如此周而复始地进行，因这种呼吸法较猛烈，抓闭锻炼时间不宜过长。抓闭停顿时间也要随着锻炼的时间延长而加长。

太极拳和太极内功在临床和康复中的选用有一定原则。

卧式为主：适用于身体虚弱、年老气衰及病重者，胃及十二指肠溃疡、心脏病、肺结核、高血压、失眠等。以上诸症，以卧式为主。辅以坐式和靠式。坐式为主：一般病情较轻，体质较好，或经过卧式治疗有一定效果者，都可选用。坐式可与卧式、站式配合应用。靠式为主：主以治疗较重的高血压患者和失眠患者，可与卧式、站式配合应用。站式为主：身体较好、病轻、疾病单纯者，神经衰弱、高血压、失眠等的患者都可应用。

自然呼吸法适用于练功初期，适合年老气衰虚弱者，溃疡病、高血压等患者选用。沉气呼吸法可以作为练习各种功法的准备呼吸，而它又主要适用于高血压、失眠患者。导引运气法可以治疗溃疡病、神经衰弱、高血压、胃下垂、失眠等，而尤对失眠患者效果显著。抓闭呼吸法多配合站式，可以治疗遗精、阳痿、早泄及胃下垂等病，用以固精养身、益寿延年。

（刘玉超）

【思考题】

太极内功意守法、呼吸法包括哪些主要内容？

第十四章　其他功法 ▷▷▷▷

第一节　八卦掌

八卦掌又称游身八卦掌、八卦连环掌，是一种以掌法变换和行步走转为主的中国传统拳术。八卦掌由河北省文安县人董海川（约 1797—1883）创于清末。董海川在江南游历时得到道家修炼的启示，结合武术加以整理而成。八卦掌集养生、技击为一体，流传甚广，成为三大内家拳之一。

"八卦"一词最早见于《周易》"两仪生四象，四象生八卦"。八卦原指八个方位，即四正四隅八个方位，北、南、东、西、西北、西南、东北、东南。八卦掌以掌法为主，其基本内容是八掌，合于八卦之数；在行拳时，要求以摆扣步走圆形，将八个方位全都走到，而不像一般拳术那样，或来去一条线，或走四角，所以称为"八卦掌"。

八卦掌的运动特点：一走、二视、三坐、四翻。坚持练习可使身手敏捷、下肢灵活。

拳谚说八卦掌"形如游龙，视若猿守，坐如虎踞，转似鹰盘"。其基本功以桩步、行步为基础。身型要求顶头竖项，松肩垂肘，实腹畅胸，吸胯提裆，立腰溜臀，缩胯合膝，十趾抓地。步法要求起落平稳，摆扣清楚，虚实分明，行步如蹚泥，前行如坐轿，出脚要摩胫（两脚踝关节相贴而过）。走圈时，内脚直进，外脚内扣，两膝相抱，不可敞裆。身法讲究拧、旋、转、翻，圆活不滞。手型有龙爪掌、牛舌掌两种。主要手法有推、托、带、领、搬、拦、截、扣、捉、拿、勾、打、封、闭、闪、展 16 法。要求能进能退，能化能生，虚实结合，变化无穷。每掌发出，皆要以腰作轴，周身一体，内外相合，外重手眼身法步，内修心神意气力。

由于篇幅所限，仅介绍单换掌、双换掌。虽然目前医学中对八卦掌的研究尚少，但现代康复医学中，步行是重要的康复方式，而八卦掌在行走八卦圈中转掌，不受空间的限制，医师可指导患者进行相应练习。

一、第一掌：单换掌

（一）起势

第一步：立正，两脚尖外展；两臂垂于两腿侧，头颈正直，两肩下松；口自然合闭，呼吸自然；眼平视前方。（图 14-1A）

第二步：两膝略蹲，两手由两侧向腹前交叉（右下左上），手心均向上；右手顺左前臂外侧上穿，两手指尖均向上；在右肘起到略高于肩部、左手约与头顶齐平时（两手右高左低），身体渐渐向右转；随着身体右转，两前臂内旋拧转下落，两掌随转随向外推，手心均向外；右掌高与眉齐，虎口撑圆，食指挺直，拇指、小指、无名指微向里扣；左掌落到右肘下方，虎口对右肘尖，右掌（前掌）对圆圈的中心（指环形路线所形成的圆圈）；同时右脚向前迈一步，膝部微屈，脚尖微向里扣，两脚跟前后相对，重心偏于左腿；眼神随右掌移动，然后注视右掌食指指尖。（图 14-1B）

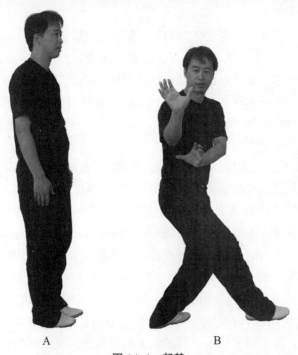

A   B

图 14-1　起势

要点：身体向右转和两臂拧转速度要一致。上体不可俯仰歪斜。胸部要宽舒，气向下沉，肩、肘要向下松垂，臀部要向里收敛，胯要裹、膝要扣、脚趾要扣地，周身上下要完整不懈。右掌（前掌）与左脚（后脚）跟方向一致。

（二）摆步右推掌（右青龙返首）

第一步：由起势（右脚在前）开始，右脚前进半步，左脚沿着圆形路线继续前进，向右旋转（右脚为里脚，左脚为外脚）（图 14-2A）；右脚迈步要直，左脚要微向里扣（图 14-2B、图 14-2C）。走到右脚在前时（步子多少均可），左脚尖向右脚尖处内扣上步，两脚尖距离约 10cm，两脚跟向外撑（成八字形）；同时身体向右转，两掌不动。

　　第二步：右脚向右方摆步（沿圆圈路线），脚尖外撇；同时身体右转，右前臂内旋，掌心向外推，拇指侧向下；左掌仍停在右肘下方；眼看右掌。（图 14-2D）

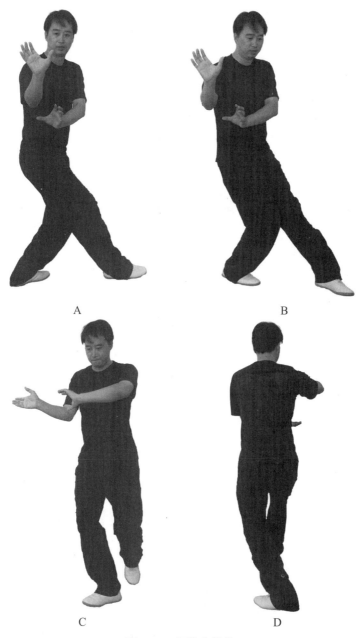

A B C D

图 14-2　摆步右推掌

　　要点：①走步时，要平起平落，脚面绷平，不可抬脚过高。扣步、摆步须在圆形路线附近，不可忽前忽后。②摆步与右掌外推动作要一致。

（三）右穿左推掌（青龙转身左式）

第一步：上式不停，身体继续向右转；左脚随身体转动，再向右脚处扣步，两脚尖距离约 10cm，两脚跟外撑（成八字形）；同时左掌顺右腋下向后穿，掌心向上；右前臂外旋，掌心翻转向上，小指侧贴于左肩外侧；眼向右看。（图 14-3A）

第二步：左手顺右臂外侧向上移动；同时身体向左扭转，左肘部抬起到略高于肩、右手高与头齐平时（两手左高右低）（图 14-3B），两前臂内旋（向里拧转）并向下落，两掌随转随向外推，手心均向外；左掌高与眉齐，虎口撑圆，食指挺直，拇指、小指、无名指微向里扣；右掌落到左肘下方，虎口对左肘尖，左掌对圆圈的中心；同时左脚前移半步，膝部微屈，脚尖微向里扣，两脚跟前后相对，重心偏于右腿；眼神随左掌移动，然后注视左掌食指指尖。（图 14-3C）

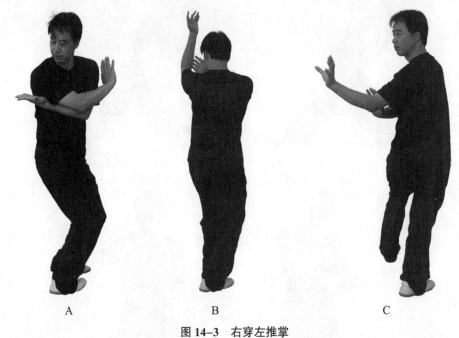

A　　　　　　　　　　B　　　　　　　　　　C

图 14-3　右穿左推掌

要点：①身体向右转和两臂拧转速度要一致，上体不可俯仰歪斜。②左臂向上穿、向外推和前臂旋转要有拧劲，右掌要顺着左肘下落，不要抽回太快。胸要宽舒，气向下沉，精神要贯注，不可涣散。

二、第二掌：双换掌

（一）摆步左推掌（左青龙返首）

第一步：左脚向左前方前进半步，右脚沿着圆形路线继续前进，两脚交替向左环行；左脚（里脚）迈步要直，右脚要微向里扣（图 14-4A）；等走到左脚在前时（步子多少均可），右脚须向着左脚尖扣步前进，两脚尖距离约 10cm，两脚跟向外撑（成八字形）；同时身体向左转，两掌不动。

第二步：左脚向左方摆步（沿圆圈路线），脚尖外展；同时身体左转，左前臂内旋，掌心向外推，拇指侧向下，右掌仍停在左肘下方；眼看左掌。（图 14-4B）

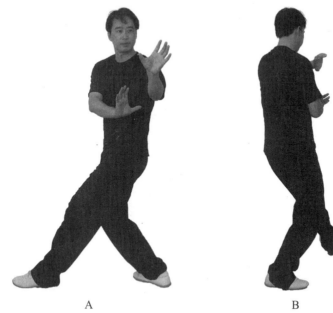

A　　　　　　　　　B

图 14-4　摆步左推掌

（二）提步上穿掌（鹞子钻天）

第一步：上动作不停，身体继续向左转；右脚随身体转动再向左脚扣步，两脚尖距离约 10cm，两脚跟向外撑（成八字形）；同时右掌顺左腋下向后穿，掌心向上；左前臂外旋，掌心翻转向上，小指侧贴在右肩旁；眼向左看。

第二步：上式不停，右脚掌为轴，身体速向左扭转约120°；同时右手顺着左臂外侧上穿，指尖向上，小指侧向里拧劲，掌心向内；左掌由右臂内侧经右肋前向下插，手臂紧贴于右腿外侧，指尖向下，掌心向外；同时左脚提起靠在右腿里侧踝关节处，脚尖上翘，两腿靠紧；眼看右掌。（图 14-5）

要点：右手上穿与左手下插用劲要一致。身体要略向下缩，腰要塌，重心要稳定。右掌穿肘，小指、无名指要尽量向里裹劲，不可松懈。

（三）转身双按掌（白蛇伏草）

右掌沿左肩前下落，经腹前撤到右膝上方；左掌在右掌

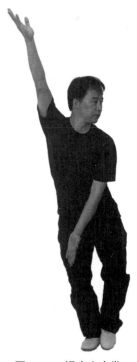

图 14-5　提步上穿掌

向右撤时，尽量向左撑开，两手心均向下按；同时左脚向左开一步，屈膝半蹲，脚尖斜向前方，身体重心大部分坐在右腿；眼神随着右手下落，再转视左手。（图14-6）

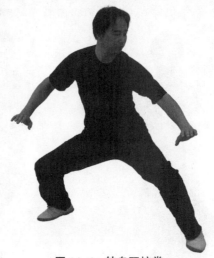

图14-6　转身双按掌

要点：右掌落到左肩时再迈左脚。迈步和两掌撑开要动作一致。两臂要撑圆，掌心要向下按。头颈要向上顶，腰要塌，胯要缩，肩要松，周身要完整协调。

（四）左穿右推掌（青龙转身右式）

第一步：左脚跟为轴，脚尖外撇，同时身体向左转；右脚随之向左脚尖扣步（方法如前）；右掌翻转，手心向上，经腹前随左转动作向左腋下穿出；左掌同时外旋附于右肩前；眼向左看。

第二步：上式不停，右手顺右臂外侧向上穿；同时身体向右扭转；右肘抬起到略高于肩、左手高与头齐平时（两手右高左低），两前臂内旋（向里拧转）并向下落，两掌随转随向外推，手心均向外；右掌高与眉齐，虎口撑圆，食指挺直，拇指、小指、无名指微向里扣；左掌落到右肘下方，虎口对右肘尖，右掌对圆圈的中心；同时右脚前移半步，膝部微屈，脚尖微向里扣，两脚跟前后相对，重心坐在左腿；眼神随右掌移动，注视右掌食指指尖。（图14-7）

要点：向左转身扣步时，速度要快。两臂翻、穿、推等掌法，都要有裹劲和拧劲，不要左紧右松，或右紧左松。周身动作要完整，胸部要宽舒，呼吸要顺畅，不可挺胸或憋气。

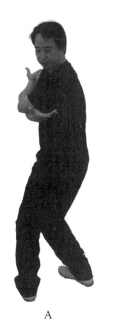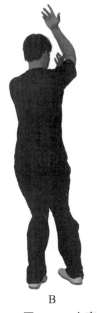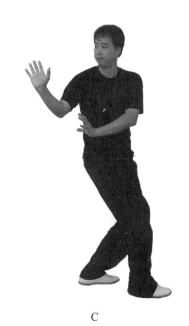

| A | B | C |

图 14-7　左穿右推掌

以上单换掌、双换掌的方法，左右变化相同，可反复练习，中间走步多少均可（走半圈或几个圈）。但走步或摆、扣步等步法，必须不出圆形路线范围。变化后完成式的前掌，不论环行圆圈大小，总要向着圆圈的中心。步子大小和速度快慢，根据个人身材和水平而定。走时步法要轻捷，身体要平稳，不要左右摇晃，忽起忽落，初学阶段左右换掌时，可以把两掌摆好再走步。熟练之后，可以随走随变换。在前手穿掌时，后手要慢慢随着转身落到前手肘部的下面，不可自动抽回来。两臂旋转的劲不要有丝毫松懈。

（刘玉超）

【思考题】

1.八卦掌的特点是什么？

第二节　形意拳

形意拳，又称行意拳，中国传统拳术之一。形意拳创立之初叫心意六合拳，即心与意合、意与气合、气与力合、肩与胯合、肘与膝合、手与足合。

形意拳的起源说法不一，一说形意拳是少林达摩祖师所创，一说形意拳是岳飞所创。岳飞精通枪法，脱枪当拳，创立形意拳。但广泛认可的最初创始人是明末清初山西蒲州人（今永济市）姬际可（1602—1680），其精于枪法，参照枪法，创立了心意拳。现行流传的形意拳为道光年间河北深州人李洛能在心意拳的基础上改革创立而成，形意拳讲究内意与外形的高度统一。后世尊李洛能为形意拳祖师。

李洛能所创建的形意拳，基本内容为三体式桩功、五行拳和十二形拳。三体式为形意拳独有的基本功和内功训练方式，有"万法源于三体式"之称。五行拳结合了金、木、水、火、土五行思想，分别为劈拳（金）、钻拳（水）、崩拳（木）、炮拳（火）和横拳（土）；十二形拳是仿效十二种动物的动作特征而创编的实战技法，分别为龙形、虎形、熊形、蛇形、鮐形、猴形、马形、鸡形、燕形、鼍形、鹞形、鹰形。

由于篇幅所限，仅介绍三体式。

三体式站桩是形意拳最重要的基本功。它把人体各部按照形意拳的要领安排成一个圆满完整的姿势，所有形意拳的动作都离不开这个姿势的基本法则。各种拳路尽管变化万端，但原理和要领与三体式是一致的，所以有"万法源于三体式"之说。

两手相抱，头往上顶，开步先进左腿。两手徐徐分开，左手往前推，右手往后拉，两手如同撕棉之意。左手直出，高不过口，伸到极处为度。大指要与心口平，胳膊似直非直，似曲非曲，唯手腕至肘，总要四平为度。右手拉到小腹肚脐下，大指根里陷坑，紧靠小腹。左足与左手要齐起齐落，后足仍不动。左、右手五指俱张开，不可并拢，左手大指要横平，食指往前伸，左、右手虎口皆半圆形。两眼看左手食指梢。两肩根松开均齐抽劲，两胯里根亦均齐抽劲，是肩与胯合也。两肘往下垂劲，不可显露，后肘里曲，不可有死弯，要圆满如半月形。两膝往里扣劲，不可显露，是肘与膝合也。两足后跟均向外扭劲，不可显露，并与两手之互拉相应，是手与足合。此之谓外三合。肩要摧肘，肘要摧手，腰要摧胯，胯要摧膝，膝要摧足。身子仍直立，不可左右歪斜。心气稳定，则心与意合。意要专凝，则意与气合。气要随身体之形式自然流行，不可有心御气，则气与力合。如此，则阴阳相合，上下相连，内外如一，此谓六合。实则内外相合。亦即阴阳相合，三体之内劲因此而生。（图14-8）

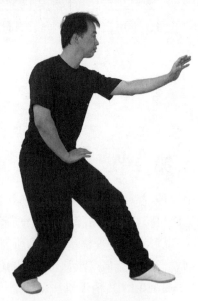

图 14-8　三体式

三体式是形意拳的基础，可以起到养生、强身的作用。

（刘玉超）

【思考题】

1. 三体式的要领是什么？

第三节　延年九转法

延年九转法是清代康雍年间著名养生家方开所编创，通过一整套简单有序的轻柔按摩方法，通过中、下二焦和腹部循行的经络，使内脏元气汇聚，通畅气血运行，而达到"内气强壮"的目的。延年，是言其功效，指坚持习练有助于强健筋骨、延年益寿。九转，是指具体的操作方法，共有9个步骤，7个功法动作。

该法通过按揉等不同方法，施术于上脘、中脘、下脘三部，揉法从中焦和下焦开始直通丹田，横向联通足阳明胃肠、足太阴脾经、足少阴肾经、足少阳胆经、足厥阴肝经和任脉等经脉，使整个腹部的内脏得到运动。腹部是"五脏六腑之宫城，阴阳气血之发源"。延年九转法使内气迅速汇聚，通过培护脾肾达到补气益精的目的。中医学认为，"人身一阴阳也，阴阳一动静也；动静合一，气血和畅，百病不生"。如过动伤阴，阳必偏胜；过静伤阳，阴必偏胜。且阴伤而阳无所养，阳必伤也；阳伤而阴无所附，阴亦伤也。既伤矣，生化变化之机以塞，非用法以导之，则生化之源无由启也。"延年九转法"，以动化静，以静为动，正是一动一静，全乎阴阳，顺乎五行，充实五脏，大长气血，益精神，添精髓，健脾，通和上下，分理阴阳，升清降浊，去旧生新，驱外感之诸邪，消内生之百症。补不足，泻有余，消长之道。属于强壮功法。

九转延年法对于消化不良、胃炎、胃下垂、胃神经功能紊乱、慢性结肠炎和便秘等疾病的防治颇有效果，同时对于男性遗精、阳痿、早泄等虚损性疾病，女性痛经、月经不调亦有一定的辅助治疗作用。

西医学认为，揉腹可增加腹肌和肠平滑肌的血流量，促进淋巴液循环，增加胃肠内壁肌肉的张力及淋巴系统功能，增强胃肠蠕动，增加消化液的分泌，从而加强对食物的消化、吸收和排泄，明显地改善大小肠的蠕动功能，防止和消除便秘。另外，坚持揉腹还可迅速消除积存在腹部的脂肪，有助于防治肥胖症，因为血液大量进入腹腔，因此对高血压病、糖尿病和冠心病等疾病均有不同程度的治疗作用。此外，揉腹可以产生"啡肽"类物质，能够迅速缓解大脑疲劳，使人产生愉悦感，有助于脑力劳动者消除疲劳。

一、功法操作

（一）调息

在保暖的前提下，脱衣松裤，正身仰卧在床上，最好能够枕在矮枕上，全身放松，凝神静虑，调匀呼吸，舌抵上腭，意守丹田。仰卧，两腿伸直，两手置于两胯旁，眼轻闭，摒除杂念，舌尖抵上腭，闭口。先呼一口气，将肛门收紧，同时小腹内收后贴；吸气时用意念引气上行，由尾闾沿脊柱直达脑后玉枕，吸气经过头顶，置于两眉中间，呼气，稍停。随着呼气，用意念引气下行，连同口中津液，缓缓咽下，送至丹田，全身放松，周而复始，练习十分钟。练毕缓缓坐起，两手掌相搓，待掌心发热，用手搓面部数次，再搓两足心，直到发热为度。

（二）摩耳

摩耳的具体方法有以下几种。

1. 拉耳屏　双手食指放耳屏内侧后，用食指、拇指提拉耳屏，自内向外提拉，手拉由轻到重，牵拉的力量以不感疼痛为限，每次 3 ～ 5 分钟。此法可并治头痛、头昏、神经衰弱、耳鸣等疾病。

2. 扫外耳　以双手把耳朵由后向前扫，听到"嚓嚓"的声音。每次 20 下，每日数次。

3. 拔双耳　两食指伸直，分别插入两耳孔，旋转 180°。往复 3 次后，立即拔出，耳中"叭叭"鸣响。一般拔 3 ～ 6 次。此法可促使听觉灵敏，并有健脑之功。需要长期坚持，定能强肾健身。

4. 鸣天鼓　两掌分别紧贴于耳部，掌心将耳盖严，用拇指和小指固定，其余三指一起或分指交错叩击头后枕骨部，即脑户、风府、哑门穴处，耳中鸣响，如击鼓声。该方法有提神醒脑、宁眩聪耳之功效，对于中老年人常见的耳鸣、眩晕、失眠、头痛、神经衰弱等病症有一定疗效。

5. 按摩耳轮　双手握空拳，以拇指、食指沿耳轮上下来回推摩，直至耳轮充血发热。坚持练习具有健脑、强肾、聪耳、明目之功，防治阳痿、尿频、便秘、腰腿痛、心慌、胸闷、头痛、头昏等疾病。

6. 按摩全耳　双手掌心摩擦发热后，向后按摩腹面（即耳正面），再向前反复按摩背面，反复按摩 5 ～ 6 次。此法可疏通经络，对肾脏及全身脏器均有保健作用。

（三）摩腹七法

1. 摩剑突部心窝部　采取坐、站或卧的姿势均可。根据患者自身情况，选取适宜姿势。平心静气，放松身体，缓匀呼吸。两手放在胸前部，中间三指互相对插并夹紧，两手缓缓上提，指腹平按剑突下，稍加压力，做顺时针方向的按摩活动，连续摩动 21 次。然后，边摩动边从剑突部向下移动，约摩动 21 次，两手移动至耻骨联合处为止。

2. 推按腹中线及腹两侧　脐下耻骨联合处，两手在耻骨联合处分开，向两侧摩动，至腹股沟处时，沿平行于腹中线的锁骨中线垂直向上摩动，至平剑突处时转为向内摩动，两手在剑突部交接，共摩动 21 次。

3. 右手推绕脐腹　两手保持三指对插状态，在用力按压的同时向下推动，右手按顺时针方向，以脐部为中心向外扩大，连续摩动 21 次，摩遍整个腹部。

4. 左手推绕脐腹　两手保持三指对插状态，在用力按压的同时向下推动，以左手按逆时针方向围绕肚脐摩腹 21 次。（与上式方向相反）

功法提要：用掌面摩动，从脐部开始，做圆形扩展，并逐渐加大摩动的力量。按顺、逆时针方向摩动，每摩动一次扩展一点，摩遍整个腹部。

5. 推按右侧胸腹　左手做叉腰状，置左边胁下腰肾处，大指向前，四指托后，右手张开，以掌指部着力，以中间三指指腹着力，按在右乳下方部位，然后以此为起点，做平行于腹中线的直线下推，直推至右侧腹股沟处，连续推按21次。

6. 推按左侧胸腹　右手做叉腰状，置右胁下腰肾处，大指向前，四指托后，左手手指张开，以掌指部和中间三指指腹着力，按在左乳下方部位，以此为起点，做平行于腹中线的直线下推，直推至左侧腹股沟处，连续推按21次。

7. 上体摇转　坐于床或地上，两腿交叉盘起，踝部可用软物垫一下。两手轻置在两膝上，全身放松，足趾微向下屈和缓呼吸。上身慢慢往下俯伏，进行缓缓摇动。先自左向前、向右、向后、按顺时针方向摇转21次；然后自右向前、向左、向后、做逆时针方向摇转21次。摇转的幅度宜大，如摇转向左时，应将胸肩摇出左膝；摇转向前时，宜将上身摇伏膝上；摇转向右时，应将胸肩摇出右膝；摇转向后时，上身宜尽量往后倒。

功法提要：两手可握虚拳放置在膝上，也可张掌按定，摇转幅度应逐步加大，以达到最大幅度。摇转时应以腰为中心做上体活动，头部不宜晃动。摇转动作宜和缓，不可心躁图速，着意急摇。初练者可减少摇动的次数，也可只做一个方向的摇转，或腿膝有病难以盘坐者，可端坐在凳上摇转，具体操作及注意事项同盘坐摇转。端坐时臀部坐在凳上，两脚分开，与肩同宽，平行踏实，摇动时两足不移动。颈椎病、高血压患者练上体摇转时，特别要注意动作和缓，头尽量少晃动。孕妇不宜采用。

8. 收势　坐位，使身体后仰牵伸21次，然后用双手轻轻敲打腰部命门穴、肾俞穴49次。腰者，肾之府，强腰即可补肾，肾气足则腰健，敲打动作可反复做，一天数次，可缓解腰部酸痛，使腰部肌肉不停地紧张、松弛，促进了腰部气血的循环，收功后腰部灵活轻盈。然后两手掌对搓至手心发热后，分别放至腰部，手掌面向皮肤，快速地上下摩擦腰部5分钟，至有热感为度。可起到强腰膝、固肾精、益肾气、利小便的作用。临床上常用于防治遗精、阳痿、性欲减退、性功能低下等疾病。

二、注意事项

（1）练功前一般要求解开衣裤，以直接揉摩为宜。姿势以正身仰卧为主。

（2）揉腹时必须凝神静虑，动作轻松、柔软、缓慢，不能用拙力，保持呼吸匀畅，切忌闭气着力。摇转上身时不可过快过急，应以练功后自感轻松舒适、无疲劳感为度。

（3）依次做完前七节，每次可做2～3次，初练功者可早、中、晚各做1次，不可间断，持之以恒。每次大约需要30cm，越慢越好。早晚两次必不可少。

（4）练功期间，由于胃肠蠕动增强等生理功能的变化，常会出现肠鸣音、嗳气、腹中温热或易饥饿等现象，这属正常的练功效应，可顺其自然，无须做任何处理。

（5）凡患有腹内恶性肿瘤、内脏出血、腹壁感染者均不宜练此功。

（孙萍萍）

【思考题】

1. 延年九转法之摩腹七法如何操作？

第四节　二十四节气导引法

二十四节气导引法，是一套以坐式为主的导引锻炼功法，托名宋代养生家陈抟所创，亦称"陈希夷导引坐功图势"。本功法大约出现于明代，明清时期广泛流传，明代高濂的《遵生八笺》、铁峰居士的《保生心鉴》，清代郑官应的《中外卫生要旨》等著作均有辑录。

二十四节气导引法以五运六气学说及经络理论为依据，以防治十二经脉所主病候为目的，开创 24 式导引坐功，分别对应 24 个节气。24 式功法中仅有 2 式为站式，其余均为坐式，通过肢体的屈伸、头颈部的旋转等动作，配合呼吸吐纳及扣齿、咽津，达到疏通经络、调节脏腑的目的。每式功法均对应相应证候，整套功法所治病症涉及内、外、妇、男、五官及伤科达上百种。二十四节气导引法动作较为简单，适应证广泛，无论日常养生抑或病后康复，均可参考此法。

一、习练方法

第一式：立春正月节坐功图

运：主厥阴初气。
时：配手少阳三焦相火。
坐功：宜每日子丑时，叠手按髀，转身拗颈，左右耸引各三五度，叩齿，吐纳漱咽三次。
治病：风气积滞，顶痛、耳后痛、肩臑痛、背痛、肘臂痛，诸痛悉治。（图 14-9A）

第二式：雨水正月中坐功图

运：主厥阴初气。
时：配三焦少阳相火。
坐功：每日子丑时，叠手按髀，拗颈转身，左右偏引各三五度，叩齿，吐纳漱咽。
治病：三焦经络留滞邪毒，嗌干及肿，哕，喉痹，耳聋，汗出，目锐眦痛，颊痛，诸疾悉治。（图 14-9B）

第三式：惊蛰二月节坐功图

运：主厥阴初气。
时：配手阳明大肠燥金。

坐功：每日丑寅时，握固转颈，肘向后顿掣五六度，叩齿六六，吐纳漱咽三三。

治病：腰脊肺胃蕴积邪毒，目黄口干，衄䘌，喉痹，面肿，暴哑，头风，牙宣，目暗羞明，鼻不闻臭，遍身疙瘩悉治。（图 14-9C）

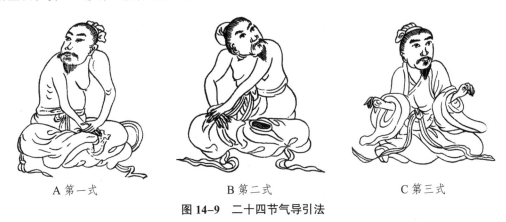

A 第一式　　　　　　B 第二式　　　　　　C 第三式

图 14-9 二十四节气导引法

第四式：春分二月中坐功图

运：主少阴二气。

时：配手阳明大肠燥金。

坐功：每日丑寅时，伸手回头，左右挽引各六七度，叩齿六六，吐纳漱咽三三。

治病：胸臆肩背经络虚劳邪毒，齿痛，头肿，寒栗，热肿，耳聋耳鸣，耳后肩臑肘臂外背痛，气满，皮肤壳壳然坚而不痛，瘙痒。（图 14-10A）

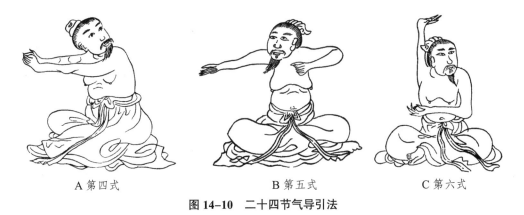

A 第四式　　　　　　B 第五式　　　　　　C 第六式

图 14-10 二十四节气导引法

第五式：清明三月节坐功图

运：主少阴一气。

时：配手太阳小肠寒水。

坐功：每日丑寅时，正坐定，换手左右，如引硬弓各七八度，叩齿，纳清吐浊咽液各三。

治病：腰肾肠胃虚邪积滞，耳前热，苦寒，耳聋，嗌痛，颈痛不可回头，肩拔臑折，腰软及肘臂诸痛。（图 14-10B）

第六式：谷雨三月中坐功图

运：主少阴二气。

时：配手太阳小肠寒水。

坐功：每日丑寅时，平坐，换手左右举托，移臂左右掩乳各五七度，叩齿，吐纳漱咽。

治病：脾胃结瘕瘀血，目黄，鼻鼽衄，颊肿，颔肿，肘臂外后廉肿痛，臂外痛，掌中热。（图 14-10C）

第七式：立夏四月节坐功图

运：主少阴二气。

时：配手厥阴心包络风木。

坐功：每日以寅卯时，闭息瞑目，反换两手抑掣两膝各五七度，叩齿，吐纳咽液。

治病：风湿留滞，经络肿痛，臂肘挛急，腋肿，手心热，喜笑不休杂证。（图 14-11A）

第八式：小满四月中坐功图

运：主少阳三气。

时：配手厥阴心包络风木。

坐功：每日寅卯时，正坐，一手举托，一手拄按，左右各三五度，叩齿，吐纳咽液。

治病：肺腑蕴滞邪毒，胸胁支满，心中憺憺大动，面赤鼻赤，目黄，心烦作痛，掌中热诸痛。（图 14-11B）

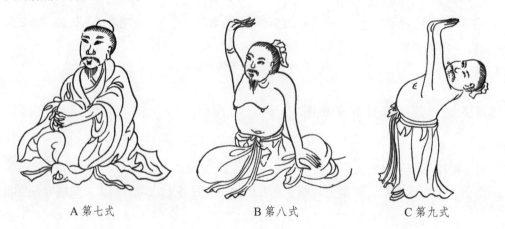

A 第七式　　　　　　　B 第八式　　　　　　　C 第九式

图 14-11　二十四节气导引法

第九式：芒种五月节坐功图

运：主少阳三气。

时：配手少阴心君火。

坐功：每日寅卯时，正立仰身，两手上托，左右力举各五七度，定息叩齿，吐纳咽液。

治病：腰肾蕴积虚劳，嗌干心痛欲饮，目黄胁痛，消渴善笑，善惊善忘，上咳，吐下，气泄，身热而腕痛，心悲，头项痛，面赤。（图 14-11C）

第十式：夏至五月中坐功图

运：主少阳三气。

时：配手少阴心君火。

坐功：每日寅卯时，跪坐，伸手叉指屈指，脚换踏左右各五七次，叩齿，纳清吐浊咽液。

治病：风湿积滞，腕膝痛，臑臂痛，后廉痛厥，掌中热痛，两肾内痛，腰背痛，身体重。（图 14-12A）

第十一式：小暑六月节坐功图

运：主少阳三气。

时：配手太阴脾湿土。

坐功：每日丑寅时，两手踞地，屈压一足，直伸一足，用力掣三五度，叩齿，吐纳咽液。

治疗：腿膝腰髀风湿，肺胀满，嗌干，喘咳，缺盆中痛，善嚏，脐右小腹胀引腹痛，手挛急，身体重，半身不遂偏风，健忘，哮喘，脱肛，腕无力，喜怒不常。（图 14-12B）

第十二式：大暑六月中坐功图

运：主太阴四气。

时：配手太阴肺湿土。

坐功：每日丑寅时，双拳踞地，返首向肩引作虎视，左右各三五度，叩齿，吐纳咽液。

治病：头项胸背风毒，咳嗽上气，喘渴烦心，胸膈满，臑臂痛，掌中热，脐上或肩背痛，风寒汗出，中风，小便数欠，淹泄，皮肤痛及麻，悲愁欲哭，洒淅寒热。（图 14-12C）

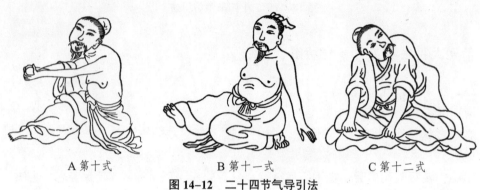

A 第十式   B 第十一式   C 第十二式

图 14-12　二十四节气导引法

第十三式：立秋七月节坐功图

运：主太阴四气。

时：配足少阳胆相火。

坐功：每日丑寅时，正坐，两手托地，缩体闭息，耸身上踊。凡七八度，叩齿，吐纳咽液。

治病：补虚益损，去腰肾积气，口苦，善太息，心胁痛，不能反侧，面尘体无泽，足外热，头痛，颔痛，目锐眦痛，缺盆肿痛，腋下肿，汗出振寒。（图 14-13A）

第十四式：处暑七月中坐功图

运：主太阴四气。

时：配足少阳胆相火。

坐功：每日丑寅时，正坐，转头左右举引，就反两手捶背各五七度，叩齿，吐纳咽液。

治病：风湿留滞，肩背痛，胸痛，脊膂痛，胁肋髀膝经络外至胫绝骨外踝前及诸节皆痛，少气，咳嗽，喘渴上气，胸背脊膂积滞之疾。（图 14-13B）

第十五式：白露八月节坐功图

运：主太阴四气。

时：配足阳明胃燥金。

坐功：每日丑寅时，正坐，两手按膝，转头推引各三五度，叩齿吐纳咽液。

治病：风气留滞腰背经络，洒洒振寒、苦伸数欠或恶人与火，闻木声则惊，狂，疟，汗出，鼽衄，口㖞唇胗，颈肿喉痹，不能言，颜黑，呕，呵欠，狂歌上登，欲弃衣裸走。（图 14-13C）

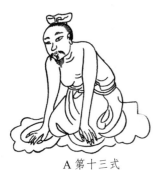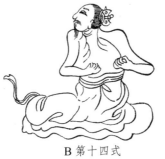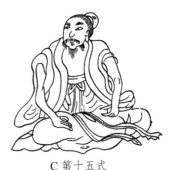

A 第十三式　　　　　B 第十四式　　　　　C 第十五式

图 14-13　二十四节气导引法

第十六式：秋分八月中坐功图

运：主阳明五气。

时：配足阳明胃燥金。

坐功：每日丑寅时，盘足而坐，两手掩耳，左右反侧，各三五度，叩齿，吐纳咽液。

治病：风湿积滞胁肋腰股，腹大水肿，膝膑肿痛，膺乳气冲，股伏兔骺外廉足跗诸痛，遗溺失气，奔响腹胀，髀不可转，腘以结，腨似裂，消谷善饮，胃寒喘满。（图 14-14A）

第十七式：寒露九月节坐功图

运：主阳明五气。

时：配足太阳膀胱寒水。

坐功：每日丑寅时，正坐，举两臂踊身上托，左右各三五度，叩齿，吐纳咽液。

治病：诸风寒湿邪夹胁腋经络动冲头痛，目似脱，项如拔，脊痛腰折，痔，疟，狂，巅痛，头两边痛，头囟顶痛，目黄泪出，鼽衄，霍乱诸疾。（图 14-14B）

第十八式：霜降九月中坐功图

运：主阳明五气。

时：配足太阳膀胱寒水。

坐功：每日丑寅时，平坐，舒两手，攀两足，随用足间力纵而复收五七度，叩齿，吐纳咽液。

治病：风湿痹入腰脚，髀不可曲，腘结痛，腨裂痛，项背腰尻阴股膝髀痛，脐反出，肌肉痿，下肿，便脓血，小腹胀痛，欲小便不得，脏毒，筋寒脚气，久痔脱肛。（图 14-14C）

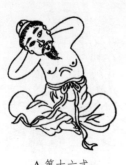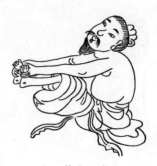

A 第十六式　　　　B 第十七式　　　　C 第十八式

图 14-14　二十四节气导引法

第十九式：立冬十月节坐功图

运：主阳明五气。

时：配足厥阴肝风木。

坐功：每日丑寅时，正坐，拗颈左右顾，两手左右托，各三五度，叩齿，吐纳咽液。

治病：胸胁积滞虚劳邪毒，腰痛不可俯仰，嗌干，面尘脱色，胸满呕逆，飧泄，头痛，耳无闻，颊肿，肝逆面青，目赤肿痛，两胁下痛引小腹，四肢满闷，眩冒，目瞳痛。（图 14-15A）

第二十式：小雪十月中坐功图

运：主太阳终气。

时：配足厥阴肝风木。

坐功：每日丑寅时，正坐，一手按膝，一手挽肘，左右争力各三五度，叩齿，吐纳咽液。

治病：脱肘风湿热毒，妇人小腹肿，丈夫溃疝狐疝，遗溺闭癃，血睪，肿睪，疝，足逆寒，腑善瘕，节时肿，转筋阴缩，两筋挛，洞泄，血在胁下，喘，善恐，胸中喘，五淋。（图 14-15B）

第二十一式：大雪十一月节坐功图

运：主太阳终气。

时：配足少阴肾君火。

坐功：每日子丑时，起身仰膝，两手左右托，两足左右踏，各五七次，叩齿，吐纳咽液。

治病：足膝风湿毒气，口热舌干，咽肿上气，嗌干及肿，烦心心痛，黄疸肠癖，阴下湿，饥不欲食，面如漆，咳唾有血，渴喘，目无见，心悬如饥，多恐常若人捕等症。

（图 14-15C）

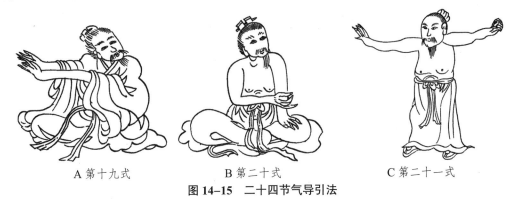

A 第十九式　　　　B 第二十式　　　　C 第二十一式

图 14-15　二十四节气导引法

第二十二式：冬至十一月中坐功图

运：主太阳终气。

时：配足少阴肾君火。

坐功：每日子丑时，平坐，伸两足，拳两手，按两膝，左右极力三五度，叩齿，吐纳咽液。

治病：手足经络寒湿，脊股内后廉痛，足痿厥，嗜卧，足下热，脐痛，左胁下背肩髀间痛，胸中满，大小腹痛，大便难，腹大颈肿，咳嗽，腰冷如冰及肿，脐下气逆，小腹急痛泄，下肿，足胻寒而逆，冻疮，下痢，善思，四肢不收。（图 14-16A）

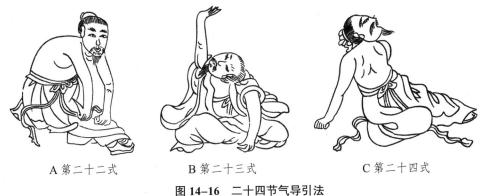

A 第二十二式　　　　B 第二十三式　　　　C 第二十四式

图 14-16　二十四节气导引法

第二十三式：小寒十二月节坐功图

运：主太阳终气。

时：配足太阴脾湿土。

坐功：每日子丑时，正坐，一手按足，一手上托，挽首互换，极力三五度，叩齿，吐纳漱咽。

治病：荣卫气蕴食即呕，胃脘痛，腹胀，哕疟，食发中满，食减善噫，身体皆重，食不下，烦心，心下急痛，溏瘕泄，水闭黄疸，五泄注下五色，大小便不通，面黄口干，怠惰嗜卧，心下痞，苦善饥善味，不嗜食。（图 14-16B）

第二十四式：大寒十二月中坐功图

运：主厥阴初气。

时：配足太阴脾湿土。

坐功：每日子丑时，两手向后，踞床跪坐，一足直伸，一足用力，左右各三五度，叩齿，吐纳漱咽。

治病：经络蕴积诸气，舌根强痛，体不能动摇，或不能卧，强立，股膝内肿，尻阴臑胻足皆痛，腹胀肠鸣，飧泄不化，足不收行，九窍不通，足胕肿若水胀。（图 14-16C）

二、二十四节气练功时间选择的内涵

二十四节气坐功导引法中练功时间取的是子、丑、寅、卯这四个时辰，这四个时辰又有各自的意义。

古人已经认识到肾中之精气生发的规律，那么他们如何利用这一规律来练功呢？《西山记》曰："肾气生于子时，一阳生于二阴之中，当此之时，若澄心静虑，闭目升身，想火轮起于丹田，是气生而养之有法也……"子时一阳生，即肾气阳气始生，其通过子时之胆经、丑时之肝经向上生发，水生金而于寅时至肺，寅时属肺经，肺朝百脉，此时又金生水，卯时属大肠，与肺互动，继续助金生水。因此，二十四节气子丑寅卯打坐练功的重要性主要在于此时可助金水相生，内养精气神，可以有希望借此延长寿命。

（李洁）

【思考题】

1. 二十四节气锻炼的时辰有什么深意？
2. 二十四节气与五运六气是如何结合的？

第五节　华山十二睡功诀

"睡功"是以呼吸配合一定姿势的卧式练习的一种功法。修炼者体态成睡势，全身肌肉处于松而不懈，大脑静而不眠的状态，通过意念的导引，使体为静、意为动，动静相合，主动调节体静、脑静，而脏腑动，使人精神充沛，达到调息养神、祛病保健之目的。

明代周履靖《赤凤髓》载有《华山十二睡功图》，其睡功可以视为内丹功法的一种，相传乃华山高道陈抟所授。"睡功"与睡眠有着本质的不同，工作紧张的脑力劳动者及体力劳动者均可习练此功，作为恢复神力、精力、体力之功法，特别是对于老年人、体弱者、妇女更为适宜，几分钟、几十分钟都可进行。通过习练"睡功"达到祛病、安神、延年、益寿之目的。

一、功法特点

睡功最重守气，习练功法者平时要尽量消除欲望，做到住、坐、卧，能安适即可，不过分追求个人享受，饮食以素食为佳，不迷色欲。初级阶段，练功根本不能代替休息，若代替反而使人更虚弱和疲劳，开始只求周身放松，自然入眠即可。此功法主要用来理通督任二脉，对调理气、血、精神及五脏各有侧重，又互相联系，是循序渐进，相辅相成的，最终使机体内气、血、阴、阳调和，达到保健、祛病之目的。练功时全身肌肉要放松，大脑要处于松静状态，初练者有气闷感，注意观察，不要紧张。练功后手心出现黏液物质，注意观察，不要惊慌。睡功得效，次日感觉舌润而甘；功法习练不得要领，次日则舌燥而苦。这是心肾相交与心肾不交的区别。交时恋恋不舍，遍体微汗，舌本生甘，津液满口。

睡功的功法意念活动：睡中身心不动，如入禅定，禅定中，身心的真阳入我体躯，如甘露遍空，醍醐灌顶，周身酥软美快，和畅如春，醺融如醉，身心柔软。睡时只求"真水下降""所元守一"。《易》所谓"黄中通理，正位居体，美在其中，而畅于四肢"，正是这种情景的生动写照。初学者每天练一至两次"睡功"，如中午练习一次，一次不要超过一个小时。

二、功法操作

睡功属静功范畴，旨在通过修身养性来修炼精气神，睡功修习简单，闲静之时即可修炼，但也有一定的法则。

第一，睡功的基本法式：睡功的基本法在《赤凤髓·华山十二睡功》中记载："夫学道修真之士，若习睡功玄诀者，于日间及夜静无事之时，或一阳来复之候，端身正坐，叩齿三十六通，逐一唤集身中诸神，然后松宽衣带而侧卧之。诀在闭兑，目半垂帘，赤龙头抵上腭，并膝，收一足，十指如钩，阴阳归窍，是外日月交光也。然后一手掐剑诀，掩生门，一手掐剑诀，曲肱而枕之，以眼对鼻，鼻对生门，合齿，开天门，闭地户，心目内视，坎离会合，是内日月交精也。"文中"一阳来复"指阴茎忽然勃起，有了性欲之时，也称活子时；"闭兑"即闭口；"赤龙头"指舌尖；前一个"生门"即生死门，指右手食指第三节，后面的一个"生门"指脐或丹田；"天门"指百会，"地户"指会阴。也就是在夜静之时，或日间闲暇之时，或活子时来临之时，叩齿集神，内听内视，先静坐后静卧，打开百会，闭住会阴，精气内聚，坎离会合，心肾相交，达到身心的深度静养。

第二，导引督脉、任脉。要求做到"如鹿之运督、鹤之养胎、龟之喘息"。调息养神、使思虑在外之用神，归于玄牝之窍，与元神相合，以利于元神化生精气，而为内丹之基。督脉通，任脉降，从而精满气足神旺，涵养身心。

第三，睡功收功。在睡功修习完毕之时，按摩心胸，轻擦上下眼睑，两手互搓至热，用手心热烫眼球。

第四，平素内养精气神。平时还应做到"行住坐卧，大要聚气凝神，神住则气住，气住则精住"，精气神内住而不外耗，渐至充盛。如此，则精气神三元归一，从而达到健康长寿的目的。

三、注意事项

（1）练习者处于松静自然，收视内观，集中思想，排除一切杂念的状态。通过内视、内听、内嗅、内思、内感等，以收回肝神、肾神、肺神、心神、脾神等，以达神定气闲之目的。

（2）以眼对鼻，心目内视，两唇闭合，上下齿轻合，以舌端轻抵上颚，十趾如钩，阴阳结合，意守下丹田。

（3）功毕，起时揩摩心地、揉眼、擦面、摩腹、刷牙、漱口、濯足、梳发、静心，令食物消化，再入寝。不可醉饱入睡，不可悬足，不可张口，不可覆首，睡宜暖腹、护肩颈，温足冻脑，食后右倾而卧，食远则左右皆宜，清心入睡。

（孙萍萍）

【思考题】

1.练习睡功的注意事项。

第六节　保健功

保健功是根据传统导引术整理改编而成的，以自我按摩为主，辅以呼吸、意念活动的健身功法。其动作简单、易学易记、柔韧缓和，功法练习安全可靠，是男女老少皆宜的保健功法。包括耳功、鼻功、舌功、眼功、擦面、项功、揉肩、搓腰等，辅以静坐，运动量不大，作用和缓。既可防病治病，又可保健强身。对体弱患者和老年人尤为适宜。

一、功法操作

1.静坐

【习练步骤】

平坐、靠坐或盘坐；口眼微闭，头正颈松，下颌微收，舌抵上腭，眉舒面和；松肩含胸，躯干端正；两上肢自然下垂，两手四指轻握拇指，分别放在两侧的大腿上；意守丹田，用鼻呼吸50次。初练者可以采用自然呼吸，日久呼吸可以逐渐加深，也可以采用深呼吸或腹式呼吸。完成后将舌自然放下。

【习练要点】

意守丹田要做到似守非守，绵绵若存，不要刻意。

【习练功用】

静坐可安定情绪，排除杂念，放松肌肉，平静呼吸，培育元气，为习练以后各式做好准备。

2. 耳功

【习练步骤】

（1）先将两手搓热，用搓热的两手心上下搓揉耳郭 9～18 次。

（2）两手交替经头顶拉扯对侧耳郭上部 9～18 次。

（3）用两手大鱼际压在耳屏处堵塞耳道，然后突然放开，如此按放反复 9 次。

（4）两手鱼际堵住耳道，手指自然位于后脑枕部，此时用食指稍稍用力按压中指并顺势滑下弹击后脑枕部 24 次，可听到"咚咚"的声响，古称"鸣天鼓"。

【习练要点】

操作此势时两手要稍用力压住两耳，堵住外耳道。

【习练功用】

搓揉耳轮可以刺激听神经，使听力增加，可预防耳鸣、耳聋等耳科疾病。按放耳道造成耳道内压力的变化，对增强耳膜弹性，防止耳膜内陷有较好的作用。另外，由于耳部与全身各脏腑经络有密切的联系，所以搓揉耳轮还可以调节五脏六腑和经络的功能。鸣天鼓可给大脑以温柔的刺激，有调节中枢神经的作用。对防治头痛、头晕、耳鸣、耳聋、健忘以及老年性痴呆有一定作用。

3. 叩齿

【习练步骤】

上下牙齿轻轻叩击 36 次。叩齿时可先叩门齿，再叩大齿，也可以同时叩。

【习练要点】

叩齿时上下牙不要用力过重。

【习练功用】

叩齿可以刺激牙齿，改善牙齿和牙周的血液循环，保持牙齿坚固，从而预防牙病的发生。此外，由于肾主骨，而齿为骨之余，所以经常叩齿可益肾固本。

4. 舌功

【习练步骤】

古称"搅海""赤龙搅海"。用舌在口腔内壁与上下牙齿之间轻轻搅动，顺时针和逆时针方向各旋转 18 次，产生的唾液暂时不要咽下，接着做漱津动作。

【习练要点】

搅舌时，唇并拢，舌头匀速搅动。次数可由少到多，不可强求一次到位，尤其是对高龄有动风先兆的人，由于舌体较为僵硬，搅舌较困难，故更应注意。可先搅 3 次，再反向 3 次，逐渐增加以能承受为度。

【习练功用】

舌功，能刺激消化腺的分泌，使口腔内津液增多，并间接刺激胃肠消化液分泌增多，以改善消化功能，促进营养物质的吸收。

5. 漱津

【习练步骤】

闭口，将舌功产生的唾液鼓漱 36 次后，再分 3 次咽下，咽下时用意念导引着唾液慢慢到下丹田。

【习练要点】

鼓漱时，不论口中是否有津液，都要做出津液很多状的鼓漱动作。

【习练功用】

功用与舌功相同。

6. 擦鼻

【习练步骤】

（1）用两手拇指第二节指背，轻轻上下摩擦鼻翼两侧 9 ～ 18 次。

（2）用食指揉按迎香穴 9 ～ 18 次。

【习练要点】

擦鼻时用力不要过大，以免擦破皮肤。揉按迎香穴时可适当加力。

【习练功用】

擦鼻能增强上呼吸道的抵抗力，有防感冒和治疗慢性鼻炎、过敏性鼻炎的作用。

7. 目功

【习练步骤】

（1）轻闭双目，微曲拇指，以指关节沿眉由内向外轻擦 9 ～ 18 次。

（2）同样方法轻擦上下眼睑 9 ～ 18 次。

（3）两手互搓至热，用手心热烫眼珠 3 次。

（4）用两手中指指腹点揉"睛明""鱼腰""瞳子髎""承泣"等穴各 9 ～ 18 次。

（5）两目轻闭，两眼球顺时针、逆时针旋转各 9 ～ 18 次。

（6）轻轻睁开双眼，由近及远眺望远处的绿色植物。

【习练要点】

每烫一次眼珠，均将双手搓热。旋转眼球时，速度不宜太快，次数由少渐多，刚开始练习时不一定要达到规定的次数，否则部分习练者可有目胀、头昏、呕吐等反应。

【习练功用】

目功可改善眼部的血液循环，加强眼肌的活动能力，改善视力，明目调肝，防治目疾。

8. 擦面

【习练步骤】

擦面也称"干洗脸""干浴面"。是用两手互搓至热，按在前额，由前额经鼻两侧往下擦，直至下颌为止，再由下颌反向上擦至前额，如此反复进行，共做 36 次。

【习练要点】

擦面时，手心贴紧面部，用力适度。

【习练功用】

擦面能改善面部血液循环，疏通经络，增强面部神经活动，使面部红润光泽，减少皱纹，具有美容效果。

9. 项功

【习练步骤】

（1）两手十指相互交叉抱于颈后部，仰头，两手向前用力，颈部向后用力，如此相互争力 3～9 次。

（2）用两手掌大小鱼际交替揉按风池穴，顺、逆时针各 9～18 次。

【习练要点】

两手用力前推，十指扣紧，颈部用力向后，仰头。

【习练功用】

项功能增强颈项部的肌力，改善局部血液循环，对于颈部经脉阻滞引起的头晕、头痛、目眩、颈肩痛、上肢麻木疼痛等有较好的防治作用。

10. 揉肩

【习练步骤】

用左手掌揉右肩 18 次，再用右手掌揉左肩 18 次。

【习练要点】

揉肩时手腕放松，掌心贴紧肩部，动作灵活，压力轻柔，带动该处皮下组织一起揉动，不要有体表的摩擦和移动。

【习练功用】

揉肩可促进肩部血液循环，改善肩关节的功能，治疗和预防肩关节疾病。

11. 夹脊功

【习练步骤】

两手轻轻握拳，肘关节屈曲 90°，两上肢前后交替摆动各 18 次。

【习练要点】

前后摆动时，两腋略收，向后摆稍用力，向前摆手臂自然钟摆。

【习练功用】

夹脊功可疏肝解郁，增强内脏功能，改善肩关节及胸部肌肉的活动，促进血液循环，能防治肩关节和内脏疾病。

12. 搓腰

【习练步骤】

又称"搓内肾"，将两手互相搓热，然后热手上下搓腰部两侧各 18 次。

【习练要点】

将手搓热，用两手掌面轻轻地在腰部快速来回搓揉。

【习练功用】

搓腰能促进腰部的血液循环，缓解腰部肌肉痉挛，壮腰健肾，可防治腰部疼痛、痛经、闭经、阳痿、遗精、早泄等病症。

13. 搓尾骨

【习练步骤】

用两手的食指和中指搓尾骨部两侧，两手各做 36 次。

【习练要点】

用食指中指并拢，上下搓尾闾两侧。

【习练功用】

搓尾骨能改善肛周的血液循环，通督脉，防治痔疮、便秘、脱肛及妇科盆腔疾病。

14. 擦丹田

【习练步骤】

（1）将两手掌搓热。

（2）用左手手掌沿大肠蠕动方向绕脐作圆圈摩动，即由右下腹至右上腹、左上腹、左下腹而返右下腹，如此周而复始 100 次。

（3）再将两手掌搓热。

（4）用右手按上法擦丹田 100 次。

【习练要点】

摩动时，手掌稍用力并匀速绕动摩擦。男性习练者如有遗精、早泄、阳痿，可用一手兜阴囊，一手擦丹田，左右手交替进行各 81 次。

【习练功用】

擦丹田可帮助胃肠蠕动，可以健脾柔肝，改善胃肠的消化功能，促进消化吸收，有防治便秘、腹胀、腹泻的作用。一擦一兜还可以补肾固精，防治遗精、早泄、阳痿。

15. 揉膝

【习练步骤】

用两手掌分别揉两膝关节，两手同时进行各揉 100 次。

【习练要点】

揉膝时，两手掌分别紧贴两膝关节，稍用力向下按压，并带动肌肤做轻柔缓和的回旋转动。

【习练功用】

揉膝可滑利关节、疏经和血、柔筋健骨，可防治膝关节病和抗衰老。

16. 擦涌泉

【习练步骤】

用左手中、食指擦右足心 100 次，再用右手中、食指擦左足心 100 次。

【习练要点】

擦涌泉时两手要稍用力，以令脚掌发热为度。

【习练功用】

搓涌泉有补肾固精、调节心脏功能的作用，可防治头晕目眩、失眠、心悸、遗精、阳痿、早泄、高血压等。

17. 织布式

【习练步骤】

坐式，两腿伸直并拢，足尖朝上，手掌向前、两手向足部做推的姿势，同时躯干前俯，并配合呼气。推到尽头后返回，返回时手掌朝里，并配合吸气，如此往返 36 次。

【习练要点】

初练时可自然呼吸，待动作熟练后再配合呼吸。前推幅度可从小到大，不必一步到位，以免拉伤腰部肌肉。

【习练功用】

织布式能使全身得到活动，促进新陈代谢，锻炼腰部肌肉，有防治腰酸、腰痛的作用。

18. 和带脉

【习练步骤】

自然盘坐，两手在胸前互握，上身旋转，先从左向右转 16 次，再从右向左转 16 次，向前探胸时吸气，缩胸时呼气。

【习练要点】

上体旋转时要匀速，幅度稍大，并保持平衡。初练时可先自然呼吸，动作熟练后再配合呼吸。

【习练功用】

和带脉能强腰固肾、调和带脉，增加胃肠蠕动，促进营养物质的消化吸收，防治腰背痛及内脏疾病。

二、注意事项

1. 呼吸要求 保健功的呼吸方法较为简单，初学者一般采用自然呼吸法。当日久或练功一段时间后再做加深呼吸或腹式呼吸，或与动作相互配合。

静坐，用鼻呼吸。初练者可先采用自然呼吸，日久后再逐渐加深呼吸，也可以采用深呼吸或腹式呼吸。

织布式，用鼻呼吸或鼻吸口呼。躯干前俯呼气，返回吸气。

和带脉，用鼻呼吸或鼻吸口呼。上体旋转，探胸时吸气，缩胸时呼气。

2. 意念要求 习练保健功强调形体要放松、自然，精神要安宁、愉悦，意念要专注于动作操作之中。做到意念密切结合动作，动作做到哪儿，意念就想到哪儿，并适当地加以意念导引。例如在静坐时，要求意守丹田；在漱津时，要求将舌功产生的唾液鼓漱 36 次后，再分 3 次咽下，咽下时用意念导引着唾液慢慢到下丹田等。但要注意，意念虽然要与动作结合，但也不要求对所意念的动作产生认识，只要求将意念"轻轻地放在那里"，做到似守非守、绵绵若存。

（张友健）

【思考题】

1. 保健功的习练步骤及要点。

第七节　回春功

回春功是传承全真道教华山派的一套养生祛病功法，源于金元时期，至今有近 800 年历史。回春功以"柔身养形，练形生精"为宗旨，以清静无为、道法自然为原则，在练功过程中强调松、静、圆、柔等特点，是一种动静双修、形精气神并练的全身性柔韧型动功。

习练回春功强调乐字当头、妙炼"下丹"，着重调理和改善人体的内分泌系统，特别是下焦生殖性腺系统。该功法能够健运全身十四经络，通利关节筋骨，特别是全方位的运动脊柱，对人体四肢百骸、五脏六腑起到全面的濡养调整作用，因而对于久服药物不愈的慢性病、虚弱病证有着显著的疗效。长期习练回春功还有健身美容、延缓衰老、返老还壮之功效，并能够改善和提高性功能。本功法特别适合于中老年人以及患有某些慢性病与虚弱性疾病的患者锻炼，如慢性疲劳、冠心病、慢性支气管炎、高血脂、肥胖症、糖尿病、高血压、前列腺肥大、性功能减退、更年期综合征、习惯性便秘、消化功能减退等。

一、功法操作

回春功包括动功、静功两大类，动功中又以站、坐、蹲、卧为主，跪、滚、爬、养颜功为辅。囿于篇幅，这里只介绍回春功站功第一部分。

1. 预备势

（1）自然站立。面南而立，两脚分开，两脚外沿约与两肩外沿同宽；两臂下垂于体侧，中指尖轻贴大腿外侧足少阳胆经风市穴；全身表里自然放松，头部端正，颈项舒直，双唇轻闭，下颌微收，目光内敛，神态自然。

（2）在自然站立的基础上做 3 次虚静呼：吸气时意念安静，呼气时意念全身放松。

2. 六合求中（调身功）

（1）左右摆动求中：身体向左、向右来回摆动 6 次，再回到正中位；然后表里放松，感到全身轻松。

（2）前后晃动求中：身体向前后晃动 6 次，再回到正中位；然后表里放松，感到全身轻松。

（3）上下伸展求中：在徐徐地吸气的同时，全身舒展上伸，然后徐徐地呼气，表里放松，意念神阙与命门之间的正中位。至此，身体重心处于最舒适的位置，全身感到轻松、愉悦。

3. 意念青春（调心功）

（1）自然站立同预备式。

（2）意念青春：中老年人可回忆本人年轻时形体、面容和精力的最佳状态，使自己当年青春焕发、精力旺盛、体态健美、面容可爱的形象依稀浮现在脑海中。青少年可在自身形态的基础上，把本人的形象（从形体姿态到精神风貌）想象得更优美健壮，似乎自己已经具有这样理想的形象。

（3）在出现了本人"已经恢复"青春年华或比较理想的形象之后，再想象仿佛来到了一个周围是高山流水、树木葱郁、百花盛开、芳香扑鼻、大地回春、幽雅宁静的自然环境之中。在这样的环境中，修炼养生长寿、恢复青春活力的微妙功法，心情自然十分愉悦、舒畅，面容由衷地流露出惬意的微笑。

（4）在保持上述姿态和心神的基础上，使自己的一呼一吸，都比平常的呼吸稍缓慢、轻悠、深长、细匀一些。练功1分钟左右后，以自我"进入角色"为达到要求。然后，双目慢慢张开。

4. 导气令和（调息功）

（1）继意念青春势，重心左移，右脚尖稍向右摆，收左脚，两脚跟相靠，脚尖分开60°角，双臂下垂于体侧，中指尖手厥阴心包经中冲穴轻贴大腿外侧足少阳胆经风市穴，全身表里放松，颈项舒直，头部端正，双唇轻闭，下颌微收，呼吸缓匀轻悠，神态安详，面含微笑，呈立正式。

（2）两手翻掌，掌心向前，吸气，双手由下而上顺势上抬至双臂与肩相平时开始足跟渐渐提起；双臂继续上举至头顶上方时左右手掌、手指相合，双手呈合十状。略停，呼气，脚跟缓缓落地，全身放松，双手合十，沿任脉渐渐下行至大拇指（少商穴）对着天突穴时，稍停片刻。再吸气，呼气，合掌继续沿任脉下行，指尖由朝上转为向下，继续下行，在任脉的关元、中极、曲骨穴前，慢慢向左右分开，双臂顺势下垂于体侧，全身放松，如立正式站立。然后左右脚分开，呈自然站立。

5. 吐故纳新（服气功）

（1）自然站立同预备式，做1次虚静呼吸。

（2）弯腰屈膝：徐徐呼气，同时腰（命门穴）向后、向下，屈膝，上体前俯下落，膝关节屈曲约120°角，两臂自然下垂，合谷穴向前。

（3）耸肩、举踵、吸气：两下肢慢慢直立，双肩缓缓上耸，两脚跟徐徐上提，小腹微鼓（顺腹式呼吸），头稍稍上抬，颈轻松上伸，胸廓舒适微扩展；随着缓慢地引体舒展向上的同时，深细轻悠地以鼻缓缓吸气，随着吸气的渐渐深入，两肩缓缓地向后画圆弧，全身呈比较饱满的姿态。

（4）落肩、松体、呼气：两肩向后稍呈圆弧后即徐徐下落，两脚跟慢慢放下，肢体松弛，头微微前倾，腰前弯（臀部后坐），两膝微屈，两臂自然下垂于身旁，随着肢体舒徐下运的同时，细慢轻悠地以口徐徐呼气。吐故纳新以一呼一吸为一息，共做6息。最后恢复自然站立，自然呼吸。

（5）收势导引：收左脚，左脚跟向右脚跟靠拢，脚尖分开60°角，上体稍弯腰前倾，双手由两侧向裆前合十。以两肩上耸带动合十（掌指向下）沿任脉的曲骨、中极、关元上提，提至神门对神阙穴时，合十上旋，指尖向上，继续沿任脉徐徐举至膻中穴前，以上为吸气，接着两肩后转、呼气。然后合十继续慢慢上举，一直举过头顶；与此同时，两脚缓缓提起，全身有跃跃欲上的趋势，此属第 2 次吸气。待合十上举至顶端时，开始徐徐下行，两脚跟随之缓缓落地，合十下行至膻中穴前，掌指尖缓缓向下，继续下行至中极、曲骨穴前两掌分开，两臂和两手自然下垂于体侧，呈立正式，为第 2 次呼气；然后左右脚分开，呈自然站立式。

6. 青龙游春（龙游功）

（1）虚静呼吸：起势前，先做 1 次虚静呼吸。

（2）龙游起势：自然立正式，两脚相并、两踝相靠、两膝内侧紧贴，两腿尽可能并齐；然后上体稍前倾、弯腰，两手从体侧向裆前合掌（五指自然相并，掌心和手指对称相合，指尖向下），然后合掌沿任脉上提（指尖向下），当合掌提至腕对脐中后，上体恢复正直，指尖转向上。合掌继续上举过头顶，掌根大陵穴对额头神庭穴；同时，徐徐举踵。

（3）龙游左势下行：1 龙游下行第 1 个半圆弧：合掌，沿人体正面中线自头顶上方向面部左侧下落画弧至左耳斜前方（1/4 圆周），指尖斜向左上方，头、上体顺势向左倾斜，臀部扭向右方，同时，两腿仍并拢，稍屈膝，微微下蹲。然后，两臂合力由面部左侧向身前中线慢慢画弧（1/4 圆周），至大陵穴对天突穴，两手仍合掌，右手在上，左手在下，指尖斜向上；此时，头、上体和臀部回到正中；同时，两腿仍并拢，继续稍屈膝下蹲，身体重心有所下降。

2 龙游下行第 2 个半圆弧：合掌由天突穴前继续向胸前右边画弧（1/4 圆周），指尖斜向右上方；此时，头部、上体跟随合掌运行而斜向右边，臀部则扭向左边；同时，两腿继续徐徐下蹲。合掌两臂由右胸前向身前中线慢慢画弧（1/4 圆周），画至大陵穴对神阙穴，左手在上，右手在下，指尖向前，头部、上体和臀部回归正中；同时，两腿继续屈膝徐徐下蹲，身体重心继续下降。

3 龙游下行第 3 个半圆弧：合掌由神阙穴前继续向身前左下方画弧（1/4 圆周），此时，头部、上体跟随合掌运行而向左边倾斜，臀部则扭向右边，同时，两腿屈膝继续徐徐下蹲；然后合掌继续由身前左侧向身前正中线画弧（1/4 圆周），画至腕部对两膝内侧的曲泉穴，两手左右合掌，指尖向下，头部、上体和臀部随之回归正中；两腿仍然相并，继续屈膝徐徐下蹲至全身呈半蹲状。

（4）龙游左势上行：龙游下行完成后，不要停顿，便开始龙游上行。合掌自下而上画 3 个连接的半圆弧。

1 龙游上行第 1 个半圆弧：当画完龙游下行第 3 个半圆后，在膝前合掌，两臂继续向身前右上方画弧（1/4 圆周），仍然右手在上，左手在下；此时，头部、上体跟随运行向右倾斜，臀部仍向左边；同时，两腿仍相并，两膝仍屈，缓缓站起一些。两臂继续从身前右边向身前正中线画弧（1/4 圆周），画至大陵穴对神阙穴，右手在上，左手在下，与下行第 3 个半圆合成一个完整的圆，指尖向正前方；同时，头部、上体和臀部各自随之回归正中，屈蹲的双腿稍稍站起一些，身体重心亦开始徐徐上升。

2 龙游上行第 2 个半圆弧：合掌在神阙穴前继续向身前左上方画弧（1/4 圆周），此时，头部、上体随合掌运行向左边倾斜，臀部则扭向右边；同时，两腿仍相并，两膝仍屈，缓缓站起一些。两臂继续由身前左边向身前正中线画弧（1/4 圆周），画至大陵穴对天突穴，左手在上、右手在下，指尖斜向前上方，与下行的第 2 个半圆合成一个完整的圆；同时，头部、上体和臀部各随之回归正中，两腿继续相并，仍屈着稍稍站起一些，身体重心徐缓地继续上升。

3 龙游上行第 3 个半圆弧：合掌由天突穴前继续向右上方画弧（1/4 圆周），此时，头部、上体跟随合掌运行向右边倾斜，臀部扭向左边；同时两腿仍相并，两膝尚微屈，并慢慢站起至两膝稍直。双臂继续沿头右侧向头顶正中线画弧（1/4 圆周），这时合掌变成立掌，指尖向上，大陵穴对神庭穴，与下行的第一个半圆合成一个完整的圆；同时，徐徐举踵，头部、上体和臀部各自相应随之回归正中，全身恢复到龙游起势。

至此，龙游下行与上行已完成一次完整的游程，不要停顿（即把龙游上行的完成势作为下次龙游的起势），接着做下次全程龙游，共连续做 3 次。

（5）龙游右势：当做完龙游左势第 3 次以后，就开始龙游右势，也做 3 次。龙游右势的操作方法与左势相同，唯方向相反。

（6）龙游收势：紧接龙游右势上行即将完成时，相合的手掌在头顶分开，五指微屈，左手在上，顺势摆向头的右上方，右手向右摆至肩、肘、腕相平，掌心向上，身体微向右倾斜，两手如抱球状，仍举踵；接着两掌又同时摆向左方。然后脚跟缓缓着地，双手在印堂穴前（两眉的中间）合掌；合掌举过头顶，同时举踵吸气。合掌沿身前任脉下行至裆前横开，两手中指尖轻贴风市穴，同时缓缓呼气。两脚脚尖分开，再做 1 次虚静呼吸，然后左脚分开，呈自然站立式。

7. 大鹏翱翔（鹏翔功）

（1）自然站立同预备式，做 1 次虚静呼吸。

（2）大鹏翱翔起势：紧接预备势，双手五指自然微屈，劳宫穴相对，自下而上由身前向两旁缓慢扩展举起，举至与肩同高后，左手弧形向下运行至少泽穴对任脉的曲骨穴，右手弧形上运至少商穴对印堂（前额正中）。

（3）鹏翔左势：紧接起势，身体重心渐渐移至右脚，左脚向左侧偏前方迈出小半步，躯干随之稍向左转，目光先于手运；与此同时，左手不动，右手掌心向下下压至胸前，两手右手在上，左手在下相对似上下抱球状（此后至收势前，始终保持这一距离）。左脚踏实，渐渐屈膝成左前弓步，右脚在后，脚尖踮地也屈膝，两腿根部相合，屈膝下蹲；与此同时，以腰带动身躯渐渐向左下方扭转，左手在前向左下、左上方做圆弧形运行，右手跟随下落，至两手与小腹相平，两手相对，目光先于手运。然后，左膝渐渐稍直，与腿根部相摩，腰稍直，左转，带动双手继续做圆弧运行；此时，双手已改变为左手在上（掌心向下），高过于头，右手在下与胸水平（掌心向上）；与此同时，头转向正前方，目光注视一下前方约 5m 远的地方。至此，已完成左势，接转右势。

（4）鹏翔右势：腰慢慢右转，身体重心逐渐向正中，开裆；同时，双手向身中线做圆弧运行，逐渐转变为右上左下，目光仍是先于手运，操作方法与左势相同，唯左右相易。如此左右势交替，连绵不断，左右势各做 4 次。

（5）鹏翔收势：当做完最后一次右势，双手运至身前时，身体重心已转至左脚，双手向左右分开，顺势做收势导引，然后左脚分开，呈自然站立式。

8. 金童柔身（柔身功）

（1）自然站立同预备式，做 1 次虚静呼吸。

（2）柔韧转体左势：在上述预备势基础上，双腿稍屈膝，臀部后坐，以腰带动身躯和上下肢进行柔和而富有韧性的活动。先由左肩缓缓向上、后、下、前牵引圆转，右肩徐徐向下、前、上、后弧形转动，胯和大小腿则随之，身体重心由两脚均衡负担而渐渐趋向于侧重左脚，右脚尖踮地，脚跟提起向外转，大腿根部向左腿根部扣紧；同时，颈项松弛，头部保持正直，面带微笑，目光仍然平视前方，两臂自然下垂，腕放松，指自然蜷曲，随着腰和两肩的圆转，两臂自然地围绕着身体转动；当右肩转到身前右手斜垂于裆前、掌心朝内，则左肩转到身后、左手背斜势按摩至骶骨为止，掌心朝外。

（3）柔韧转体右势：当柔韧转体左势完成，即开始柔韧转体右势，做法与"柔韧转体左势"相同，唯方向相反。如此左右交替，连续柔韧转体，左右势共做 8 次。完成后恢复到本势的预备状态，做收势导引，然后左脚分开，呈自然站立式。

9. 温肾养精（养精功）

（1）自然站立同预备式，做 3 次虚静呼吸。

（2）全身轻缓悠动：先由小腹开始轻微而缓慢地悠动，接着带动全身轻微、缓慢、富有弹性的垂直地松弛抖动 32 次，约 16 秒。

（3）进而中速悠动：当上述轻微缓慢垂直地松弛抖动后，以中等速度松弛抖动 136 次，约 45 秒。

（4）末尾减速悠动：在中等速度垂直地松弛抖动后，就逐渐降低抖动速度和幅度，并趋于停止抖动，抖 32 次；从降速至停止的过程以 16 秒左右为宜。

（5）在松弛抖动停止后，做 3 次虚静呼吸，以颐养肾气，更好地温肾养精。

10. 顺息养气（养气功）

（1）自然站立同预备式，免做虚静呼吸。

（2）两手掌心向前，缓慢地从体侧斜向上举，举到头顶上方时，两手掌心相对，十指向上，然后屈腕，掌心向下，十指相对，两中指相距约 10cm。两手从神庭穴前上方慢慢下移，贴近身前沿任脉两侧下行，先后经过头、胸、腹部，即上、中、下三个丹田的身外部位至小腹下方曲骨穴附近分开，回到体侧。双手如此上行（犹如捧气）、下行（犹如贯气）为一次，共进行 8 次；一次比一次做得更缓慢、更柔和，因而气感也逐渐增强。意念天地精英之气，被我所抱，贯入体内，并导引体内已活跃起来的精气，由上而下沉聚到下丹田。

11. 虚静养神（养神功）

（1）在"顺息养气"的最后一次下行后，双手在裆前抱拳呈"太极图形"（右手五指自然松开，大拇指和中指轻轻相扣成圆环；左手五指松开，以大拇指穿过右手的圆环，点着无名指与掌间的横纹；两手的其余手指均宽松相握）。拳眼斜向上向外，然后，两眼轻闭，全身放松。

（2）运用顺腹式呼吸，即吸气时，随着缓慢、细匀、轻悠地深吸气，膈肌圆顶收缩下降，小腹自然微鼓；呼气时，随着缓慢、细匀、轻悠地徐徐呼气，膈肌恢复原位，小腹自然放松。顺着上述的姿势和呼吸，在吸气时意念：身心清静无为（无牵无挂、清清静静），并默念一个"静"字。在呼气时意念：身心无比舒畅（全身表里自然放松），并默念一个"松"字。上述呼与吸的时间，初学者可掌握在每次各约 4 秒钟，在身、心、息的统一状态下，操作 8 ～ 16 次，约 1 ～ 2 分钟。

（3）虚静呼吸 8 ～ 16 次后，抱拳松开，两臂自然下垂于体侧，接着做收势导引，并静养片刻。

二、注意事项

以上功法既可以全套锻炼，也可以选择其中的一两节或两三节单练习。但练习者必须注意本功法导引动作较多较难，特别是细微小动作较难掌握，所以必须在良师的指导下认真学习，方能很好地掌握。其次，中老年锻炼者须循序渐进，不可贪多求全，要能勤而行之，方能收到强身健体、祛病延年之效。

（沈晓东）

【思考题】

1. 回春功站功的动作特色是什么？

第八节　铁裆功

铁裆功，是一套通过锻炼增强睾丸、阴茎功能，以治疗遗精阳痿的功法，又称铁丹功。铁裆功中，男性自幼开始练习的称硬铁裆；成年后练习的为软铁裆。此功对补肾壮阳、保健延年有明显作用。

练铁裆功要以易筋经功夫为基础，因其本为易筋经的功法之一，即下部行功法。临床常用于治疗肾虚体弱、阳痿、遗精、早泄等疾病，也可用于治疗慢性肝炎、肝硬化、慢性肾炎、糖尿病、慢性胃炎、神经衰弱等疾病。

铁裆功原为练武者用于防护身体而设，后才用于治病强身。患者在选练该功法时，最好请教有经验的老师为宜。铁裆功流传亦广，下面兹录原唐山气功疗养院整理的软铁裆功一套，以资参考。

一、功法操作

1. 捻阴茎根部：两手食、中指分别捏住两条精索，用力捻 30 ～ 50 次。

2. 揉睾丸：先用右手紧握阴茎根部，左手四指并拢，以手心按压在睾丸上稍加压力，而行由左向右回旋式的揉摩，共 30 ～ 50 次。

3. 搓睾丸：两手四指并拢，托住拿丸，然后两拇指按于睾丸上，稍加压力，行上下搓动 30 ～ 50 次。

4. 捏睾丸：用两手将两睾丸固定，然后拇指、食指轻轻地捏挤副睾及一些疼痛明显之处。

5. 顶睾丸：两手固定两睾丸后，将其一端向耻骨上按。一起一落为 1 次，共 3 次。

6. 捶裆：两腿分开略较肩宽，上身稍向前弓，而后一手握拳放于背后，另一拳以掌侧面接触睾丸。就这样捶打，两手交换。但用力不宜过大，以能忍受为原则，次数为 30 ～ 50 次。

7. 捶肾：两腿分开与肩同宽，两手半握拳，同时轻轻捶打两肾区 30 ～ 50 次。

8. 通背：姿势同前，两手自然半握拳，全身放松，然后两手交替晃打 30 ～ 50 次。

9. 晃膝：两脚并拢，两手按于膝盖上，膝屈曲，先向左旋转 10 次，再向右旋转 10 次。如此反复进行，一般不超过 50 次。

10. 滚棍：平坐于椅上，两脚稍分开，放在直径 8cm，长 45cm 的杨木或柳木棍上，前后滚动，次数由少逐渐增多，每日可行一两次。

二、注意事项

（1）本功法可按顺序一次完成，也可分段进行。如睡前卧床后，可做自我按摩。起床后可做捶裆、捶肾及通背诸功。

（2）自我按摩等操练都宜由轻到重，幅度由小至大，严戒急于求成。

（沈晓东）

【思考题】

1. 铁裆功的操作方法有哪些？

第九节　内养功

内养功一般而言是指以呼吸吐纳为主的功法。宋代陈希夷的《寿命论》中曾有内养功相关记载，并于明末清初时开始广泛流传于民间。内养功对于治疗消化系统疾病、呼吸系统疾病及其他多种慢性疾病疗效显著，是一种简便高效、不易出偏的优秀中医医疗功法。

内养功在操作上强调呼吸停顿、默念字句、舌体起落、气沉丹田；侧重呼吸锻炼与意守的配合，具有宁心安神、运化脏腑的特点。习练内养功可通过特定的姿势、呼吸和意念的锻炼，实现形体舒适、呼吸调和、意念恬静，从而起到静心守神、培补元气、平衡阴阳、调和气血、疏通经络、协调脏腑等作用。

内养功有温阳祛寒、养阴清热、健脾和胃、益气宣肺等功用，对消化性溃疡、胃下垂、胃黏膜脱垂、便秘等消化系统疾病和呼吸系统疾病及其他多种慢性疾病也有显著疗效。内养功是一种即能防病治病，又能健身强体，疗效明显，操作简便的优秀传统功法。

现代研究证实，练内养功对大脑皮层有良性抑制作用，并能促进胃肠蠕动、消化、吸收和消化腺的分泌，还可以改善呼吸系统功能，提高机体免疫系统功能。

一、功法操作

(一) 姿势

姿势包括侧卧式、仰卧式、坐式和站式四种。

1. 侧卧式 左右均可，一般采用右侧卧。以右侧卧为例，侧身卧于床上，头微前俯，腰背稍弯，呈含胸拔背之势，右上肢自然弯曲，掌心向上，五指舒展，置于枕上耳前，距头部约 5cm，左上肢自然伸直，掌心向下，五指放松，放于同侧髋部，右下肢自然伸直，左下肢膝关节屈曲为 120°，左膝轻放于右下肢膝部，双目轻闭或微露一线之光。若为左侧卧，四肢体位与上相反。侧卧式一般取右侧卧位，也可根据个人习惯而选择。但胃张力低下、蠕动力较弱及排空迟缓者宜取右侧卧位，而胃黏膜脱垂患者则宜选左侧卧位。

2. 仰卧式 全身仰卧于床，口眼轻闭，头微前俯，躯干正直，枕头高低适宜，两臂自然伸直，掌心向内，十指舒展，置于身体两侧，两下肢自然伸直，脚跟相靠，足尖自然分开。仰卧式要求枕头高低合适，确保头颈左右不倚，舒适平稳。

3. 坐式 端坐在方凳或椅子上，躯体端然，头部正直，略微前俯，含胸拔背，松肩垂肘，掌心向下，十指舒展，轻放于大腿中三分之一处，腰部自然伸直，腹部宜松，臀部平稳地坐在凳子的前三分之一或二分之一处，两脚平分，与肩同宽，小腿与地面垂直，膝关节屈曲 90°，口眼轻闭。座椅高低不适时，可在臀下垫毛毯或在脚下放踏板调节，以确保姿势正确，躯体放松，经络通畅。平坐式是坐式中最普遍、最常用的一种姿势。初学者一般取坐式，年老体弱患者宜选侧卧式。

4. 站式 站式要求两脚自然分开，与肩同宽，两膝微屈，松腰收臀，两臂自然下垂放于体侧。要求头正虚灵，下颌微收，肩松，腋下空松，眼睑轻闭，似看非看，精神内敛，鼻吸鼻呼。也可以采用气功常用的抱球式，以舒适自然为要。

(二) 呼吸法

内养功的呼吸法较为复杂，要求呼吸、停顿、舌动、默念 4 种动作互相配合。常用的呼吸法有吸 – 停 – 呼、吸 – 呼 – 停、吸 – 停 – 吸 – 呼 3 种。

1. 吸 – 停 – 呼 口眼轻闭，用鼻呼吸，先行吸气，吸气时舌尖轻抵上腭，同时以意领气下达小腹，腹部鼓起，吸气后不行呼气，停顿片刻再将气徐徐呼出，呼气时舌随之下落，同时收腹。配合念字，以"自己静"为例，吸气时默念"自"字，停顿时默念"己"字，呼气时默念"静"字。如此反复练习 20 ~ 40 分钟。

要求：吸气、呼气之间的停顿，应逐渐由短到长，切不可勉强拉长，如应用不当，会产生一些不良反应，如憋气、胸痛、腹胀、头昏等。

内养功的第一种呼吸法有助阳祛寒的作用，适用于阳气虚弱者习练。

2. 吸 – 呼 – 停 以鼻呼吸，或口鼻并用，鼻吸口呼。先行吸气，以意领气下达小腹，腹部鼓起，随后缓缓呼气，小腹回缩，呼毕后再行停顿，小腹不动。吸气时舌抵上腭，呼气时舌落下，停顿时舌不动。配合念字，以"恬淡虚无"为例，吸气时默念"恬"字，呼气时默念"恢"字，停顿时默念"虚无"。如此反复练习 20 ～ 40 分钟。

要求：第一种呼吸法和第二种呼吸法操作不同，不可能同时并用；两种呼吸法的作用和适应证不同，需根据练功者的具体情况选择其中一种，不可交替运用。

内养功的第二种呼吸法有养阴清热的作用，适用于阴虚患者习练。

3. 吸－停－吸－呼　以鼻呼吸，先吸气少许，随着吸气舌抵上腭，小腹鼓起，同时默念第一个字；然后停顿，停顿时舌尖仍抵上腭不动，腹部也不动，默念第二个字；再吸较多量的气，并用意念将气引入小腹，小腹鼓起，默念第三个字；然后将气徐徐呼出，小腹回缩，随之舌尖下落，第三种呼吸法默念字句一般以 3 个字为宜。如此周而复始，做 20 ～ 40 分钟。

要求：默念字句，只用脑子想，不震动声带。一般由 3 个字开始，吸气、呼气、停顿各默念 1 个字，以后随着功夫加深、呼吸频率减慢、停顿时间延长，可以逐渐增加字数，但一般不宜超过 9 个字。无论字数多少，字句长短，均配合呼吸停顿及舌动分段默念完。在词意方面，要选择轻松、美好、健康的词句，一般可选"自己静""放松、入静""大脑静、内脏动""坚持练功能健康"等。患者可根据病情需要灵活掌握，如：精神紧张者默念"我松静"，脾失健运者默念"大脑静、脏腑动"，气血两虚者默念"恬淡虚无，真气从之"，肝气不舒者默念"气沉丹田""开胸顺气"等。默念字句，可收敛思绪、排除杂念，通过练功者自我的良性暗示和诱导，可产生相应的生理效应。

内养功的第三种呼吸法和第一种呼吸法功用相同，有助阳祛寒的作用，适用于阳气虚弱者习练。

（三）意守法

内养功的意守法是指练功者意念集中于身体的某一特定部位。意守具有排除杂念、集中思想的作用，是尽快入静的重要手段。内养功最常用的意守部位在丹田，也可意守膻中、足趾等。

1. 意守丹田法　内养功的丹田位于脐下 1.5 寸，即气海穴。意守气海，可想象以气海为中心的圆形面积，设在小腹表面，也可想象以气海为中心的球形体积，设在小腹内，吸气时意想气入小腹，这个球即随呼吸转动。古人认为气海是"生气之源，聚气之所"。用意念守之则元气益壮，百病消除。意守气海，位置居中，较为稳妥，不易产生头、胸、腹三处的不良反应。随着腹式呼吸形成的节律性的腹壁起伏，轻轻地将意念放于气海穴，可以更好地集中思想、排除杂念，两者相辅相成，相得益彰。气海穴是练内养功最常用的意守部位，有补中益气的作用。

2. 意守膻中法　内养功的意守膻中法要求练功者默默地回忆或注视以两乳之间的膻中穴为中心的圆形面积，或意守剑突心窝区域。女性经期意守膻中穴有理气功效。

3. 意守足趾法　两眼轻闭，微露一线之光，意识随视线注意足大趾。习惯闭目练功者，也可默默地回忆足趾的形状。阴虚火旺者可选择意守足趾。

意守法要求：内养功的意守法需与呼吸停顿、默念字句、舌动和腹式呼吸等动作相配合，对初学者来讲难度较大。不必紧张、着急，可分步练习，先将呼吸法练熟再配合意守，久之，自然能形成呼吸与意守协调配合。

二、注意事项

练内养功治疗疾病，应每次练功 20 ～ 40 分钟，每日练功 2 ～ 4 次，3 个月为 1 个疗程。

（彭亮）

【思考题】

1. 阳虚患者和阴虚患者宜分别采用哪种内养功呼吸法？

第十节　放松功

放松功是通过意念引导身体各部位或穴位，结合默念"松"字的方法，逐步把身体调整到自然、轻松、舒适的状态，以解除身心紧张及疲劳，使之松弛，同时使意念集中、杂念排除、心神安宁，从而达到气血调和、经络疏通、脏腑协调、心神安定的一种静功练习法。

中国古代虽无明确的"放松功"之名，但已有类似的修炼内容，如《苏沈良方》中的"静守""静坐"；近代丁福保在《最真确之健康长寿法》中介绍的"松弛法"；美国的"渐进性放松疗法"；日本的"松弛反应"；苏联的"自我暗示、放松训练法"都与放松功相似。因此，本功法是近代人在继承、总结前人练功方法的基础上发展起来的一种更加易学、易练、易见效的功法，侧重精神内守，意导气行，并与深长匀细的呼吸配合，站、坐、卧、行均可练习，具有安全有效，不受环境、地点的限制等特点。放松功既是健康人练功入静的基础功法，又是某些慢性病患者如高血压、冠心病、肠胃病、神经衰弱、失眠症、青光眼等的康复锻炼首选功法之一。

一、功法操作

（一）姿势

任何姿势皆可练习，以坐式、卧式最为常用。

1. 坐式

两足分开，与肩同宽。两手掌心向下置于大腿之上。百会上领，下颌微收，闭口松齿，舌抵上腭，面带微笑，二目垂帘，沉肩坠肘，含胸拔背。

2. 仰卧式

仰卧于硬板床上，头正身直，双手置于身体两侧，或重叠于脐上，舌抵上腭，二目轻闭。

（二）呼吸

一般采用自然呼吸，感到腹部有起伏时，可逐步过渡到腹式呼吸。呼吸与默念相结合，如在吸气时注意放松的部位，呼气时默念"松"。

（三）基本方法

1. 三线放松法

将身体分成两侧、前面、后面三条线，每条线均有9个放松部位，练功时默念"松"字，自上而下依次进行放松。每放松完一条线，在一定部位即止息点轻轻意守1～2分钟。

第一条线：头部两侧—颈部两侧—两肩—两上臂—两肘—两前臂—两腕—两手—十个手指。（止息点：中指中冲穴）

第二条线：面部—颈部—胸部—腹部—两大腿前面—两膝关节—两小腿前面—两脚—十个脚趾。（止息点：足大趾大敦穴）

第三条线：后脑部—项部—背部—腰部—两大腿后面—两腘窝—两小腿后面—两脚—两脚底。（止息点：足心涌泉穴）

当三条线均放松完后，将意念集中在下丹田处，意守3～4分钟。重复练功2～3次收功。本法适用于初练功法意念难以集中者。仰卧位、坐位、站立位均可练习。

2. 分段放松法

把全身分成若干段，自上而下分段进行放松。常用的分段有两种。

第一种：头部—肩臂手部—胸部—腹部—两腿—两足。

第二种：头部—颈部—两上肢部—胸腹腰背部—两大腿部—两小腿及足部。

放松每一段时可默念"松"字2～3遍。每次练功可放松2～3个循环，止息点在脐部。本法适用于初练功法对三线放松感到部位多、记忆有困难者。

3. 局部放松法

在三线放松的基础上，单独注意身体的某一患病部位或某一紧张点，默念"松"字20～30次。本法适用于三线放松掌握得比较好，而患病部位有可能进行放松者，如青光眼的眼部、肝肿大的肝区等。

4. 整体放松

将整个身体作为一个部位，默想放松。常用的有三种方法。

第一种：从头到脚，笼统地似流水般向下默念"松"字放松。

第二种：就整个身体，以脐为中心，笼统地向外默念"松"字放松。

第三种：依据3线放松的三条线，依次流水般地向下默念"松"字放松，不停顿。

本法适用于三线放松、分段放松掌握得比较熟练，能较好地调整身体，安定情绪者；或初练功感到进行三线放松、分段放松都有困难者；或肝阳上亢、阴虚火旺等上实下虚的患者。

5. 倒行放松

把身体分为前后两条线进行倒放。

后线：脚底—脚跟—小腿后面—腘窝—大腿后面—骶尾部—腰部—背部—后颈—枕部—头顶。

前线：脚底—脚背—小腿—两膝—大腿—腹部—胸部—颈部—面部—头顶。

这样前后倒放，做 2～3 个循环。此方法适用于气血两亏、神疲乏力、头晕眼花、中气下陷等虚证明显的患者。

（四）功理分析

三线放松是分人体两侧、前面、后面三条路线进行的，而每一条线上，都有一阴一阳两条经络，因此，每一条线的放松过程都有阴阳调节的意义。而且三线放松都从头部开始，因为头为诸阳之会，且三条线上都有一个止息点，这样始于阳而止于阴，有利于推动阴阳平衡协调。

二、注意事项

（1）放松功的习练要领在于"心息相依，神气相合"。前者指意念与呼吸相配合，呼吸越绵长，精神越放松；后者"神"指精神放松，"气"指身体，以此神意守身体，从而起到强身健体、祛病延年的作用。

（2）放松功的目的不仅是放松身体，更是放松精神。"松"是练功的一种状态、一种体会，不能理解为松垮、松散。"放松"是一种要求，是对已经紧实的情况而言。放松功就是为能达到放松的一种静功方法。

（3）在练功时，默念"松"字不出声，快慢轻重掌握适当，用意太快太重会引起头部不舒；太轻太慢则易昏沉瞌睡。在默念"松"时，如遇某一部位没有松的感觉，或松的体会不明显，不必急躁，可任其自然，按着次序，继续逐个部位放松下去。

（4）进行放松后除意守下丹田外，还可意守涌泉（肝阳上亢者）、大敦（肝火上炎者）、足三里（脘腹胀满者）、命门（肾阳不足者）、中冲（心悸怔忡者）等穴位或意守外景。中医辨证属于实证的患者，宜多放少守；辨证属于虚证的患者，可少放多守，或做倒放。如感到守止息点有困难，可配合数息法。

（张瑞娟）

【思考题】

1. 简述三线放松功法的路线及功理。

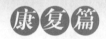

第十五章 传统功法康复评定与设计思路 ▷▷▷▷

第一节 现代康复评定

一、康复评定概述

康复评定的目的是收集评定对象的病史和相关资料，并借此制定出合适的康复治疗方案、评估治疗效果和判断预后功能等。康复评定不同于临床疾病与病理诊断，其主要是对患者的身体功能、活动及参与能力进行评估，找出障碍点，为康复治疗的目标、措施提供依据。

康复评定的方法包括：①定性评定：肉眼观察和问卷调查；②半定量评定：分为若干个等级或阶段；③定量评定。康复评定的实施目前普遍采用 SOAP 法，即：S（subjective data 主观资料）：患者个人的主诉材料、症状；O（objective data 客观资料）：患者的客观体征和功能表现；A（assessment 评定）：对上述资料进行整理和分析；P（plan 计划）：拟订处理计划，包括有关进一步检查、会诊、诊断、康复治疗和处理等的计划。

康复评定的注意事项：①既要全面，又要有针对性。②选择适当的评定方法。③评定前要向患者及其家属说明目的和方法，消除他们的不安，取得积极的配合。④评定时间要尽量短，不引起患者疲劳。⑤评定常由一个人自始至终地进行，以确保准确性。⑥评定一般要做 3 次，然后求出平均值。⑦健侧与患侧要进行对照。⑧评定过程中患者出现明显不适时，应及时中止，并查找原因。

二、康复评定的主要内容

康复评定主要是评定患者的躯体、精神、言语和社会功能，具体包括：①躯体方面：上肢，下肢（包括步态），关节，肌肉（含痉挛），脊柱与脊髓，协调与平衡，感觉与知觉（含疼痛、失用症、失认症），反射，日常生活活动能力，呼吸系统功能，循环系统功能，泌尿系统功能，性功能等；②精神方面：智力测验，性格测验，情绪测验，神经心理测验；③言语方面：失语症检查，构音障碍检查，言语失用检查，言语错乱检查，痴呆性失语检查；④社会功能方面：社会活动能力，就业能力，生存质量，等等。

本节主要针对后续各疾病相关的现代康复评定内容进行阐述，以期对疾病的传统功法康复提供支持，故主要涉及形态结构评定、神经系统反射评定、心肺功能评定、感觉功能评定、肌张力评定、肌力评定、关节活动度评定、协调与平衡评定、步态分析、日常生活活动能力评定、认知功能评定、生活质量评定和社会功能评定等方面，其余康复评定内容可参考相关书籍。

（一）躯体方面

主要包括：形态结构评定；神经反射评定，心肺功能评定；感觉评定：感觉与知觉（含疼痛、失用症、失认症）；运动评定：肌张力评定、肌力评定、关节活动度评定、协调与平衡评定、步态分析；日常生活活动能力评定。

1.形态结构评定　包括身体姿势评定（posture assessment）和体格评定（physical assessment），是康复医学基础而常用的评定项目。

（1）身体姿势评定：是指身体各部在空间的相对位置，它反映人体骨骼、肌肉、内脏器官、神经系统等各组织间的力学关系。正确的身体姿势应具备如下条件：具有能使机体处于稳定状态的力学条件；肌肉为维持正常姿势所承受的负荷不大；不妨碍内脏器官功能；表现出人体的美感和良好的精神面貌。

常见异常姿势：①侧面观：正常颈曲和腰曲度介于 3～5cm 之间。头向前倾斜；胸脊柱后凸驼背；平背；鞍背；胸部畸形：扁平胸、圆柱胸、鸡胸、漏斗胸、不对称胸；骨盆后倾；骨盆前倾；膝过伸；膝屈曲。②后面观：头部倾斜；肩下垂；肩内旋、外旋；脊柱侧弯；骨盆向侧方倾斜；骨盆旋转；扁平足；高弓足。③前面观：下颌骨不对称；锁骨和其他关节不对称；髋外旋、髋内旋；膝外翻、膝内翻；胫骨外旋、胫骨内旋；拇外翻；爪形趾。

异常姿势会引起肌肉和韧带失平衡、关节负重增加和压力分布异常、继发性功能障碍、诱发疼痛。

（2）体格评定：是对人体的整体的量度和各部位的长度、围度及宽度等进行测量。常用指标包括身高、体重、胸围、肢体长度和围度等。测量时要注意：检查项目的选择要有针对性，测量应按规定的方法操作，向被测量者说明测量目的和方法以获得充分配合，使用仪器测量时每次应提前校正，使用皮尺测量时应选择无伸缩性皮尺，被测量者着装宽松，被测量部位应充分暴露，测量肢体周径或长度时应双侧同部位对比，重复测量时测量点应固定不变，评定表格及记录应科学严谨。

2.神经反射评定　反射评定的目的：判断中枢神经系统的发育状况、判断中枢神经系统的损害状况、为制定康复治疗方案提供依据。以下为常用的神经反射。

浅反射是身体表面部分的感受器受到刺激而引起的肌肉急速收缩反应，如角膜反射、咽反射、轻触咽后壁呕吐反射、腹壁反射、提睾反射、跖反射、肛门反射等。

深反射是肌肉受突然牵引后引起的急速收缩反应，反射弧仅由两个神经元，即感觉神经元和运动神经元直接连接而成，如腱反射、骨膜反射等。深反射减弱或消失是下运动神经元瘫痪的一个重要体征，深反射增强是上运动神经元损害的重要体征。深反射增强的表现有阵挛、Hoffmann 征、Rossolimo 征等。

病理反射是在正常情况下不出现，中枢神经有损害时才发生的异常反射。巴宾斯基征是最重要的锥体束受损害的体征。检查方法同一般跖反射，但拇趾不是跖屈而是背屈，亦称跖反射伸性反应，反应强烈时髋、膝部亦屈曲，或不需刺激而足趾自发地呈现本征的姿势。

3. 心肺功能评定　有氧代谢所需的氧首先要通过肺来摄取，通过呼吸运动使外界的氧进入肺泡（通气），氧和二氧化碳在肺泡和肺毛细血管血液间进行气体交换（换气），弥散入血液的氧与血红蛋白结合成氧化血红蛋白；靠心脏泵的作用使血液流动到达有氧运动的肌肉等部位；最后参与肌肉的有氧代谢过程。由此可见，有氧运动涉及肺的通气、换气、呼吸储备能力；心脏的心输出量、心脏储备、心肌耗氧量；血液携氧能力（血红蛋白含量）及肌组织的有氧代谢能力等。不仅是心肺疾病的康复处方制定，所有涉及有氧代谢的情况，都离不开心肺功能评定，它是现代康复评定的重要一环。

（1）心功能评估：常用的心功能评定方法包括对体力活动的主观感觉分级（如心脏功能分级、自觉用力程度分级）、超声心动图、心脏负荷试验（如心电运动试验、6 分钟步行试验）等。心脏负荷试验中最常用的是心电运动试验。

①心脏功能分级及治疗分级（美国心脏学会）：见表 15-1。

表 15-1　心脏功能分级及治疗分级

临床情况			持续-间歇活动的能量消耗（千卡/分）	最大代谢当量（METs）
功能分级	I	患有心脏疾病，其体力活动不受限制。一般体力活动不引起疲劳、心悸、呼吸困难或心绞痛	4.0～6.0	6.5
	II	患有心脏疾病，其体力活动稍受限制，休息时感到舒适。一般体力活动时，引起疲劳、心悸、呼吸困难或心绞痛	3.0～4.0	4.5
	III	患有心脏疾病，其体力活动大受限制，休息时感到舒适，较一般体力活动为轻时，即可引起疲劳、心悸、呼吸困难或心绞痛	2.0～3.0	3.0
	IV	患有心脏疾病，不能从事任何体力活动，在休息时也有心功能不全或心绞痛症状，任何体力活动均可使症状加重	1.0～2.0	1.5
治疗分级	A	患有心脏疾病，其体力活动不应受任何限制		
	B	患有心脏疾病，其一般体力活动不应受限，但应避免重度或竞赛性用力		
	C	患有心脏疾病，其一般体力活动应中度受限，较为费力的活动应予中止		
	D	患有心脏疾病，其一般体力活动应严格受到限制		
	E	患有心脏疾病，必须完全休息，限于卧床或坐椅子		

②心电运动试验（ECG exercise testing）：心电运动试验是通过观察受试者运动时的各种反应（呼吸、血压、心率、心电图、气体代谢、临床症状与体征等），来判断其心、肺、骨骼肌等的储备功能（实际负荷能力）和机体对运动的实际耐受能力。其目的是为制定运动处方提供依据、早期诊断冠心病、判定冠状动脉病变的严重程度及预后、发现潜在的心律失常和鉴别良性及器质性心律失常、确定患者进行运动的危险性、评定运动锻炼和康复治疗的效果等。

心电运动试验的种类：

按所用设备分类：a. 活动平板试验：活动平板（treadmill）试验又称跑台试验，是让受检者按预先设计的运动方案，在能自动调节坡度和速度的活动平板上，随着活动平板坡度和速度（运动强度）的提高进行走 – 跑运动，以逐渐增加心率和心脏负荷，最后达到预期的运动目标。b. 踏车试验：坐位和卧位踏车试验（bicycle ergometer）等为下肢用力的试验，用于下肢运动障碍者的手摇功率计（臂功率计）试验为上肢试验；c. 便携式运动负荷仪；d. 台阶试验。

按终止试验的运动强度分类：a. 极量运动试验（maximal exercise testing）：极量运动试验可按性别和年龄推算的预计最大心率（220- 年龄）作为终止试验的标准。适用于运动员及健康的青年人，以测定个体最大作功能力、最大心率和最大摄氧量；b. 亚（次）极量运动试验：运动至心率达到亚极量心率，即按年龄预计最大心率（220 – 年龄）的 85% 或达到参照值（195 – 年龄）时结束试验。此试验可用于测定非心脏病患者的心功能和体力活动能力。c. 症状限制运动试验：运动进行至出现必须停止运动的指征（症状、体征、心率、血压或心电图改变等）为止。症状限制性运动试验是临床上最常用的方法，用于冠心病诊断，评定正常人和病情稳定的心脏病患者的心功能和体力活动能力，为制定运动处方提供依据。d. 低水平运动试验（low level exercise testing）：运动至特定的、低水平的靶心率、血压和运动强度为止。即运动中最高心率达到 130 ～ 140次 / 分，或与安静时比增加 20 次 / 分；最高血压达 160mmHg，或与安静时比增加20 ～ 40mmHg；运动强度达 3 ～ 4METs 作为终止试验的标准。此法目的在于检测从事轻度活动及日常生活活动的耐受能力。低水平运动验是临床上常用的方法，适用于急性心肌梗死后或心脏术后早期康复病例，以及其他病情较重者，作为出院评价、决定运动处方、预告危险及用药的参考。

停止运动的指征包括：a. 出现呼吸急促或困难、胸闷、胸痛、心绞痛、极度疲劳、下肢痉挛、严重跛行、身体摇晃、步态不稳、头晕、耳鸣、恶心、意识不清、面部有痛苦表情、面色苍白、发绀、出冷汗等症状和体征；b. 运动负荷增加时收缩压不升高反而下降，低于安静时收缩压 1.33kPa 以上（> 10mmHg）；运动负荷增加时收缩压上升，超过 29.33 ～ 33.33kPa（> 220 ～ 250mmHg）；运动负荷增加时舒张压上升，超过14.7 ～ 16.0kPa（> 110 ～ 120mmHg）；或舒张压上升，超过安静时 2.00 ～ 2.67kPa（> l5 ～ 20mmHg）；c. 运动负荷不变或增加时，心率不增加，甚至下降超过 10 次 / 分；d. 心电图显示 ST 段下降或上升 ≥ 1mm；出现严重心律失常，如异位心动过速、频发、多源或成对出现的早搏、R-on-T、房颤、房扑、室扑、室颤、Ⅱ度以上房室传导阻滞或窦房传导阻滞、完全性束支传导阻滞等；e. 患者要求停止运动。

禁忌证：a. 绝对禁忌证：急性心肌梗死（2天内）、药物未控制的不稳定型心绞痛、引起症状和血流动力学障碍的未控制心律失常、严重动脉新狭窄、未控制的症状明显的心力衰竭、急性肺动脉栓塞和肺梗死、急性心肌炎或心包炎、急性主动脉夹层。b. 相对禁忌证：左右冠状动脉主干狭窄和同等病变、中度瓣膜狭窄性心脏病、明显的心动过速或过缓、肥厚型心肌病或其他原因所致的流出道梗阻性病变、电解质紊乱、高度房室传导阻滞及高度窦房传导阻滞、严重动脉压升高、精神障碍或肢体活动障碍，不能配合进行运动。

（2）肺功能评估

①呼吸困难分级：见表15-2。

表 15-2　呼吸困难分级

1	正常	
2-	轻度	能上楼梯从第1层到第5层
2		能上楼梯从第1层到第4层
2+		能上楼梯从第1层到第3层
3-	中度	如按自己的速度不休息能走1km
3		如按自己的速度不休息能走500m
3+		如按自己的速度不休息能走200m
4-	重度	如走走歇歇能走200m
4		如走走歇歇能走100m
4+		如走走歇歇能走50m
5-	极重度	起床、做身边的事就感到呼吸困难
5		卧床、做身边的事就感到呼吸困难
5+		卧床、说话也感呼吸困难

②肺功能：肺容积是指安静状态下，测定一次呼吸所出现的容积变化，其组成包括八项，其中潮气量、补吸气量、补呼气量和残气量称为基础肺容积；深吸气量、功能残气量、肺活量和肺总量称为基础肺活量。除残气量和肺总量需先测定功能残气量后求得外，其余指标可用肺量计直接测定。通气功能是指在单位时间内随呼吸运动进出肺的气量和流速，又称动态肺容积。凡能影响呼吸频率和呼吸幅度的生理、病理因素，均可影响通气量。进入肺的气量，部分存留在气道内不参与气体交换，称无效腔气即死腔气（VD）；部分进入肺泡参与气体交换，称为肺泡通气量（VA）。肺功能不全分级见表15-3，肺通气障碍分型见表15-4。

表 15-3 肺功能不全分级

	（VC 或 MVV）实 / 预 %	FEV₁%
基本正常	> 80	> 70
轻度减退	80 ~ 71	70 ~ 61
显著减退	70 ~ 51	60 ~ 41
严重减退	50 ~ 21	≤ 40
呼吸衰竭	≤ 20	

表 15-4 肺通气功能障碍分型

	阻塞性	限制性	混合性
FEV₁%	↓↓	正常 / ↑	↓
VC	正常 / ↓	↓↓	↓
MVV	↓↓	↑ / 正常	↓

③运动气体代谢测定：通过呼吸气分析，推算体内气体代谢情况的一种检测方法，因为无创、可反复、动态观察，在康复医学功能评定中应用价值较大，包括摄氧量、最大摄氧量、代谢当量、无氧阈等。

4. 感觉评定 感觉（sensation）是指人脑对直接作用于感受器的客观事物的个别属性的反应。浅感觉包括皮肤及黏膜的感觉、痛觉、温度觉和压觉。此类感觉是受外在环境的理化刺激而产生。深感觉包括运动觉、震动觉、位置觉，又名本体感觉，此类感觉是由于体内肌肉收缩，刺激了本体感受器（肌梭、腱梭等）而产生的感觉。复合感觉包括皮肤定位感觉、两点辨别感觉、体表图形感觉、实体辨别觉。这些感觉是大脑综合分析、判断的结果，故也称皮质感觉。

感觉障碍常分为刺激性症状：感觉过敏、感觉倒错、感觉过度、感觉异常、感觉错位、疼痛；抑制性症状：感觉缺失、感觉减退。此处仅以疼痛为例进行阐述。

疼痛分类：

ICF 国际功能、残疾和健康分类：①全身性疼痛；②身体单一部位疼痛：包括头和颈部疼痛、胸部疼痛、胃和腹部疼痛、背部疼痛、上肢疼痛、下肢疼痛、关节疼痛、其他特指的身体单一部位疼痛、未特指的身体单一部位疼痛；③身体多部位疼痛；④生皮节段辐射状疼痛；⑤节段或区域上辐射状疼痛；⑥其他特指或未特指的痛觉；⑦其他特指的感觉功能和疼痛；⑧感觉功能和疼痛未特指其他特指的身体单一部位疼痛。

根据临床症状分类：①中枢性疼痛：如丘脑综合征、幻肢痛；②外周性疼痛：a. 内脏痛：胆囊炎、肾结石、消化性溃疡、冠心病等；b. 躯体痛：深部肌肉、骨、关节、结缔组织的疼痛及浅部各种皮肤疼痛等；③心因性疼痛：如癔症性疼痛、精神性疼痛。

根据疼痛持续时间分类：①急性疼痛：1 个月以内；②慢性疼痛：6 个月以上；③亚急性疼痛：介于急性疼痛和慢性疼痛之间约 3 个月；④再发性急性疼痛：数月或数年中不连续的有限的急性发作。

疼痛的常用的评定方法：压力测痛法、45 区体表面积评分法、视觉模拟评分

（VAS）、口述分级评分法（VRS）、简化 McGill 疼痛问卷（SF-MPQ）、疼痛日记评定法、Oswestry 功能障碍指数、疼痛行为记录评定、小儿疼痛的评定。

5. 肌张力评定　肌张力（muscle tone）是指肌肉组织在静息状态下的一种不随意的、持续的、微小的收缩，是人体在安静休息的情况下，肌肉保持一定紧张状态的能力。必要的肌张力是维持身体各种姿势和正常活动的基础。

正常肌张力包括静止性肌张力、姿势性肌张力、运动性肌张力，异常肌张力包括肌张力减低（迟缓）、肌张力增高（痉挛、僵硬）、肌张力障碍。此处以痉挛为例。

痉挛是肌张力增高的一种形式，是一种由牵张反射高兴奋性所致的、速度依赖的紧张性牵张反射增强伴腱反射异常为特征的运动障碍。常见于上运动神经元损伤，如脊髓损伤、脱髓鞘疾病、脑卒中、脑外伤、去皮层强直和去大脑强直、脑瘫等。

痉挛的评定量表：改良 Ashworth 分级法、Brunnstrom 评定法、Fugl-Meyer 评定法、股内收肌张力量表、临床痉挛指数、Oswestry 等级量表、改良 Tardieu 量、Rivermead 运动指数、Tufts 运动功能评定、九柱孔检查、改良 Barthel 指数、功能独立性评定等。

6. 肌力评估　肌力是在肌肉骨骼系统负荷情况下，肌肉为维持姿势、启动或控制运动而产生一定张力的能力。肌力评估是在肌力明显减弱或功能活动受到影响时检查相关肌肉或肌群的最大收缩力量。

肌力评估目的：确定肌力减弱部位与程度；软组织损伤的鉴别诊断；协助某些神经肌肉疾病的损伤定位诊断；预防肌力失衡引起的损伤和畸形；评价肌力训练的效果。

肌力评估适应证：①骨伤科疾病患者：截肢、骨折、关节炎、手外伤、烧伤等；②原发性肌病：肌源性功能损害和关节源性肌萎缩；③下运动神经元损伤：确定神经损害范围及程度（周围神经损伤、多发性神经炎、脊髓损伤等）；④握力、腹背肌肌力测试等作为评价体质强弱的一般性指标。禁忌证：局部炎症、关节腔积液、关节不稳、急性扭伤；局部剧烈疼痛；严重的心脏病或高血压。

肌力评估常用方法：徒手肌力检查（manual muscle test，MMT）；器械测试：等速运动测试仪、背力计、握力计、捏力计等。

徒手肌力评定：Lovett 分级法；MRC 分级法。

注意事项：注意适用范围，主要适用于肌肉本身、运动终板和下运动神经元疾患所引起的肌力变化（尤为肌力低下）的程度及范围，上运动神经元疾患（如脑瘫、继发于脑血管意外的偏瘫等）虽存在肌力低下，但由于反射活动的变化和整个肌肉协同运动的改变，因此不宜采用徒手肌力评定方法；注意评定过程中的规范化；注意避免评定中患者的疼痛和疲劳感；注意对特殊情况的评定。

7. 关节活动度评定　关节活动度（range of motion，ROM）是指一个关节从起始端至终末端的正常运动范围（即运动弧）。关节活动度评定是针对一些引起关节活动受限的身体功能障碍性疾病的首要评定过程，如关节炎、骨折、烧伤以及手外伤等。

除常使用量角器和皮尺测量外，还可以利用特定的仪器和设备来准确地评定关节活动度的变化。包括主动 ROM 测定和被动 ROM 测定。

关节活动度评定的目的：①确定功能受限或引起不适的程度。②确定恢复功能或减少不适所需的角度。③记录功能的恢复情况。④从客观上判断疗效。⑤制定适当的康复目标。⑥选择适当的治疗技术、摆放技术和其他减少受限的方法。⑦确定是否需要夹板和其他辅助器具。

关节活动度评定的注意事项：①测试姿势要正确，防止邻近关节的替代动作；②量角器要固定好；③按先主动后被动的顺序测量；④应与健侧做比较，明确关节的活动范围；⑤熟悉关节的中立位和关节的运动方向；⑥避免在治疗后检查；⑦各种方法和不同器械测量有差异，不宜比较。

8. 平衡与协调的评定　人体平衡（balance，equilibrium）是指身体重心偏离稳定位置时，通过自发的、无意识的或反射性的活动，以恢复质心稳定的能力。人体平衡的维持需要三个环节的参与：感觉输入、中枢整合、运动控制。

平衡反应是指平衡状态改变时，人体恢复原有平衡或建立新平衡的过程，包括反应时间和运动时间。反应时间是指从平衡状态的改变到出现可见运动的时间；运动时间是指从出现可见运动到动作完成、建立新平衡的时间。

平衡评定是评定受试者感受、控制或调节平衡的能力。其目的在于：①明确有无平衡障碍。②了解平衡障碍的程度、类型。③协助了解引起平衡障碍的原因。④协助康复计划的制定与实施。⑤评估治疗效果。⑥研制平衡障碍评定与训练的新设备。

平衡功能分级：根据平衡活动的完成情况，可将平衡功能分为4级。Ⅰ级：能正确地完成活动；Ⅱ级：能完成活动，仅需要较小的帮助来维持平衡；Ⅲ级：能完成活动，但需要较大的帮助来维持平衡；Ⅳ级：不能完成活动。平衡种类：静态平衡、自我动态平衡、他人动态平衡。平衡评定方法：观察法、量表法、平衡仪测试法。

临床常用平衡评定方法：Fugl-Meyer 平衡反应测试、Lindmark 平衡反应测试、Berg 平衡量表、MAS 平衡功能评测、Semans 平衡障碍分级法、日本东京大学康复部的平衡评定、脊髓损伤受试者的平衡测试、静态平衡仪测试、动态平衡仪测试等。

协调（coordination）是指人体产生平衡、准确、有控制的运动的能力。正常的随意运动需要有若干肌肉的共同协作运动，当主动肌收缩时，必有拮抗肌松弛、固定肌的支持固定和协同肌的协同收缩，才能准确地完成一个动作，肌肉之间的这种配合运动称为协调运动。

协调运动的产生需要有功能完整的深感觉、前庭、小脑和锥体外系的参与，协调障碍是指以笨拙的、不平衡的和不准确的运动为特点的异常运动。协调功能障碍又称为共济失调（dystaxia）。

协调评定目的在于明确有无协调功能障碍，评估肌肉或肌群共同完成一种作业或功能活动的能力；帮助了解协调障碍的程度、类型及引起协调障碍的原因；为康复计划的制定与实施提供依据；对训练疗效进行评估；协助研制协调评定与训练的新设备。

协调功能分级：Ⅰ级：正常完成。Ⅱ级：轻度残损，能完成活动，但较正常速度和技巧稍有差异。Ⅲ级：中度残损，能完成活动，但动作慢、笨拙、明显不稳定。Ⅳ级：重度残损：仅能启动动作，不能完成。Ⅴ级：不能完成活动。

9. 步态分析　步态分析是利用力学原理和人体解剖学、生理学知识对人类行走状态进行对比分析的一种研究方法，包括定性分析和定量分析。

步态分析中常用的基本参数包括步长、步幅、步频、步速、步行周期、步行时相，其中步长、步频和步速是步态分析中最常用的 3 大要素。

常见的异常步态：平足、尖足、偏瘫步态、膝内翻（O 型腿）和膝外翻（X 型腿）步态。

10. 日常生活活动能力评定　日常生活活动（activities of daily living，ADL）是指人们为了维持生存以及适应生存环境而每天必须反复进行的、最基本的活动。日常生活活动能力包括个体在家庭、工作机构、社区里自己管理自己的能力，还包括与他人交往的能力，以及在经济上、社会上和职业上合理安排自己生活方式的能力。包括基础性 ADL（basic ADL，BADL）和工具性 ADL（instrumental ADL，IADL）。

日常生活活动能力评定目的：确定个体在 ADL 方面独立的程度如何；根据评定结果的分析，结合患者及其家属的康复需求，拟定合适的治疗目标，确定适当的治疗方案；间隔适当的时间进行再评定，以评价治疗效果，调整治疗方案；判断患者的功能预后；通过评定结果反馈，增强患者和治疗师的信心；进行投资 - 效益的分析。

日常生活活动能力评定方法：① PADL 标准化量表：PULSES 评定量表、Barthel 指数评定、Katz 指数评定、修订的 Kenny 自理评定、功能独立性评定、功能综合评定量表；② IADL 标准化量表：快速残疾评定量表、Frenchay 活动指数、功能活动问卷。

（二）精神方面

精神方面的评定主要包括认知功能评定、心理功能评定。

1. 认知功能评定　认知（cognition）是认识和知晓事物过程的总称，包括感知、辨别、记忆、学习、注意、理解、推理和判断方面的能力。实际上认知是大脑为解决问题而摄取、储存、重整和处理信息的基本功能。认知功能障碍（cognitive impairment）是指当各种原因引起脑部组织损伤时，导致患者记忆、语言、视空间、执行、计算和理解判断等功能中的一项或多项受损，影响个体的日常或社会活动能力，称为认知功能障碍，又称高级脑功能障碍，包括注意障碍、记忆障碍、知觉障碍和执行能力的障碍。

认知功能评定的前提条件是患者的意识处于清醒状态，目前普遍采用 Glasgow 昏迷量表（Glasgow coma scale，GCS），判断意识障碍的程度，如患者意识清楚，再用简易精神状态检查表（mini-mental state examination，MMSE）和认知能力检查量表（cognitive capacity screening examination，CCSE），或认知能力筛查量表（cognitive abilities screening instrument，CASI），判断患者是否存在认知障碍。

2. 心理功能评定　心理健康（mental health）：以积极有益的教育和措施，维护和改进人们的心理状态以适应当前和发展的社会环境。心理健康的目标就是提高人类对社会生活的适应与改造能力，正确评价人的心理状态，有助于预防心理疾病的发生。

焦虑（anxiety）：受到不能达到目的或不能克服障碍的威胁，使个体的自尊心与自信心受挫，或失败感和内疚感增加，预感到不详和担心而形成的一种紧张不安及带有恐惧和不愉快的情绪。抑郁（depression）：显著而持久的情绪低落，包括忧郁、悲观、缺少主动语言、自责、食欲减退，甚至有自杀念头或行为等。

焦虑和抑郁既是一种客观存在的心理问题，又是个人对自身状态的主观感受，因此，评定方法可采用量表法进行评定，常用的量表有汉密尔顿抑郁量表（Hamilton depression scale，HAMD）、汉密尔顿焦虑量表（Hamilton anxiety scale，HAMA）、抑郁自评量表（self-rating depression scale，SDS）及焦虑自评量表法（self-rating anxiety scale，SAS）。

（三）社会方面

社会方面的评定主要为生活质量和社会功能评定。

生活质量（quality of life，QOL）是指不同文化和价值体系中的个体对他们的目标、期望、标准以及与所关心的事情相关的生活状况的体验（WHO，1993）。是康复医学针对患者康复工作中最重要的方面，在患者疾病转归后，更加关注其功能恢复和生活质量的保持与提高。

生活质量评定有助于了解影响患者生活质量的主要因素；有利于评价和比较各种康复干预措施的疗效，是康复评定的重要内容。

评定量表举例：普适性量表如医疗结局研究简表（MOS SF-36）、世界卫生组织生活质量量表-100（WHOQOL-100）、疾病影响调查表（sickness impact profile，SIP）、EuroQOL 调查表、生活质量指数（quality of life-index）等。疾病专用量表如疾病影响调查表中风专用量表-30（SA-SIP30）、Frenchay 活动指数（FAI）、关节炎影响测量量表 2（AIMS2）。

康复医学实践中进行 QOL 评定的意义：生活质量评定是一种个体的主观评价，个体生存的水平和体验，反映了患者在不同程度伤残情况下，维持自身躯体、精神以及社会活动处于一种良好状态的能力和素质。

（陈文华）

【思考题】

1. 躯体方面的康复评定包含哪些内容？
2. 精神方面的康复评定包含哪些内容？

第二节　传统功法的中医康复评定

传统功法康复评定，是为了明确传统功法功能康复目标、制定传统功法康复治疗计划而设立的评定方法。传统功法康复评定是在现代康复医学对患者功能障碍的系统化评定基础上，侧重于评定患者的体质素质、基本证型、临床效应等。传统功法康复评定为传统功法康复医师、康复治疗人员分析制定传统功法康复的目标、处方、疗效检验等提供依据和指导。

由于传统功法康复的评定目前尚未形成统一的标准，本书暂以举要的方式来设定框架体系，期待本学科进一步发展完善。

一、中医辨证评定

通过中医望、闻、问、切等诊断方法，来评定患者的功能障碍的部位、性质，并概括为完整的中医证名的过程，称为辨证评定。证，是中医学对疾病的病因、发病、病性、病位以及预后等因素综合、简便地概括性命名。病和证的区别在于，前者侧重于对疾病认知和疾病基本矛盾的判断，后者侧重于功能障碍和当前病患主要矛盾的判断。从某个角度来看，中医辨证对改善患者当前的功能障碍和患病感受更具有指导意义。常见中医证型辨证要点见表 15-5。

表 15-5 常见中医证型辨证要点

证型	辨证要点
表寒证	恶寒，发热，头痛，苔薄白，脉浮
里寒证	恶寒喜暖，面色苍白，肢体倦卧，口淡不渴，痰、涎、涕清稀，小便清长，大便稀溏，舌淡苔白而润滑，脉迟或紧
表热证	发热微恶风寒，口微渴，少汗或无汗，或见头痛、咽痛、咳嗽等，舌边尖红，苔薄白，脉浮数
里热证	身热，不恶寒但恶热，口渴喜冷饮，心烦，面红目赤，小便黄，大便干，舌红苔黄，甚者焦躁干黑，脉滑或洪数
气虚证	气短懒言，神疲乏力，自汗，活动时症状加重，舌淡，脉虚
血虚证	面色淡白或萎黄，唇舌爪甲色淡，头晕眼花，心悸多梦，手足发麻，妇女月经量少、色淡，经期推迟，舌淡苔薄，脉细
阴虚证	两颧红赤，形体消瘦，潮热盗汗，五心烦热，咽干口燥，舌红少苔，脉细数
阳虚证	畏寒肢冷，神疲乏力，气短，口淡不渴，或喜热饮，尿清便溏，或尿少浮肿，面白，舌质淡胖，脉沉迟无力
气滞证	胸胁脘腹胀闷疼痛，时轻时重，走窜不定，疼痛常伴随叹气、肠鸣、排气减少，或伴随情绪加重、减轻，脉象多弦，舌象可无明显变化
血瘀证	疼痛呈刺痛，固定不移，拒按，夜间加剧，出血呈紫暗色或夹血块，面色黧黑，肌肤甲错，唇甲青紫，舌质暗紫，或有瘀点、瘀斑，舌下络脉曲张，脉弦涩
湿阻证	身体困重，肌肉、关节酸痛，屈伸不利，腹胀腹泻，食欲不振，苔滑，脉濡
痰证	咳嗽气喘，咳痰量多，恶心眩晕，或局部有圆滑肿块，苔腻，脉弦或滑

二、中医体质评定

体质，是指人体生命过程中，在先天禀赋和后天获得的基础上所形成的形态结构、生理功能和心理状态方面综合的、相对稳定的固有特质。中医体质评定是从中医学生命认知的角度，对个体体质的特点、倾向进行分类评定，对传统功法康复的临床应用和疗效判断具有一定的指导价值。

中华中医药学会于 2009 年 4 月发布《中医体质分类判定标准》，将体质分为阳虚质、阴虚质、气虚质、痰湿质、湿热质、血瘀质、气郁质、特禀质、平和质九个类型。
具体评定量表见表 15-6～表 15-14。

表 15-6 阳虚质判定表

请根据近一年的体验和感觉，回答以下问题	没有 （根本不）	很少 （有一点）	有时 （有些）	经常 （相当）	总是 （非常）
（1）您手脚发凉吗？	1	2	3	4	5
（2）您胃脘部、背部或腰膝部怕冷吗？	1	2	3	4	5
（3）您感到怕冷、衣服比别人穿得多吗？	1	2	3	4	5
（4）您比一般人耐受不了寒冷（冬天的寒冷，夏天的冷空调、电扇等）吗？	1	2	3	4	5
（5）您比别人容易患感冒吗？	1	2	3	4	5
（6）您吃（喝）凉的东西会感到不舒服或者怕吃（喝）凉东西吗？	1	2	3	4	5
（7）您受凉或吃（喝）凉的东西后，容易腹泻（拉肚子）吗？	1	2	3	4	5
判断结果：□是　□倾向是　□否					

表 15-7 阴虚质判定表

请根据近一年的体验和感觉，回答以下问题	没有 （根本不）	很少 （有一点）	有时 （有些）	经常 （相当）	总是 （非常）
（1）您感到手脚心发热吗？	1	2	3	4	5
（2）您感觉身体、脸上发热吗？	1	2	3	4	5
（3）您皮肤或口唇干吗？	1	2	3	4	5
（4）您口唇的颜色比一般人红吗？	1	2	3	4	5
（5）您容易便秘或大便干燥吗？	1	2	3	4	5
（6）您面部两颧潮红或偏红吗？	1	2	3	4	5
（7）您感到眼睛干涩吗？	1	2	3	4	5
（8）您感到口干咽燥、总想喝水吗？	1	2	3	4	5
判断结果：□是　□倾向是　□否					

表 15-8 气虚质判定表

请根据近一年的体验和感觉，回答以下问题	没有 （根本不）	很少 （有一点）	有时 （有些）	经常 （相当）	总是 （非常）
（1）您容易疲乏吗？	1	2	3	4	5
（2）您容易气短（呼吸短促，接不上气）吗？	1	2	3	4	5
（3）您容易心慌吗？	1	2	3	4	5
（4）您容易头晕或站起时晕眩吗？	1	2	3	4	5

续表

请根据近一年的体验和感觉，回答以下问题	没有 （根本不）	很少 （有一点）	有时 （有些）	经常 （相当）	总是 （非常）
（5）您比别人容易患感冒吗？	1	2	3	4	5
（6）您喜欢安静、懒得说话吗？	1	2	3	4	5
（7）您说话声音低弱无力吗？	1	2	3	4	5
（8）您活动量稍大时容易出虚汗吗？	1	2	3	4	5
判断结果：□是　　□倾向是　　□否					

表 15-9　痰湿质判定表

请根据近一年的体验和感觉，回答以下问题	没有 （根本不）	很少 （有一点）	有时 （有些）	经常 （相当）	总是 （非常）
（1）您感到胸闷或腹部胀满吗？	1	2	3	4	5
（2）您感到身体沉重不轻松或不爽快吗？	1	2	3	4	5
（3）您腹部肥满松软吗？	1	2	3	4	5
（4）您有额部油脂分泌多的现象吗？	1	2	3	4	5
（5）您上眼睑比别人肿（上眼睑有轻微隆起现象）吗？	1	2	3	4	5
（6）您嘴里有黏黏的感觉吗？	1	2	3	4	5
（7）您平时痰多，特别咽喉部总感到有痰堵着吗？	1	2	3	4	5
（8）您活动量稍大时容易出虚汗吗？	1	2	3	4	5
判断结果：□是　　□倾向是　　□否					

表 15-10　湿热质判定表

请根据近一年的体验和感觉，回答以下问题	没有 （根本不）	很少 （有一点）	有时 （有些）	经常 （相当）	总是 （非常）
（1）您面部或鼻部有油腻感或者油亮发光吗？	1	2	3	4	5
（2）您容易生痤疮或疮疖吗？	1	2	3	4	5
（3）您感到口苦或嘴里有异味吗？	1	2	3	4	5
（4）您大便黏滞不爽、有解不尽的感觉吗？	1	2	3	4	5
（5）您小便时尿道有发热感、尿色浓（深）吗？	1	2	3	4	5
（6）您带下色黄（白带颜色发黄）吗？（限女性回答）	1	2	3	4	5
（7）您的阴囊部位潮湿吗？（限男性回答）	1	2	3	4	5
判断结果：□是　　□倾向是　　□否					

表 15-11　血瘀质判定表

请根据近一年的体验和感觉，回答以下问题	没有 （根本不）	很少 （有一点）	有时 （有些）	经常 （相当）	总是 （非常）
（1）您的皮肤在不知不觉中会出现青紫瘀斑（皮下出血）吗？	1	2	3	4	5
（2）您两颧部有细微红丝吗？	1	2	3	4	5
（3）您身体上哪里疼痛吗？	1	2	3	4	5
（4）您面色晦暗或容易出现褐斑吗？	1	2	3	4	5
（5）您容易有黑眼圈吗？	1	2	3	4	5
（6）您容易忘事（健忘）吗？	1	2	3	4	5
（7）您口唇颜色偏暗吗？	1	2	3	4	5
判断结果：□是　　□倾向是　　□否					

表 15-12　特禀质判定表

请根据近一年的体验和感觉，回答以下问题	没有 （根本不）	很少 （有一点）	有时 （有些）	经常 （相当）	总是 （非常）
（1）您没有感冒时也会打喷嚏吗？	1	2	3	4	5
（2）您没有感冒时也会鼻塞、流鼻涕吗？	1	2	3	4	5
（3）您有因季节变化、温度变化或异味等原因而咳喘的现象吗？	1	2	3	4	5
（4）您容易过敏（对药物、食物、气味、花粉或在季节交替、气候变化时）吗？	1	2	3	4	5
（5）您的皮肤容易起荨麻疹（风团、风疹块、风疙瘩）吗？	1	2	3	4	5
（6）您的皮肤因过敏出现过紫癜（紫红色瘀点、瘀斑）吗？	1	2	3	4	5
（7）您的皮肤一抓就红，并出现抓痕吗？	1	2	3	4	5
判断结果：□是　　□倾向是　　□否					

表 15-13　气郁质判定表

请根据近一年的体验和感觉，回答以下问题	没有 （根本不）	很少 （有一点）	有时 （有些）	经常 （相当）	总是 （非常）
（1）您感到闷闷不乐、情结低沉吗？	1	2	3	4	5
（2）您容易精神紧张、焦虑不安吗？	1	2	3	4	5
（3）您多愁善感、感情脆弱吗？	1	2	3	4	5
（4）您容易感到害怕或受到惊吓吗？	1	2	3	4	5
（5）您胁肋部或乳房胀痛吗？	1	2	3	4	5
（6）您无缘无故叹气吗？	1	2	3	4	5
（7）您咽喉部有异物感，且吐之不出、咽之不下吗？	1	2	3	4	5
判断结果：□是　　□倾向是　　□否					

表 15-14　平和质判定表

请根据近一年的体验和感觉，回答以下问题	没有 （根本不）	很少 （有一点）	有时 （有些）	经常 （相当）	总是 （非常）
（1）您精力充沛吗?	1	2	3	4	5
（2）您容易疲乏吗? *	1	2	3	4	5
（3）您说话声音低弱无力吗? *	1	2	3	4	5
（4）您感到闷闷不乐、情绪低沉吗? *	1	2	3	4	5
（5）您比一般人耐受不了寒冷（冬天的寒冷，夏天的冷空调、电扇等）吗? *	1	2	3	4	5
（6）您能适应外界自然和社会环境的变化吗?	1	2	3	4	5
（7）您容易失眠吗? *	1	2	3	4	5
（8）您容易忘事（健忘）吗? *					
判断结果：□是　　□倾向是　　□否					

（注：标有 * 的条目需先逆向计分，即：1→5，2→4，3→3，4→2，5→1，再用公式转化）

上述评定量表使用方法如下：

（1）判定方法：回答《中医体质分类与判定表》中的全部问题，每一问题按 5 级评分，计算原始分及转化分，依标准判定体质类型。

原始分＝各个条目的分相加。转化分数 = [（原始分 – 条目数）/（条目数 ×4）]×100

（2）判定标准：平和质为正常体质，其他 8 种体质为偏颇体质。判定标准见表 15-15。

表 15-15　平和质与偏颇体质判定标准表

体质类型	条件	判定结果
平和质	转化分≥ 60 分	是
	其他 8 种体质转化分均< 30 分	
	转化分≥ 60 分	基本是
	其他 8 种体质转化分均< 40 分	
	不满足上述条件者	否
偏颇体质	转化分≥ 40 分	是
	转化分 30 ～ 39 分	倾向是
	转化分< 30 分	否

示例 1：某人各体质类型转化分如下：平和质 75 分，气虚质 56 分，阳虚质 27 分，阴虚质 25 分，痰湿质 12 分，湿热质 15 分，血瘀质 20 分，气郁质 18 分，特禀质 10 分。根据判定标准，虽然平和质转化分≥ 60 分，但其他 8 种体质转化分并未全部< 40 分，其中气虚质转化分≥ 40 分，故此人不能判定为平和质，应判定为气虚质。

示例 2：某人各体质类型转化分如下：平和质 75 分，气虚质 16 分，阳虚质 27 分，阴虚质 25 分，痰湿质 32 分，湿热质 25 分，血瘀质 10 分，气郁质 18 分，特禀质 10

分。根据判定标准，平质转化分 ≥ 60 分，同时，痰湿质转化分在 30 ～ 39 之间，可判定为痰湿质倾向，故此人最终体质判定结果基本是平和质，有痰湿质倾向。

三、中医临床证候评定

目前中医疾病临床证候评价量表（参照《中药新药临床疗效评价标准》）已经初具规模，相关的疾病临床证候评价量表见各具体临床疾病章节。

四、中医辨病评定

中医的评估还要结合患者的疾病。不同的疾病对传统功法的选择和设计也是有区别的。例如消化系统疾病可能选择延年九转法、五禽戏之"熊戏"、八段锦之"调理脾胃须单举"、六字诀之"呼字诀"等动作进行设计；呼吸系统疾病多选择六字诀、少林内功、太极拳等功法进行设计；心血管系统疾病多选择八卦掌转掌、八段锦、太极拳、卧功、静坐等功法；泌尿生殖系统疾病多选择保健功、铁裆功等。疾病不同的状态反映了疾病的病情轻重缓急，对传统功法的选择和设计也是有区别的。病重的多选择卧功或坐功，病轻的多选择动功及桩功。

此外，患病年龄、性别、胖瘦等因素，这些对传统功法处方的制定均为重要的影响因素。

（沈晓东）

第三节　传统功法康复处方设计思路

一、传统功法康复处方的原则

（一）功法的选择

结合患者的年龄、性别、个人习惯、爱好等特点，尊重患者的意愿，结合患者的病情和目的的不同，选择相应的功法。对于初学者不必强求学会整套功法，可选择性地组合几个动作练习，但须达到功法的要求和掌握功法要领。功法选择中，除适应证外，还需适当考虑气候条件和环境的特点。一般多采取动静结合、舒缓流畅、不过度憋气、不过度发力的功法。但对临床上某些需要用"节能"或"入静"策略干预的患者，如 COPD 患者在参与社会活动和家庭生活的过程中，需要学会放松肌肉和放松心情，以最节能的模式活动，以此可令其学习放松、入静及呼吸训练；还有某些阴虚火旺、性情急躁的患者，也可在排除禁忌证的前提下，练习静功，以"静则养其阴"。

（二）训练强度

临床上多以心率或 Borg 主观劳累程度及出现限制活动的症状为观测指标，运动中设定的目标心率称为"靶心率"。靶心率的计算方法：以最大心率（HR_{max}，220- 年龄）

计算，低强度 < 60%HR$_{max}$，中强度 =（60% ~ 75%）HR$_{max}$，高强度 =（75% ~ 85%）HR$_{max}$。Borg 主观劳累程度不超过 11 ~ 13。同时坚持个性化原则，根据患者的病情、年龄以及营养状况来制定训练强度。如内分泌系统疾病，应选择中低强度的有氧耐力运动，靶心率维持在 HR$_{max}$ 的 50% ~ 60%。呼吸系统和循环系统疾病患者靶心率应选择维持在 HR$_{max}$ 的 40% ~ 70%，一般是中、低等强度，由低逐渐提高，以没有急促的喘气能轻轻哼歌为宜。神经系统和消化系统疾病、慢性运动系统损伤患者一般采用中、低等强度，维持在 HR$_{max}$ 的 40% ~ 70%，视患者具体情况，循序提高。

对于需要选择"节能"或"入静"策略干预的患者，如选卧功、静坐等静功的，其心率反而可能会下降，这与一般运动处方训练强度概念及靶心率观念不同，甚或相反。这也反映了传统功法动静结合、内调精气神的特点，即有时体现生命在于运动，有时体现生命在于静止，有时体现生命在于呼吸，有时体现生命在于静心。传统功法丰富了康复处方的方法，也给予我们很多新的观念。

（三）训练时间

训练时间的长短与强度相关，强度大时可适当缩短时间，但原则上需 20 分钟以上，60 分钟以内，中途可以暂停休息，除了达到靶心率的运动，运动前应有 5 ~ 10 分钟的热身和柔韧性训练。糖尿病患者练功时间最好掌握在饭后 30 ~ 60 分钟，每次练功时间应持续 30 ~ 60 分钟，其中达到适宜的心率时间必须在 30 ~ 40 分钟。慢性阻塞性肺疾病和冠心病患者应坚持每次练功在 15 ~ 60 分钟，初期阶段每次的运动时间应该减少，可以分几次间歇运动，待身体适应后再逐渐增加，直到达到要求的限度。慢性运动系统损伤患者练功持续时间应为 20 ~ 60 分钟，循序渐进。对于高血压、快速心律失常的患者而言，每天练习动功的时间以下午为宜，以避开体内肾上腺素和去甲肾上腺素的分泌高峰。伴有糖尿病的患者尽量避免空腹运动。

（四）训练频率

每天 1 ~ 2 次，每周 3 ~ 5 次，可隔天训练，也可每天训练，若是每天运动，每天的运动量不可过大，根据每次活动的强度和身体状况而定。

二、传统功法康复处方的注意事项

根据患者所患疾病不同，其注意事项也有所侧重，以下虽分别而论，但一些共性问题可相互参见。

1. 内分泌系统疾病 以糖尿病为例：①运动疗法必须和饮食疗法、药物疗法结合起来，通常先实施饮食及必要的药物治疗，待血糖和尿糖得到适当控制后，再开始运动疗法。②运动量要适当，过度疲劳会引起酮症，使病情加重，尤其要避免短时间较剧烈的运动或能引起明显兴奋的运动。③运动中易发生低血糖者，可将运动前的胰岛素剂量适当减少，或者在运动前适当增加食物摄入，在运动中宜随身携带饼干和糖果，以防低血糖的发生。④避免在将要进行运动的肢体上注射胰岛素。⑤运动应该循序渐进，从小运动量开始并逐渐增加，运动应持之以恒。

2. 呼吸系统疾病　以慢阻肺为例：①循序渐进，若出现呼吸困难则应减低运动强度。②禁忌大运动量的项目，避免过长的等长及向心收缩时间，避免憋气，不宜饱餐后立即运动，也不可空腹运动。③呼吸必须自然、匀长、放松，不可屏息和憋气。④锻炼前要有 10 分钟左右的热身，锻炼完成后必须有 5 分钟的放松整理活动。

3. 心血管系统疾病　以高血压为例：①若活动中出现气短、心绞痛、心律失常、头晕、恶心、面色苍白及活动后出现长时间疲倦、失眠等不适时，提示运动过量，应暂停运动，下次运动时减量。②功法练习时或练习后出现以下情况，应暂止练习：练习时自觉胸痛、呼吸困难、眩晕或诱发心绞痛；练习时心率超过 130 次 / 分或心率波动范围超过 30 次 / 分；练习时血压 >200/100mmHg，收缩压升高 >30mmHg 或下降 10mmHg 以上；练习时或练习后出现严重的心律失常或有心电图监测 ST 段下移超过 0.1mV 或上升超过 0.2mV。③尽量在舒缓情绪状态下练习，动作幅度不宜过大，避免屏气、突然用力或导致情绪紧张激动的功法。④药物对运动的影响：使用 β 受体阻滞剂的患者运动时心率增加受限，使用钙拮抗剂可减慢或加快心率，可运用代谢当量或主观劳累程度等作为靶强度，使用硝酸甘油、ACEI 类药物运动时应注意患者的血压反应，应综合分析患者的情况，临床表现等考虑运动安全。

4. 消化系统疾病　①不要空腹或饭后立即运动。②采用自然呼吸或有意识地采用深慢呼吸，通常呼气稍长于吸气，忌憋气。③运动要循序渐进，防止过量运动。

5. 神经系统疾病　以脑卒中为例：①运动要循序渐进，在初始阶段，动作要轻柔，运动幅度不宜过大。②运动顺序应先健侧后患侧，先上肢、下肢，后躯干。③注意运动保护，预防二次损伤。

6. 慢性运动系统损伤　以腰椎间盘突出为例：①运动量增加不可过快，要循序渐进。②保持开朗的心情和良好的精神状态。③遇到难度或强度较大的动作时，可以降低难度和强度来完成。

7. 其他系统疾病　可依治疗目标参见以上相关注意事项。

（陈文华）

【思考题】

1. 传统功法康复处方设计思路是什么？
2. 试论现代康复评定与传统功法康复评定的异同。

第十六章 常见疾病传统功法康复应用 ▷▷▷▷

第一节 慢性阻塞性肺疾病康复

一、概述

慢性阻塞性肺疾病（chronic obstructive pulmonary disease，COPD。简称慢阻肺）是一种以持续气流受限为特征的疾病，气流受限进行性进展，与气道和肺脏对有毒颗粒或气体的慢性炎性反应增强有关。急性加重和并发症影响着疾病的严重程度。吸入香烟烟雾和其他有毒颗粒导致的肺脏炎症是 COPD 发生的重要原因。目前，慢性阻塞性肺疾病居全球死亡原因第四位，其全球经济负担居所有疾病第 5 位。美国国立心肺血液研究所（NHLBI）和世界卫生组织（WHO）共同发表的《慢性阻塞性肺疾病全球倡议》（Global Initiative for Chronic Obstructive Lung Disease，GOLD）（2022 年修订版）指出：随着发展中国家吸烟率上升和发达国家人口老龄化，COPD 患病率预计在未来 40 年内持续上升，到 2060 年每年可能超过 540 万人死于 COPD 及相关疾病。

呼吸康复，也即肺康复（pulmonary rehabilitation，PR）。目前国内外经多年研究达成共识：呼吸康复成为慢阻肺康复的重要措施。2007 年美国胸科医师学会（ACCP）和美国心血管肺康复协会（ACCVP）发表了肺康复的循证医学指南，将肺康复定义为：对有症状、日常生活能力下降的慢性呼吸系统疾病患者采取的多学科综合干预措施。在患者个体化治疗中加入综合性肺康复方案，通过稳定或逆转疾病的全身表现而减轻症状，优化功能状态，增加患者依从性，减少医疗费用。GOLD（2022 年修订版）明确指出，慢阻肺患者应在住院期间或出院后 4 周内开始进行肺康复治疗。

中医学中肺胀病的相关论述与 COPD 临床表现相似，《灵枢·胀论》曰："肺胀者，虚满而喘咳。"《金匮要略》对肺胀的论述："咳而上气，此为肺胀，其人喘，目如脱状。"中医治疗慢阻肺，传统功法有较好的调息、调心、调身作用，对患者躯体和心理症状都有改善。太极拳、八段锦、六字诀等在 COPD 的治疗实践中已获得诸多良好反馈。

二、康复评定

（一）诊断评估

1. 慢性阻塞性肺疾病的诊断与分级　慢性阻塞性肺疾病的诊断评估主要依据肺功能。参照 GOLD（2022 年修订版）以及中华医学会呼吸病学分会慢性阻塞性肺疾病学组发表的 COPD 诊治指南（2021 年修订版）。

（1）慢性阻塞性肺疾病诊断标准：①任何有呼吸困难、慢性咳嗽或咳痰、反复发作下呼吸道感染病史和 / 或既往暴露于疾病危险因素；②诊断时需进行肺功能检查。使用支气管扩张剂后 $FEV_1/FVC < 0.70$，可确认存在持续性气流受限。

（2）慢性阻塞性肺疾病分级标准

Ⅰ级（轻度）：使用支气管扩张剂后 $FEV_1/FVC < 70\%$，FEV_1 占预计值的百分比 $\geq 80\%$；

Ⅱ级（中度）：使用支气管扩张剂后 $FEV_1/FVC < 70\%$，FEV_1 占预计值的百分比 $\geq 50\%$ 且 $< 80\%$；

Ⅲ级（重度）：使用支气管扩张剂后 $FEV_1/FVC < 70\%$，FEV_1 占预计值的百分比 $\geq 30\%$ 且 $< 50\%$；

Ⅳ级（极重度）：使用支气管扩张剂后 $FEV_1/FVC < 70\%$，FEV_1 占预计值的百分比 $< 30\%$；

（3）慢性阻塞性疾病稳定期诊断标准：患者经过临床治疗，咳嗽、咳痰、气短等症状稳定或症状轻微，病情稳定 1 周以上。

2. 症状评估　依据气流受限严重程度、患者的症状性质和严重程度、中或重度急性加重病史，对慢阻肺进行综合评估。GOLD（2022 年修订版）更新了评估工具，将患者分为 A、B、C 和 D 的其中一类，采取不同的应对策略，并强调肺康复（包括运动训练联合疾病宣教）对于各种严重程度的 COPD 患者均可改善运动耐量、临床症状和生活质量。

（二）中医辨证评估

1. 痰热阻肺　喘憋，咳嗽，咳痰，痰黄，舌红，苔黄，脉滑数。

2. 肺脾肾不足　咳嗽，神疲，乏力，动则喘甚，纳少，便溏，腰酸，腿软，舌淡红，苔薄白，脉细弱。

3. 腑气不通　咳嗽，胸闷，腹胀，大便干，数日一行，舌红，苔黄，脉数。

三、传统功法康复处方

（一）康复处方原则

1. 功法选择　以爱好、习惯为主，应尽量选择和缓匀速之法，避免憋气和过度发力。

2. 运动强度 可循不同功法调节。太极拳等可根据站桩式的架势高低来调节强度，有些功法则可用发力速度或动作速度来控制强度。

3. 时间、地点、频率 因人而异，需持之以恒。通常约30分钟/次，1～2次/日。日出雾散后方始练习，天气晴朗时可在户外，天气不佳时在室内。

（二）常用功法举例

急性期提倡早期呼吸康复，多采取卧床休息，床头抬高30度，或端坐。以静功、卧功、六字诀之"呬字诀"为主进行康复。

稳定期可按如下功法康复：

1. 太极拳 太极拳以其架势舒展简洁、动作松柔、立身中正、行功轻灵洒脱之特点，尤适于COPD等慢性疾病患者练习。拳架套路易学易练，可根据患者具体情况整套练习或仅择其中几个架势（如云手、左右揽雀尾、搂膝拗步等）反复训练亦可。

2. 少林内功 可根据患者具体情况整套练习或选择其中几个架势，如站裆势、前推八匹马、倒拉九头牛、凤凰展翅、仙人指路、霸王举鼎、风摆荷叶、平手托塔、顶天抱地等练习。

3. 六字诀 "嘘、呵、呼、呬、吹、嘻"六音。

4. 其他 如放松功、八段锦等。

（三）辨证施功

1. 痰热阻肺 在太极拳、少林内功、六字诀基础上，增加自我按摩膻中、擦肺经、揉天突、揉丰隆，腹部顺时针揉法。加强呵字诀、呬字诀清心肺之火训练。

2. 肺脾肾不足 在少林内功、六字诀基础上，加强站裆势、呬字诀、吹字诀、呼字诀等功法训练。

3. 腑气不通 延年九转法，加强揉腹以通便而肺气得利。

（四）临床运用举隅

"中医养生呼吸操"是一套融合了太极拳、放松功、八段锦及现代康复"缩唇呼吸""有氧训练""身心放松"等理念的综合呼吸操（由上海市第一人民医院康复科针对呼吸系统疾病患者量身定做，并获得康复科技进步奖及诸多课题支持，临床实践中已收获众多患者良好反馈）。呼吸与运动的配合至关重要：按"先吸后呼"的规律和"吸1呼3"的比例配合肢体的有氧运动。8拍1节的动作，1～2拍"吸"，3～8拍"呼"；4拍一节的动作，第1拍"吸"，2～4拍"呼"。初学者可先练习深吸慢呼的腹式呼吸，呼气时缩唇并尽量延长呼气时间，熟练后再与肢体动作配合，反复练习，进而将这种呼吸模式应用到日常生活作息中，成为自身"习惯"，久之改善呼吸功能，增强活动能力，促进整体健康水平。

【准备运动】

为保证训练安全有效，准备运动必须充分，每节运动量及动作幅度慢慢加大。体弱及心肺功能低下者，仅此部分即可作为初期训练的主要内容。准备运动常进行 10 ～ 15 分钟。

1. 放松功　三线放松功的要诀是松静自然。作为整套操的开始，可逐步引领我们放松身体，安定心神，调畅气血，疏通经络，为后续训练创造良好条件。练习时要与腹式呼吸配合，先注意一个放松部位，同时吸气，呼气时默念"松"，再注意下一个放松部位，同时吸气，再默念"松"并呼气。

预备式：立位，两脚分开，与肩同宽，两臂自然下垂，全身放松。

头部放松，念"松"；颈部放松，念"松"；依次类推，两肩—手臂—腹部—腰部—两手—大腿—膝盖—小腿—足背—脚趾放松，念"松"。

2. 压腹呼吸　主要是腹式呼吸配合上肢的准备运动，屈肘在整套操中多次出现，中医认为"心肺有邪，其气留于两肘"，通过屈肘可以畅通心肺两经。

预备式：立位，两脚分开，与肩同宽，双手置于腹部。全身放松。

1 ～ 2 拍，经鼻吸气，腹部逐渐隆起，同时双手打开呈自然水平位。

3 ～ 8 拍，经口缩唇呼气，腹部收缩，同时用手轻压腹部，腹部收缩。

重复。

3. 单举呼吸　练习时两手距离尽量拉开，可增加内脏蠕动，尤调理脾胃，帮助消化。所谓"调理三焦，通调水道"。

预备式：立位，两脚分开，与肩同宽，双手自然垂于体侧。

1 ～ 2 拍，经鼻吸气，腹部渐隆，同时双手经体前托举至胸前，掌心向上，指间相对。

3 ～ 6 拍，经口缩唇呼气，腹部收缩，同时左手自胸前上举至头顶上，掌心向上，右手掌心向下，移至体侧，两臂尽量伸直。

7 ～ 8 拍，还原。

第二个八拍左右方向相反。

4. 转腰呼吸　旋腰可起到按摩内脏的作用，配合腹式呼吸，横膈上下运动幅度增加，也可加速肺肝脾胃血液循环，提高脏腑功能。

预备式：立位，两脚分开，与肩同宽，双手掌撑于腰部，虎口向下。

1 ～ 2 拍，经鼻吸气，腹部渐隆，同时腰向左侧、正前方旋转。

3 ～ 8 拍，经口缩唇呼气，腹部收缩，同时腰向右侧、后方旋转至还原。

第二个八拍前后左右方向相反。

5. 压胸呼吸

预备式：立位，两脚分开，与肩同宽，双手指尖点按于胸部。

1 ～ 2 拍，两肩后张，肩胛骨内收，微微扩胸，肘关节向下向内，同时经鼻吸气，腹部逐渐隆起，两腿伸直。

3 ～ 8 拍，上体稍前倾，肘关节向外向上抬起，肩胛骨抬起，身体缓慢前倾，两手轻轻压胸，同时经口缩唇呼气，腹部收缩，双膝微屈。

重复。

【达到靶心率的运动】

运动训练要取得理想的效果必须达到一定的运动量且持续一段时间。初学者可先跟上节奏，再考虑动作质量，最后配合呼吸。呼吸运动包括腹式呼吸和缩唇呼吸，原则上第1拍经鼻吸气，腹部渐隆，2～4拍经口缩唇呼气，腹部慢慢内收，吸呼比1：3，第5～8拍重复，循环练习。若练习轻松，则可通过把马步扎得更深更低、肢体更用力等方法来进一步增加运动量。达到靶心率的运动通常进行20～30分钟。

1. 双手托天 此动作可畅通三焦，三焦通则一身气机和水液皆通。两手的上撑要尽量充分，通过抬头低头还可锻炼颈部肌肉，缓解疲劳。

第1拍，左脚向左开步，与肩同宽，脚尖向前，同时两臂前平举，与肩同宽同高，掌心向下，同时经鼻吸气，腹部渐隆。2拍，两臂从上外侧内收交叉于腹前，掌心向上，同时将头低下。3拍，两臂胸前翻掌上托，同时抬头向上看，双膝伸直，足跟上提。4拍，两臂分别经侧翻掌落于体侧，同时足跟下落，左脚向右脚并拢，眼向前看。2～4拍经口缩唇呼气，腹部慢慢收缩。5～8拍开步方向相反。

2. 压腿盘膝 可增强下肢力量，进一步增加活动能力并防止钙流失。通过对下肢刻意锻炼，不仅能"引气下行"，改善呼吸，还能改善慢阻肺患者"上盛下虚"的病理体质。

第1拍，左脚向左前方开弓箭步，双手叠掌压膝，同时经鼻吸气，腹部渐隆。2拍，双下肢向后摆动，重心后移。3拍，双下肢向前摆动，重心前移。4拍，双下肢向后摆动，重心后移，左脚收回，还原立正。2～4拍经口缩唇呼气，腹部慢慢收缩。5～8拍开步方向相反。

3. 左右开弓 扩胸，推八字掌时，手臂尽量用力撑起，尤其是肘、腕和手指用力，虎口张开，这样可以改善胸、肩、上肢的血液循环，疏肝理气，畅通肺经。

第1拍，左脚向左开一大步，两臂侧平举，手掌撑起，掌心向外，同时经鼻吸气，腹部渐隆。2拍，两脚抓地，马步下蹲，同时两臂分别从两侧划弧交叉于胸前，左掌在内，眼向前平视。3拍，双手呈八字掌，左手向左推出，右手成拉弓状曲肘拉于右肩前，食指对虎口，同时头向左转，眼睛看左手。4拍，收回左脚，双腿伸直，两臂经外侧垂于体侧。2～4拍经口缩唇呼气，腹部慢慢收缩。5～8拍开步方向相反。

4. 马步攒拳 冲拳时速度要快，这样可以兴奋大脑皮层和自主神经功能，疏肝理气。

第1拍，左脚向左开一大步，下蹲成马步，双手侧平举掌心向下快速收至腰间攒拳，拳心向上，同时经鼻吸气，腹部渐隆。2拍，腰微右旋，左拳向前方冲出，右拳向右后方略收，使左右拳形成争力，瞪视左拳。3拍，腰微左旋，右拳向前方冲出，左拳回收于左腰，使左右拳形成争力，瞪视右拳。4拍，左脚收回，双腿伸直，双手收于体侧，掌心向内，眼平视前方。2～4拍经口缩唇呼气，腹部慢慢收缩。5～8拍开步方向相反。

5. 展臂抱膝 第1拍，左脚向左开一步，与肩同宽，双臂侧平举，同时经鼻吸气，腹部渐隆。2拍，右腿屈曲抬起，含胸，两臂抱膝。3拍，右腿落下还原，双手侧平举。

4拍，左脚收回，两臂落下置于体侧。2～4拍经口缩唇呼气，腹部慢慢收缩。5～8拍开步方向相反。

6. 屈膝转体 第1拍，左脚向左开一步，双臂前平举，掌心向上，同时经鼻吸气，腹部渐隆。2拍，左臂向下经体侧翻转向左后方冲出，掌心向下，双膝微屈，头、身体随之向左后方转动，双眼看左手。3拍，左臂、头、身体还原成上拍动作。4拍，左脚收回，两臂落下置于体侧。2～4拍经口缩唇呼气，腹部慢慢收缩。5～8拍开步方向相反。

7. 站桩呼吸运动 三圆站式：两腿自然站立与肩同宽，两脚稍内收，站成半圆形（第一圆），两臂在胸前成抱树状成圆形（第二圆），两手相对，手指张开如抱球状（第三圆）。头与上身自然正直，含胸拔背，经鼻吸气，腹部缓缓隆起，经口吹气同时渐渐收腹，呼吸缓慢、细长、均匀，静心安神，排除杂念，练习3～5分钟。

【整理运动】

整理运动是为了保持良好的静脉回流，维持一定的心排血量，防止出现直立性低血压或诱发心血管意外，保证运动的安全进行和结束，是练习过程中非常重要的组成部分。整理运动常进行10分钟左右。

1. 压胸呼吸（同准备运动）

2. 压腹呼吸（同准备运动）

3. 足跟颠地 主要强调墩足跟，中医认为肾主腰脚，墩足跟能起到补肝肾、强筋骨、除邪气的作用。

预备式：立位，两脚分开，与肩同宽。

经鼻吸气，腹部渐隆，两臂自然垂于体侧，两足跟提起。

经口吹气，腹部收缩，同时两足跟落下。

重复。

4. 搓手、摩面、梳头、叩齿、鼓耳

（五）注意事项

（1）运动中的呼吸，以鼻吸口呼合并缩唇为好。若与运动节奏合拍，可长呼气、短吸气，不憋气前提下以顺势呼吸（腹式呼吸）为主或自然呼吸。

（2）运动前充分放松，运动时不要屏气、突然发力或过度紧张。

（3）注意预防跌倒等意外的发生，避免单独练习，避免受凉。

（4）加强患者及家属教育（健康管理、应急教育等），注意保暖、排痰、能量节约。

（陈文华 缪芸）

【思考题】

1. 试述稳定期COPD传统功法的处方设计。

2. 试述稳定期COPD传统功法操作的注意事项。

第二节 冠心病康复

一、概述

冠状动脉粥样硬化性心脏病是指冠状动脉粥样硬化使管腔狭窄和阻塞，或（和）冠状动脉功能性改变（痉挛）导致心肌缺血、缺氧或坏死而引起的心脏病，统称为冠状动脉性心脏病（coronary heart disease，CHD），简称冠心病，又称缺血性心脏病。冠心病分为急性冠脉综合征和慢性冠脉病两大类，前者包括不稳定型心绞痛、ST 段抬高心肌梗死和非 ST 段抬高心肌梗死，也有把冠心病猝死包括在内的；后者包括稳定型心绞痛、冠脉正常的心绞痛、无症状性心肌缺血和缺血性心力衰竭。多种因素可增加、影响冠心病的罹患率和病情进展，主要包括性别、年龄、遗传及其他合并的可控性危险因素：吸烟、血脂异常、高血压、糖尿病、超重或肥胖、缺乏运动、不良的饮食习惯、心理因素。

冠心病是心脏康复的主要适应疾病。心脏康复是包括医学评估、运动处方、心脏危险因素纠正、宣教和咨询在内的综合的长期的程序。目的是限制心脏病的生理和心理影响，控制危险因素，增加患者的心肺功能，改善有氧能力，稳定或逆转动脉粥样硬化进程，减少猝死或再梗死的危险，控制心脏症状，最大限度地提高患者的生活质量，改善患者的心理、职业状态和预后。

冠心病属于中医的"胸痹""真心病""厥心痛"等病证范畴。主要是由于年老体衰，正气亏虚，脏腑功能损伤，阴阳气血失调，加上七情内伤、饮食不节、寒冷刺激、劳逸失度等因素的影响，导致气滞血瘀，痰浊内生，使心脉痹阻而致病。本病病位在心，与脾、肾等脏关系密切。冠心病传统功法的康复原则是扶正祛邪。扶正就是补益其正虚，祛邪就是理气活血、通经活络。从现代康复角度讲，其功法一是可减少心肌耗氧，一是可改善心功能，控制冠心病的危险因素，加强冠心病的二级和三级预防，提高患者运动能力和生活质量，改善患者的远期预后。

二、康复评定

（一）诊断评估

1. 冠心病的诊断与分级　不同类型的冠心病可在有（或无）明显诱因下出现程度、范围和持续时间不同的发作性胸痛、胸闷或下颌、上肢、腹部疼痛，疼痛能（或不能）被硝酸甘油缓解，发作时可有相应的心电图改变如 ST 段移位、T 波倒置或增高及心肌酶谱改变。根据患者的临床表现、结合危险因素的评估与相关辅助检查可以明确诊断。主要的临床检查评估有心脏计算机体层扫描血管造影、冠状动脉造影、心脏超声等，其中冠状动脉造影是诊断冠心病的金标准。

冠脉狭窄程度分级：以冠状动脉造影来评定冠脉狭窄的程度，一般用 TIMI 试验所提出的分级指标：

0级：无血流灌注，闭塞血管远端无血流。

Ⅰ级：造影剂部分通过，冠状动脉狭窄远端不能完全充盈。

Ⅱ级：冠状动脉狭窄远端可完全充盈，但显影慢，造影剂消除也慢。

Ⅲ级：冠状动脉远端造影剂完全而且迅速充盈和消除，类同正常冠状动脉血流。

一般认为管腔狭窄 70% ～ 75% 以上会严重影响血供，70% ～ 75% 的狭窄也有一定意义。

2. 功能评定　冠心病的康复评定主要包括病史回顾、体格检查、危险因素评估、心功能评估、运动试验等。依据心血管疾病发生后介入康复的时间和患者具体情况，采用合适的及侧重点不同的评定方法。在住院早期即心血管事件发生后 3 ～ 7 天，主要评估患者目前的病情、诊断、治疗经过和重要的检查结果、存在的危险因素，以及目前的日常活动水平，了解患者既往活动水平和回归社会的需求。对于院外早期（发病后 1 ～ 2 周至 6 ～ 8 周或 6 个月）和院外长期的患者除上述评估外，确定患者无运动试验禁忌证的情况下，评估运动试验风险，选择强度合适的运动试验方案为低水平运动、亚极量运动或症状限制性运动试验，可采取运动平板试验、运动气体代谢试验、6 分钟步行试验等来了解患者的运动耐力和心肺功能水平，确定心脏康复的危险分层，为制定运动处方、指导日常活动和职业回归提供依据与参考。

（1）Bruce 运动试验的方案：Bruce 方案通过每 3 分钟增加一次速度和坡度，增加运动强度，临床应用广泛（表 16-1）。

表 16-1　心电图运动负荷试验的 Bruce 方案

级别	速度（英里 /h）	坡度（%）	时间（min）	代谢当量（METs）
1	1.7	10	3	4.7
2	2.5	12	3	7.1
3	3.4	14	3	10.2
4	4.2	16	3	13.5
5	5.0	18	3	17.3
6	5.5	20	3	20.4
7	6.0	22	3	23.8

（2）6 分钟步行试验：要求患者在平直走廊里尽可能快地步行 6 分钟，测定步行距离。若 6 分钟步行距离 <150m，表明重度心功能不全；150 ～ 425m 为中度心功能不全；426 ～ 550m 为轻度心功能不全，>550m 为正常；这是一项简单易行、安全的试验，用来评定患者的运动耐力，确定心功能。

（二）中医辨证评估

中医辨证分为虚实两端，虚者多见气阴两虚，实者多见痰瘀气滞。

1. 气阴两虚　心胸阵阵隐痛，胸闷气短，动则益甚，心中动悸，倦怠乏力，神疲懒言，面色㿠白，五心烦热，口燥咽干，或易出汗，舌质淡红，少苔，脉细数或结代。

2. 痰瘀气滞　胸闷重或刺痛，甚则心痛彻背，背痛彻心，或痛引肩背，形体肥胖，痰多短气，遇阴雨天而易发作或加重，或可因暴怒而加重，咯吐痰涎，舌质暗红或紫暗，有瘀斑，苔白腻或白滑，脉滑或涩或结、代、促。

以上两者均可导致心脉不通，出现胸痹真心痛，而临床中每位患者证候往往不是单纯的，而是虚实夹杂的。本病本虚标实，本虚多为心脾肾虚弱，实多为气血痰浊的阻滞。

二、传统功法康复处方

目前通常将心脏康复治疗分为 3 期，住院早期康复、院外早期和院外长期康复。康复内容主要分为两大部分：①二级预防：评估患者存在的冠心病危险因素；危险因素控制的健康教育；制定易行的生活方式改良方案；定期随访，检查改良生活方式的执行情况，检查危险因素控制的效果。②运动训练：不同康复分期的运动疗法，其目的、形式和内容有所不同。急性期的运动训练可减少早期卧床的不利影响，并逐渐恢复患者的活动水平。恢复期的运动训练改善心肺功能，最大限度地恢复至发病前的运动能力，维持期使患者养成运动的习惯，保持 2 期康复的效果，改善预后。

（一）康复处方原则

1. 功法选择　应采用动静结合的原则，根据不同的康复时期，以患者的习惯、爱好为主，尊重患者的意愿；视患者的能力，不必强求学会整套功法，可选择性地组合几个动作练习，但须达到功法的要求和掌握功法要领。

2. 训练强度　以心率、Borg 主观劳累程度及出现限制活动的症状为观测指标。以最大心率（HR_{max}）计算，低强度 $< 60\% \ HR_{max}$，中强度 $=（60\% \sim 75\%）$的 HR_{max}，高强度 $=（75\% \sim 90\%）HR_{max}$。Borg 主观劳累程度不超过 $11 \sim 13$。限制活动的症状主要为胸痛、胸闷不适、劳累、气喘等。

3. 训练时间　训练的长短与强度相关，强度大时可适当缩短时间，但原则上需超过 20 分钟以上、1 小时以内，中途可以暂停休息，除了达到靶心率的运动，运动前有 $5 \sim 10$ 分钟的热身期和柔韧性训练，运动后有 $5 \sim 10$ 分钟的放松运动。

4. 训练频率　每天 $1 \sim 2$ 次，每周 $3 \sim 5$ 天，也可天天训练，视每次活动的强度和身体状况而定。一般来说，心功能 $< 3METs$，2 次 / 周；心功能 $3 \sim 5METs$，$5 \sim 6$ 次 / 周；心功能 $5 \sim 8METs$，$3 \sim 4$ 次 / 周。

（二）常用功法举例

1. 住院早期康复　应以静功为主，动静结合。首先卧式体态练功，可选用自我胸部按摩以安神定心、促进局部经络疏通，也可选择卧位六字诀，加强呵字诀调心气，吹字诀益肾气，呼字诀调理脾胃。当能坐起时也可选用坐式八段锦。然后逐渐过渡到在床边进行站式，自然呼吸，意守丹田，逐渐加上云手、调整屈膝幅度等来增加运动强度。

2. 院外早期和长期康复　根据患者耐受程度、运动危险分层选择八段锦、五禽戏、太极拳、八卦掌等，制定功法练习的时间、强度、频率。

院外康复早期，可练习太极拳单式，如云手，或练习八卦掌单换掌。当患者冠心病逐渐改善后可练习成套的八段锦、五禽戏、24 式太极拳等。

（三）辨证施功

1. 气阴两虚　卧功、静坐、站桩。卧功可选睡功。静坐主要是收纳收藏，养心肾之阴。可采用坐式八段锦。站桩，主要可以升阳火、补元气。静坐、站桩两者结合，可以补益气阴、交通心肾，脉解而心开，从而改善胸痹的症状。

2. 痰瘀气滞　可自摩自捏手少阴心经、手厥阴心包经、任脉、足少阴肾经穴位，尤其内关、郄门、膻中、关元、涌泉等穴以通经活络，针对气滞可练习六字诀，着重练习嘘字诀调肝气。针对痰浊可用延年九转法运化辅助，以健脾益肾而化痰。

（四）临床运用举隅

北京体育大学张广德所创编的太极导引养生之舒心平血功是舒缓心脏、平调气血的功法，是针对心血管系统疾病的经络导引动功。本套动作适合冠心病患者社区长期康复。整套动作在柔和舒缓中运行，既像春蚕吐丝，又连绵不断，在注重刺激手厥阴心包经和手少阴心经的同时，又注重调养五脏六腑使全身经脉畅通，气血周流，加强人体微循环，强健体质。

限于篇幅，具体动作略去，大家可参考张广德所著的《舒心平血功》。

（五）注意事项

（1）每次功法练习强度合适的主要标志：练习后稍出汗，轻度呼吸加快，但不影响对话，全天无持续疲劳感，原有疾病无加重或出现，饮食、睡眠良好。一般来说，运动后收缩压轻度增高（收缩压增高不超过 20 mmHg）、心率增快（活动后心率与活动前比不超过 20 次 / 分或活动中最高心率不超过 120 次 / 分）属于正常反应。但如果在活动中出现气短、心绞痛、心律失常、头晕、恶心、面色苍白及活动后出现长时间疲倦、失眠等不适时，提示这次运动过量，应该在下次运动时减量或暂停运动。患病或外伤后应暂停运动。

（2）功法练习时或练习后出现以下情况，暂时停止练习：①练习时自觉胸痛、呼吸困难、眩晕或诱发心绞痛；②练习时心率超过 130 次 / 分或心率波动范围超过 30 次 / 分；③练习时血压＞ 200/100mmHg，收缩压升高＞ 30mmHg 或下降 10mmHg 以上；④练习时或练习后出现严重的心律失常；⑤如有心电图监测 ST 段下移 ≥ 0.1mV 或上升 ≥ 0.2mV。

（3）尽量在舒缓情绪状态下练习，不必刻意追求功法技巧的完美，能够达到一定的运动量和心情舒畅就好。动作幅度不宜过大，需要屏气、突然用力或导致情绪紧张激动的功法都不适合冠心病患者。

（4）每天练习的选择时间：如选择动功则以下午为宜，多避开体内肾上腺素和去甲肾上腺素的分泌高峰；如选择静功及桩功可于早上及上午练习。伴有糖尿病的患者尽量避免空腹运动。

（5）药物对运动的影响：使用β受体阻滞剂的患者运动时心率增加受限，使用钙拮抗剂可减慢或加快心率，可运用代谢当量或主观劳累程度等作为靶强度，使用硝酸甘油、ACEI 类药物运动时应注意患者的血压反应，应综合分析患者的情况、临床表现等考虑运动安全。

（6）在练习中还要特别注意预防意外的跌伤碰伤，热天避免出汗过多、冷天避免温差太大，还应避免单独练习或到偏僻人少的地方，以免出现意外不能及时获得帮助。

（陈文华）

【思考题】

1. 心肌梗死支架术后传统功法处方如何设计？
2. 心功能不全传统功法处方如何设计？

第三节　脑卒中康复

一、概述

脑卒中（cerebral stroke）是一种突然起病的脑血液循环障碍性疾病。是指脑血管疾病的患者，因各种诱发因素引起脑内动脉狭窄、闭塞或破裂，而造成急性脑血液循环障碍，临床上表现为一次性或永久性脑功能障碍的症状和体征。中国每年新发脑卒中患者约 200 万人，其中 70%～80% 的脑卒中患者因为残疾不能独立生活。脑卒中分为缺血性脑卒中和出血性脑卒中。缺血性脑卒中的发病率高于出血性脑卒中，占脑卒中总数的60%～70%。脑卒中具有高发病率、高致残率的特点。脑卒中康复的根本目的是最大限度地减轻障碍和改善功能，预防并发症，提高日常生活能力，最终使患者回归家庭，融入社会。规范的康复流程和治疗方案对降低急性脑血管病的致残率，提高患者的生活质量具有十分重要的意义。

脑卒中属于中医中风范畴。历代医家对该病的认识分为两个阶段：第一阶段为唐宋以前，外风学说是中风病的主要学说，该学说认为中风病是由人体虚弱，风邪侵入人体虚弱一侧，致使营卫虚衰不行，肢体失养所致。《灵枢·刺节真邪》谓："虚邪偏客于身半，其入深，内居营卫。营卫稍衰则真气去，邪气独留，发为偏枯。"唐·孙思邈亦认为："邪客半身入深，真气去则偏枯。夫诸急卒病，多是风。"内风学说认为，中风病是由于脏腑阴阳失调致内风妄动而产生，是体内阴、阳、气、血逆乱形成的病理状态，其中与肝风内动的关系最为密切。自金元起，医家多从内风立论，但并未完全摒弃"外风说"。元·王履在《医经溯洄集》中记载："因于风者，真中风也。因于火，因于气，因于湿者，类中风而非中风也。"在肯定了外风致病理论的同时，认为内风是中风的致病因素。清代叶天士在《临证指南医案》中指出中风"乃身中阳气之变动。肝为风脏，因精血衰少，水不涵木，木少滋荣，故肝阳偏亢，内风时起"。王清任的中风学说是建立在其所创立的气虚血瘀学说基础之上的。以元气亏虚为病因，对于出现半身不遂，血瘀脉中而致半身不遂者，祛瘀通络是关键，补气运血是根本。

二、康复评定

（一）诊断评估

1. 脑卒中的诊断与检查流程　见图 16-1。

（1）一般体格检查与神经系统体检。

（2）脑病变检查：头颅 CT 或 MRI 判断出血或缺血，大小和部位的金标准，判断侧支循环和脑水肿颅内高压状况。

（3）血管病变检查：颈动脉双功超声、经颅多普勒（TCD）、磁共振血管成像；（MRA）、CT 血管成像（CTA）和数字减影血管造影（DSA）等。

（4）实验室及影像检查：血糖、血脂、肝肾功能和电解质；心电图和心肌缺血标志物；全血计数，包括血小板计数；凝血酶原时间（PT）、国际标准化比率（INR）和活化部分凝血活酶时间（APTT）；氧饱和度；胸部 X 线检查。

（5）动脉血气分析（若怀疑缺氧）、腰穿（怀疑蛛网膜下腔出血而 CT 未显示或怀疑脑卒中继发于感染性疾病）、脑电图（怀疑痫性发作）等检查项目在必要的时候也可选择。

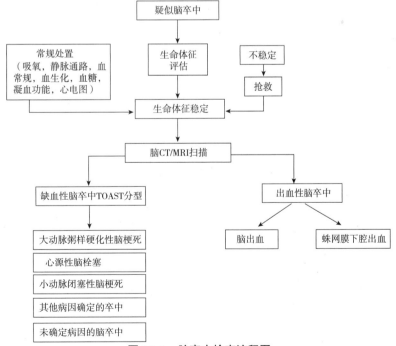

图 16-1　脑卒中检查流程图

2. 功能评定

（1）昏迷程度评定：格拉斯哥昏迷评分法（Glasgow coma scale，GCS）是评估患者昏迷程度的方法，由英国格拉斯哥大学的两位神经外科教授 Graham Teasdale 与 Bryan J. Jennett 在 1974 年发明。格拉斯哥昏迷指数的评估有睁眼反应、语言反应和肢体运动三个方面，三个方面的分数加总即为昏迷指数。

A. 睁眼反应（eye opening，E）

4分：自然睁眼（spontaneous）。靠近患者时，患者能自主睁眼，术者不应说话、不应接触患者。3分：呼唤会睁眼（to speech）。正常音量呼叫患者，或高音量呼叫，不能接触患者。2分：有刺激或痛楚会睁眼（to pain）。先轻拍或摇晃患者，无反应后予强刺激，如以笔尖刺激患者第2或第3指外侧，并在10秒内增加刺激至最大，强刺激睁眼评2分，若仅皱眉、闭眼、痛苦表情，不能评2分。1分：对于刺激无反应（none）。C分：如因眼肿、骨折等不能睁眼，应以"C"（closed）表示。

B. 语言反应（verbal response，V）

5分：说话有条理（oriented）。定向能力正确，能清晰表达自己的名字、居住城市或当前所在地点、当年年份和月份。4分：可应答，但有答非所问的情形（confused）。定向能力障碍，有答错情况。3分：可说出单字（inappropriate words）。完全不能进行对话，只能说简短句或单个字。2分：可发出声音（unintelligible sounds）。对疼痛刺激仅能发出无意义叫声。1分：无任何反应。T分：因气管插管或切开而无法正常发声，以"T"（tube）表示。D分：平素有言语障碍史，以"D"（dysphasic）表示。

C. 肢体运动（motor response，M）

6分：可依指令动作（obey commands）。按指令完成2次不同动作。5分：施以刺激时，可定位出疼痛位置（localize）。予疼痛刺激时，患者能移动肢体尝试去除刺激。疼痛刺激以压眶上神经为金标准。4分：对疼痛刺激有反应，肢体会回缩（withdrawal）。3分：对疼痛刺激有反应，肢体会弯曲（decorticate flexion）。呈"去皮质强直"姿势。2分：对疼痛刺激有反应，肢体会伸直（decerebrate extension）。呈"去脑强直"姿势。1分：无任何反应（no response）。

昏迷程度判定：昏迷程度以三者分数相加来评估，得分越高，提示意识状态越好。以格拉斯哥昏迷评分法（GCS）来判断患者的意识情况比较客观。格拉斯哥昏迷评分法最高分为15分，表示意识清楚；12～14分为轻度意识障碍；9～11分为中度意识障碍；8分以下为昏迷；分数越低则意识障碍越重。选评判时的最好反应计分。注意运动评分左侧、右侧可能不同，用较高的分数进行评分。改良的GCS评分应记录最好反应/最差反应和左侧/右侧运动评分。

（2）运动功能障碍评定

A.Brunnstrom 分期：见表 16-2。

表 16-2 运动功能障碍的评定（Brunnstrom 分期）

阶段	上肢	手	下肢
Ⅰ	迟缓，无任何运动	迟缓，无任何运动	迟缓，无任何运动
Ⅱ	出现痉挛；出现联合反应，不引起关节运动的随意肌收缩	出现轻微屈指动作	出现痉挛；出现联合反应，不引起关节运动的随意肌收缩
Ⅲ	痉挛加剧，可随意引起共同运动或其成分；屈肌异常运动模式达到高峰	能全指屈曲，可做钩状抓握，但不能伸展，有时可由反射引起伸展	痉挛加剧： 1.随意引起共同运动或其成分。 2.坐位和立位时髋、膝可屈曲。伸肌异常运动模式达到高峰
Ⅳ	痉挛开始减弱，出现一些脱离共同运动模式的运动： 1.手能置于腰后。 2.上肢前屈 90°（肘伸展）。 3.肩 0°肘屈 90°的情况下，前臂可旋前旋后	能侧方抓握及拇指带动松开，手指能半随意、小范围伸展	痉挛开始减弱，开始脱离共同运动，出现分离运动： 1.坐位，足跟触地，踝能背屈。 2.坐位时，足可向后滑动，使其背屈大于 0°
Ⅴ	痉挛减弱，共同运动进一步减弱，分离运动增强： 1.上肢外展 90°（肘伸展，前臂旋前）。 2.上肢前平举并上举过头（肘伸展）。 3.肘呈伸展位，前臂能旋前旋后	用手掌抓握，能握圆柱状及球形物，但不熟练，能随意全指伸开，但范围大小不等	痉挛减弱，共同运动进一步减弱，分离运动增强： 1.立位，髋伸展位能屈膝。 2.立位，膝伸直，足稍向前踏出，踝能背屈
Ⅵ	痉挛基本消失，协调运动大致正常；Ⅴ级动作的运动速度达健侧 2/3 以上	能进行各种抓握；全范围地伸指；可进行单指活动，但比健侧稍差	协调运动大致正常，下述运动速度达健侧 2/3 以上： 1.立位，伸膝位髋外展。 2.坐位，髋交替的内、外旋，并伴有踝内、外翻

B. 瑞典学者 Fugl-meyer 等人在 Brunnstrom 方法的基础上设计了更细致和全面的运动分级，不仅有上下肢运动功能评估，还包括身体平衡、感觉和关节活动度等多个不同方面，评分 0 ~ 226 分，本测试方法可靠、有效，重复测试可反映运动功能恢复情况，是目前临床应用比较广泛的脑卒中评估量表。

（二）中医辨证评估

1. 辨中经络和中脏腑 中经络者虽有半身不遂、口眼㖞斜、语言不利，但意识清楚；中脏腑则见二便闭塞不通，虽有神志障碍但无昏迷；中脏则肢体不用，昏不知人。

2. 辨中脏腑闭证与脱证 中脏腑闭证属实，因邪气内闭清窍所致。症见神志昏迷、牙关紧闭、口噤不开、两手握固、肢体强痉等。脱证属虚，乃为五脏真阳散脱、阴阳即将离决之候。临床可见神志昏愦无知、目合口开、四肢松懈瘫软、手撒肢冷汗多、二便自遗、鼻息低微等。

3. 闭证辨阴闭和阳闭 阳闭有瘀热痰火之象，如身热面赤、气粗鼻鼾、痰声拽锯、便秘溲黄、舌苔黄腻、舌绛干，甚则舌体卷缩，脉弦滑而数。阴闭有寒湿痰浊之征，如面白唇紫、痰涎壅盛、四肢不温、舌苔白腻、脉沉滑等。

4. 辨分期 按病程长短分为三期，中风的急性期是指发病后 2 周内，中脏腑类最长病期可至 1 个月；恢复期是发病 2 周或 1 个月至半年内；后遗症期系发病半年以上者。

三、传统功法康复处方

（一）康复处方原则

1. 功法选择 根据脑卒中不同的分期、神经发育规律，以及具体运动、感觉、言语等功能障碍的问题采用有针对性的改善患者关节活动度、平衡、协调、肌力和步态等的功法。由于脑卒中病情特殊性所涉及的全身范围较广，故应选择多种功法组合的运动处方。

2. 训练强度 以心率、RPE 主观劳累程度及出现限制活动的症状作为观测指标。靶心率取最大心率（HR_{max}）的 60%～85%。Borg 主观劳累程度不超过 11～13。限制活动的症状主要为头痛眩晕、肢体疼痛、胸闷不适、劳累、气喘等。为保证患者训练过程的安全，可以佩戴心率遥测仪进行实时监控。

3. 训练时间 训练时间长短应与患者病情程度密切结合，包括热身训练，专项功能训练，以及放松的牵伸训练，实际运动时间每次 30 分钟至 1 小时，中途可以暂停休息。

4. 训练频率 在发病 6 个月之内，建议加大运动训练的频率，每天 1～2 次，每周 5～7 天。半年之后可以逐渐减少运动频率，每天 1 次，每周 3～4 天。

（二）常用功法举例

1. 软瘫期 患者神志清楚，病情稳定，生命体征平稳，脑梗死 3 天、脑出血 1 周后即可开始功法训练。患者卧床时可以采用功法的卧功进行训练，分为仰卧时和侧卧时，练功时注意枕头的高度和良肢位的摆放，强调呼吸的调整和意念在患肢的导引。坐位时采用平坐功配合坐位的八段锦进行训练，改善上肢的运动功能和躯体平衡稳定。站立位时采用导引养生法的"治中风法"，以背靠墙正立，两脚趾伸展开，以意引气，从头下行，至脚趾和涌泉，反复 21 次至脚部有气感。一脚踏地而不动，另一脚向体侧伸出，身随之向侧方扭转，双手臂相随，左右交替练习。

2. 痉挛期 采用对抗痉挛体位进行功法训练，用健侧手带动患侧手进行太极推手练习。也可进行双人功法练习，例如推把上轿、二虎夺食。俯卧位平衡训练，采用手膝位支撑进行五禽戏中的虎戏和鹿戏训练。站立位平衡训练时采用三元桩、三体提插桩、三体阴阳桩，或固定步的太极拳云手动作。步行训练时采用活步功、搂膝拗步。双手指精细运动可进行健身手球训练，增强手指感觉输入刺激。上肢肌力训练可采用少林内功前推八匹马、倒拉九头牛、运掌合瓦、力劈华山等动作。下肢肌力训练可用易筋经的摘星换斗、三盘落地等动作。

3. 恢复期 患者利用器械进行日常功能的训练和作业训练为主，例如，太极球的训练、单鞭的训练、书法练习、筷子练习等。

（三）辨证施功

1. 要分辨中经络还是中脏腑　传统功法训练以中经络患者为主，中脏腑患者因有神志不清，或昏迷不醒的状态不利于功法训练。

2. 明辨病性　中风病性为本虚标实，急性期多以标实证候为主，根据临床表现注意辨别病性属火、风、痰、血的不同。平素性情急躁易怒，面红目赤，口干口苦，发病后甚或项背身热，躁扰不宁，大便秘结，小便黄赤，舌红苔黄则多属火热为患；或素有头痛、眩晕等症，突然出现半身不遂，甚或神昏、抽搐、肢体痉强拘急，属内风动越。宜采用安神定志的功法，例如太极拳、内养功、静功，以及呼吸吐纳等方法。恢复期及后遗症期，多表现为气阴不足，阳气虚衰，如肢体瘫痪，手足肿胀，口角流涎，气短自汗，多属气虚；或兼有畏寒肢冷，为阳气虚衰的表现；或兼有心烦少寐，口干咽干，手足心热，舌红少苔，多属阴虚内热。宜采用强筋劲骨、调和阴阳的功法如太极拳、内养功、八段锦、调息筑基功或双人功法练习。

（四）临床运用举隅

张勃、刘俊荣将 40 例中风偏瘫患者随机分为实验组 20 例、对照组 20 例，对照组只进行为期 10 周的常规康复训练，实验组在进行常规康复训练的同时辅以八段锦的练习，在训练前后采用 Fugl-Meyer 量表、Berg 平衡量表和 Fugl-Meyer 平衡量表对患者上肢下肢运动功能及其平衡能力进行评测。结果表明：两组在训练后上下肢运动能力及平衡能力均出现明显改善但实验组康复效果要优于对照组，两组训练前后差值存在统计学意义（$P < 0.05$）。八段锦能有效改善中风患者的运动能力及平衡能力，值得进一步推广和应用。

（五）注意事项

（1）脑卒中患者在生命体征平稳后，病情不再继续发展后的 48 小时，只要不妨碍治疗就应开始康复训练，康复训练越早，功能康复的可能性就越大，预后就越好。

（2）脑卒中运动康复训练要持之以恒，功法康复训练应与药物治疗同时进行。运动康复训练不是一个短期的过程，而是持续进行的过程，在脑卒中康复的不同时期，运动康复训练的目的也不同。急性期运动训练的目的是抑制异常的原始反射活动、重建正常运动模式，其次是加强肌肉力量；而恢复期运动训练的目的则是提高患者的主动运动能力，预防脑卒中并发症。

（3）脑卒中患者进行功法康复应在专业功法医生的指导下进行，要注意循序渐进。早期活动应先坐床边，再坐轮椅，最后站立和行走。例如，脑卒中的急性期应注意患者患肢的位置，避免人为造成肢体的畸形。当患者能开始床上活动后，可以在家人的帮助下进行床上翻身训练和床头抬高坐位训练。

（4）针对不同功能障碍采取多种功法组合应用：例如脑卒中患者有上、下肢运动功能障碍，同时伴有言语的障碍，除了少林内功、八段锦等功法训练外，还可采用六字诀发音训练。

（5）避免过度劳累和运动损伤：严禁超常规、超负荷的运动训练。当运动量、运动次数和强度超过了自身所能承受的极限时，会引起全身性疲劳，局部肌肉、关节损伤等。临床上有些患者出现的肩手综合征、肩关节周围炎、划圈步态等，均是由过早进行训练、不正确的运动康复训练等导致的。

（方磊）

【思考题】

1. 脑卒中后如何将现代康复理念与传统功法处方设计相结合？
2. 试述软瘫期的传统功法康复处方设计？

第四节　胃、十二指肠溃疡康复

一、概述

　　胃、十二指肠溃疡是一种全球性常见消化系统疾病，指胃、十二指肠局限性网形或椭圆形的全层黏膜缺损，也称消化性溃疡，发病率约为 10%。目前大部分患者可通过药物治疗痊愈，外科治疗主要针对溃疡产生的并发症。溃疡病的发病与多种因素有关，包括胃酸分泌过多、幽门螺杆菌感染和黏膜防御机制减弱等。该病以反复发作的节律性上腹痛为临床特点，常伴有嗳气、反酸、灼热、嘈杂等感觉，甚至还有恶心、呕吐、呕血、便血。在胃肠局部有圆形、椭圆形慢性溃疡。本病可发生于任何年龄，但以青壮年居多，其中男性较女性更多。

　　中医学将本病归属"胃痛""嘈杂""吞酸"等范畴，认为脾胃虚弱、情志内伤、饮食不节是导致本病的主要原因。其中，脾胃虚弱所致者，大多素体脾胃功能衰弱，运化失司，升降失调，使清阳不升，阴寒内聚；或胃中津液不足，郁热内生。情志内伤所致者，大多忧思恼怒，使肝郁气滞，疏泄失职，横逆犯胃；若气滞日久则血行不畅，血脉凝滞。饮食不节所致者，大多饮食过饱，胃纳太过，脾运不及，胃气失和；或饮食过少，生化无源，胃络失养；或饮食辛辣肥甘厚味，灼伤胃络；或贪食生冷不洁，寒积中脘等。

二、康复评定

（一）诊断评估

　　本病以周期性发作及节律性上腹痛为主要特点，疼痛与进食有密切关系，疼痛在上腹部有固定的压痛点，休息、服抑酸药可缓解。X 线片钡餐检查可见到黏膜龛影或畸形。胃十二指肠纤维内窥镜检查可直接找到溃疡面。

　　本病是反复发作的慢性疾病，不少患者的病程可达数十年，是一种良性病理进程，愈后良好，死亡率低，以后则随年龄而增加。最危险的因素是溃疡病并发症，如出血、穿孔、癌变等，是主要死亡原因。发作期，患者的工作、生活、社会功能均受影响，常因疼痛、恶心、食欲降低、营养不良致机体健康水平下降，患者常因疼痛引起失眠、焦虑、情绪不稳定、烦躁、易激惹，影响人际关系。反复发作者，易出现衰弱、抑郁综合征，如自觉身体不佳、敏感多疑、心情苦闷，少数人情绪抑郁悲观，生活质量降低。准确诊断，系统化综合治疗，身心结合治疗及长期维持治疗，对于该病的预防复发有重要意义。

（二）中医辨证评估

1.气滞胃痛　胃脘胀痛，痛连胁肋，恼怒后诱发或加重，或嗳气或排便不爽，苔白，脉弦。

2.脾胃虚寒　胃痛隐隐，喜按喜暖，遇冷痛甚，得食痛减，纳少，便溏，畏寒肢冷，倦怠乏力，舌淡，苔白，脉沉。

3.胃热阴虚　胃脘隐痛，喜揉喜按，嗳腐吞酸，嘈杂，口干舌燥或手足心热，便秘，消瘦乏力，舌红少津，苔少，脉细数。

三、传统功法康复处方

（一）康复处方原则

1.功法选择　遵循静、动功相结合的原则，可选择性地组合几个动作练习，但须循序渐进，逐步达到功法的要求和掌握功法要领。

2.训练频率　每天 1～2 次，每周 3～5 天，也可天天训练，视每次活动的强度和身体状况而定。

3.因时、因地、因人制宜　功法锻炼要根据季节、地区及人体体质、年龄等不同而制定相应的功法运动处方。

（二）常用功法举例

功法可选用五禽戏、八段锦、六字诀、保健功、内养功等。五禽戏，重点锻炼虎戏、熊戏。八段锦，重点锻炼双手托天理三焦、调理脾胃须单举、五劳七伤往后瞧等。保健功，如擦丹田等。内养功操作要点：姿势（调身）以仰卧式为主，体力许可时，还可加练侧卧式和平坐式。

（三）辨证施功

1.气滞胃痛　两脚并拢，自然站立，选用八段锦两手托天理三焦、调理脾胃须单举势进行锻炼。锻炼结束后，双手掌置于胸胁，进行自我搓摩胁肋，以疏肝理气。内养功，取坐式，呼吸选择"吸－停－呼"，意守下丹田。

2. 脾胃虚寒　仰卧，自我摩腹，横擦中脘、天枢穴，采用内养功进行锻炼，呼吸（调息），方法有两种：第一种是"吸 – 停 – 呼"，第二种是"吸 – 停 – 吸 – 呼"，如此周而复始，反复进行。意念（调心）：以守下丹田为主。意守应自然，应似守非守。

3. 胃热阴虚　内养功为主，辅以放松功、保健功。处方、操作方法、练习时间与脾胃虚寒相似，内养功呼吸方法上应选择养阴退热作用的"吸 – 呼 – 停"，如此周而复始。

（四）临床运用举隅

患者入院后皆先做一个阶段的卧式调息功，一般 1～2 周。以后改为意守丹田，舌舐上颚，自然延长的腹式呼吸，呼吸时不停顿，姿势一般取坐式，体力较差者仍取卧式与坐式相间，练功后做擦面、搓腰、擦丹田等三节保健功，每日练功 5 次，每次 1 小时，疗程一般为 3 个月左右。辅助治疗主要为对症疗法，如有胃痛或腹胀时采用药物、针灸、推拿等方法以止痛消胀。饮食方面一日三餐，上下午各加一顿副餐，一般患者吃普食烂饭，少数症状活动较为明显者服软食溃疡菜。

限于篇幅，具体动作略去，大家可参考《苏州市老中医学术经验集（第一辑）》（1983 年出版）第 66 页。

（五）注意事项

（1）胃、十二指肠溃疡患者要注意精神调摄，保持心情愉悦。

（2）胃、十二指肠溃疡患者饮食应清淡，宜消化，禁食生冷、过硬过热、辛辣刺激性食物。

（3）胃、十二指肠溃疡患者出血期，应以静功锻炼为主，禁忌动功锻炼。

（4）年龄较大、病程较长、病情较重或有合并症者，如曾穿孔、出血，获效较迟，需持之以恒，延长疗程，或可收到其他疗法不能取得的疗效。

（王晓东）

【思考题】

1. 简述胃溃疡的传统功法处方思路。

第五节　阳痿康复

一、概述

阳痿是指男性在性生活时，阴茎不能勃起或勃起不坚或坚而不久，不能完成正常性生活，或阴茎根本无法插入阴道进行性交。阳痿又称"阳事不举"等，是最常见的男子性功能障碍性疾病。偶尔 1~2 次性交失败，不能认为就是患了阳痿。只有在性交失败率超过 25% 时才能诊断为阳痿。

阳痿，古代又称"阴痿""筋痿""阴器不用""不起"等。明代《慎斋遗书》见阳痿病名，此后该病名逐渐被后世医家所沿用。目前"阳痿"与"阳萎"病名通用。勃起障碍亦是阳痿的同义词。

阳痿的发病原因分为器质性和非器质性病变两种。非器质性阳痿，通常由精神因素引发，常见的心理原因有：①潜在因素：性知识缺乏、不和睦的家庭关系、不适当的性信息、孤独等。②突发因素：不忠实、不实际的期望、女方的性障碍、年龄变化、抑郁或忧虑、害怕妊娠、染上性病、内疚感等。③持续因素：对性交失败的预感，犯罪感，配偶之间彼此缺乏吸引力、交流贫乏，害怕亲昵，自我形象的损伤，性神秘，有限的爱抚，精神错乱，性欲倒错，早泄，持续疲劳等。上述精神因素如果导致大脑皮质对性兴奋的抑制作用加强，则可引发阳痿。此外，长期频繁手淫或恣情纵欲，可使神经系统经常处于高度兴奋状态，最终因兴奋过度而衰竭，脊髓勃起中枢兴奋性减退，导致功能性阳痿。器质性阳痿的病因较为复杂，主要包括血管病变、神经源性、内分泌性、药物影响、炎症性、机械性、创伤及手术并发症、各器官系统病变及老年等因素。其发病机制通常是受上述因素的影响，以致与阴茎勃起直接相关的血管、神经病变或内分泌失调。这类患者即使在强力性刺激下阴茎亦不能完全勃起，亦无夜间自发勃起。

中医学认为，阳痿的发生或因房事太过，或少年误犯手淫，以致精气虚寒，命门火衰；或思虑忧郁，暗伤心脾，以致气血两虚；或惊恐不释，气机逆乱，而致肾气失司；或湿热下注，宗筋受灼而弛纵发为阳痿不举。临床上阳痿多以命门火衰为主。青壮年性知识缺乏、性紧张及不正确的性认识，房事过度，手淫恶习，精泄过多，肾阴亏耗，也会导致命门火衰。

二、康复评定

（一）诊断评估

1. 阳痿的诊断　患者是否患有阳痿，单凭病史即可确定。但深入的诊断，尚需依靠查体和实验室检查，对患者进行病因分析。阳痿的病因较为复杂。有时可由单一因素引起，有时则几种病因同时存在。在对患者治疗之前，均应在心理学、神经病学、血管外科学及内分泌学等领域内对此病进行全面的分析和评估。

2. 功能评定　阳痿的康复评定，包括病史回顾、体格检查以及勃起功能测定、激素水平测定、阴茎血压测定、神经系统检查等。其中，勃起功能测定可采用夜间勃起测定、勃起阴茎体积描记测定、血管活性药物勃起试验、心理学检查等。

（1）夜间勃起测定：阴茎夜间勃起是自主神经活动的一个组成部分，常发生于睡眠的快速动眼周期（REM）。通常，夜间勃起发生很突然，并很快达到最大硬度；勃起消退也快，约在 5 分钟内完全消退。夜间勃起不受性爱、性梦及膀胱充盈等因素的影响。夜间勃起是潜意识的阴茎活动的客观表现，也是清醒状态下勃起能力的可靠生物学标志。监测睡眠中的勃起可排除心理因素的干扰，作为鉴别功能性阳痿及器质性阳痿的方法之一。若无夜间勃起或勃起程度在同年龄组正常值以下，即可能有器质性病变。若夜间勃起正常则以功能性阳痿的可能为大。

目前临床常用的经典夜间勃起测定为压力带法：经过拉力测试规格统一的纸条，分为红（拉力 2.0～2.4N，压力＜12kPa）、黄（拉力 2.5～2.9N，压力＜17kPa）、蓝（拉力 3.0～4.2N，压力＞24kPa）三种不同颜色，以不同的宽度、不同的长度在同一平面上粘贴在固定带的夹层内。受试者入睡前在阴茎痿软状态下将测量带环绕阴茎体部重叠粘贴，不宜过松或过紧，对端粘贴时切勿粘贴在压力带上或超过压力带粘贴。翌日晨起观察测量带上压力带的断裂情况，红、黄、蓝三档压力带全断裂为正常勃起，断裂红黄二档为勃起不完全，只断裂红档为无效勃起，红黄蓝三档均未断裂为无勃起。

（2）神经系统检查：患者逐渐丧失勃起能力，或不能保持勃起，并进展到在任何情况下都不能勃起（包括夜间勃起），应考虑有自主神经病变，可用球海绵体肌潜伏时间来测定。

刺激阴茎头后引起球海绵体肌、坐骨海绵体肌、尿道周围随意肌、会阴浅横肌、膀胱逼尿肌及肛门括约肌等肌群的同时收缩反射，称为"球海绵体肌反射"，反射的中枢位于骶髓（S1~S4），又可称为体壁骶髓反射。该肌群在受到刺激后的收缩可通过肌电图来显示。糖尿病所致的自主神经变性，导致神经性膀胱、神经性阳痿及下神经原病损患者的反射时间可延长至48毫秒。正常的传导时间均值为35.3毫秒（范围28～42毫秒）。

（3）心理学检查：由于器质性阳痿也常伴有心理因素存在，对每一位阳痿患者均应做心理学检查，包括心理学咨询、心理学会诊、明尼苏达多相个体调查表、加利福尼亚心理学调查表等。

（二）中医辨证评估

阳痿多责之肝气郁结、肾精亏耗、命门火衰或外邪、外伤等伤害肾精肾阳，导致肝气升发不足，阳事难举。中医临床辨证，阳痿包括虚、实两端：实证以肝气郁结多见，虚证大多肾阳不足。其他还有湿热浸淫、瘀血阻络、痰湿困阻、阴阳两亏、肾精亏耗、脾肾两虚等证候类型。

1.肝气郁结　阳痿伴见胸胁胀满，或窜痛，善太息，情志抑郁，咽部如物梗阻。舌淡少苔，脉弦。如果肝气郁结久病不治，易郁久化火，表现为胸胁灼痛，目赤口干，舌红苔薄黄，脉弦数。

2.命门火衰　阳痿兼见面色㿠白或黧黑，头晕耳鸣，精神萎靡，腰膝酸软或疼痛，畏寒怕冷，或肢冷以下肢为甚，大便久泄不止，或完谷不化，或五更泄，浮肿腰以下甚，按之不起。舌淡胖，苔白。脉沉细。

三、传统功法康复处方

阳痿的康复治疗包括自主性康复和被动性康复，前者包括心理治疗、运动疗法（包括传统功法）、家庭作业疗法，后者包括药物治疗、真空负压勃起装置治疗、海绵体内血管活性药物注射、阴茎假体植入和血管性阳痿的手术治疗等。在传统功法康复中，实证阳痿需要先消除病理因素，然后辅以增强局部气血循行和机能的针对性功法；虚证阳痿往往时日已久，精气亏耗，不能补亏空于一时，需要多种疗法的整合并优化其生活方式。由于功法的习练由着手渐至精熟以至于起明显效应，需要不少的时间，所以患者需要有毅力和信心，同时也需要康复师的坚持和帮助。

（一）康复处方原则

1. 功法选择　应根据患者的虚实证候，选择适宜的动静功法进行康复；实证多采用调和肝肾、增强局部气血循行的针对性功法，以动功为主；虚证需要培本筑基、固精益元，多选择补益强壮型功法，需动静功配合，静功为主。功法的习练还应尊重患者的爱好和意愿，并视患者的学习能力和接受能力，分别选择学练单式功法或整套功法。

2. 训练强度　可以以心率、Borg 主观劳累程度及出现限制活动的症状为观测指标。以最大心率（HR_{max}）计算，低强度 < 60% HR_{max}，中强度 =（60% ~ 75%）的 HR_{max}，高强度 =（75% ~ 90%）的 HR_{max}。Borg 主观劳累程度不超过 11 ~ 13。限制活动的症状主要为胸痛、胸闷不适、劳累、气喘等。对于体质虚弱的患者，应该注意循序渐进增大训练强度。

3. 训练时间和频率　训练时间长短应与所选功法和个人体质、体能状态相应。一般功法康复以每次 30 ~ 60 分钟，每日 2 次为宜。在运动前还应配合 5 ~ 10 分钟热身与柔韧训练，运动后有 5 ~ 10 分钟的放松收功时间。

（二）常用功法举例

1. 回春功　无论虚实证患者，都可以选用回春功来增强精气生发，改善阳痿状态。回春功通过柔和周身和刺激裆部，有助于激活性腺系统，调节性激素与脑垂体激素、甲状腺激素等内分泌的功能，促使机体精气旺盛。回春功法温和、简便、舒松、优雅，特别适宜于体质虚弱的中老年人学练。功法选择上，既可选择整套学练，也可以选择其中一两式或两三式较喜欢的功法来坚持。但是，回春功的动作要求"务尽其细"，患者最好勤学勤练，在康复师的指导下不断纠正细节。

2. 铁裆功　铁裆功适合肾阳不足的患者康复。铁裆功有大量的自我按摩动作，动作简易可行，以平卧为主，适宜在睡前或早上起床前操作。铁裆功中有捶裆等易伤害生殖器的操作，一定需要遵循康复师的医嘱方可自行习练。

3. 内养功　内养功是古代内丹术的筑基功，属于吐纳和守窍的静功。内养功强调默念字句、呼吸停顿、舌体起落、气沉丹田等动作，具有培补元气、平静内心、调和气血、协调脏腑的作用，适宜阳痿的早期实证和非器质性病。

4. 强肾功法　比如八段锦的两手攀足固肾腰，五禽戏的鹿戏，易筋经的掉尾式等，太极内功中的抓闭呼吸。

（三）辨证施功

1. 肝气郁结型（实证）　可选习练回春功、六字诀、站桩。回春功具有疏发肝气、柔和筋脉、调畅气血、增强体能的作用；六字诀的"嘘"字诀，具有疏发肝气、消除郁滞、缓解紧张的作用；站桩具有培本扶肝、助阳升提、强壮和促进气血循行的作用。

2. 命门火衰型（虚证） 可选择铁裆功、内养功、站桩、静坐、太极内功、易筋经。铁裆功可以强壮肾阳，促进恢复性腺功能，但需要循序渐进。内养功可以培补内气、调和气血，增强脏腑机能。强壮功可以培元固本、壮力强身。站桩可以升阳火，吸气提肛，呼气放松，反复训练，对盆底肌也是一种训练，对阳痿有良好的疗效。太极内功的抓闭呼吸、易筋经呼吸法均有固精增强肾气作用，对阳痿有较好疗效。

（四）临床运用举隅

1. 自我按摩法

（1）每日起床、临睡前各按摩脚心 1 次，每次先以左手心按摩右脚心 100 下，再用右手心按摩左脚心 100 下。动作要缓和、连贯、轻重适宜。

（2）黎明未起床前，以两手紧贴天枢穴向下擦至曲骨穴，往返按摩至发热为止，复以脐下擦至耻骨部，擦热为止。

（3）腹部按摩：沿着腹壁由剑突部向耻骨联合部推动，由浅至深，由轻而重，循序渐进，每次 100 下。其次用左、右手掌由两胁部向脐部推动 50 次。

（4）精索睾丸按摩：医者用两手大拇指、食指、中指做揉搓样按摩精索 100 下，三指做揉泥球样按摩睾丸，由轻而重，循序渐进，每次 100 下。最后在睾丸上以弹击样冲击睾丸 3 ～ 5 次（力不可过重）。

2. 回春功练习

（1）舒缓紧张：易紧张的患者，在性活动前，可以做回春功法的六合求中、意念青春、导气令和的动作，使呼吸放缓、增强肺肝、心情愉悦，有助于消除精神性的阳痿。

（2）增强体能：因体质虚弱、衰老以及代谢迟缓导致性器官充血迟滞，可以在性交前习练吐故纳新、大鹏翱翔等动作，有助于增强心肺机能，促进血行，改善阳痿症状。

（3）温热周身：素体阳虚，命门火衰的患者，可以在性活动前习练青龙游春、金童柔身、温肾养精等动作，使周身气血旺行，体温升高，性趣增加，从而改善阳痿症状。

（五）注意事项

（1）练功要持之以恒，切忌急于求成。

（2）练功过程中，出现举阳时，不要过早进行性生活，最好巩固 1 个月以上，且病愈后性生活也要节制。

（3）若是青壮年由于在同房时受惊或对性知识认识不足等原因引起的精神心理障碍，除了避免再次受到精神刺激外，还必须找心理医生治疗。

（4）注意房事有度，不能因为练功有效而放纵施欲。

（5）房事应避开大风、大寒、酷暑、雷电等恶劣天气。

（沈晓东）

【思考题】

1. 阳痿的传统功法康复原则是什么？
2. 阳痿的辨证施功如何实施？

第六节　糖尿病康复

一、概述

糖尿病是一组以高血糖为特征的代谢性疾病。高血糖则是由于胰岛素分泌缺陷或其生物作用受损，或两者兼有引起。患糖尿病时长期存在的高血糖，可导致各种组织，特别是眼、肾、心脏、血管、神经的慢性损害、功能障碍。

中医学称糖尿病为"消渴"，其病因多与禀赋不足、肾精亏损、气血失和、脏腑虚弱有关，而嗜食肥甘、贪恋醇酒、情志不遂、精神压力、起居失常、久坐少动等都是其诱发和加重的重要因素。本病病位在肺、胃、肾三脏，分为上消、中消、下消三型，基本病机多是阴虚燥热，阴虚为本，燥热为标，上焦肺燥阴虚，津液失于输布，则胃失濡润，肾乏滋助；中焦胃热炽盛，灼伤津液，则上灼肺津，下耗肾阴；下焦肾阴不足，上炎肺胃，致使肺燥、胃热、肾虚三焦同病。

二、康复评定

（一）诊断评估

1. 糖尿病的诊断　有典型糖尿病症状（多尿、多饮和不能解释的体重下降）者，随机血糖 ≥ 11.1mmol/L，或空腹血糖（FPG）≥ 7.0mmol/L，考虑糖尿病诊断。

空腹血糖（FPG）< 6.11mmol/L，并且餐后 2 小时血糖（2hPG）< 7.8mmol/L，为正常。

餐后 2 小时血糖（2hPG）> 7.8mmol/L，但 < 11.1mmol/L 时为糖耐量损伤（IGT）；空腹血糖（FPG）≥ 6.1mmol/L，< 7.0mmo/L 时为空腹血糖损伤（IFG）。

在我国临床实践中，医生在做出诊断时往往要结合临床症状加以考虑，如果有症状只要有一次空腹或餐后血糖达到上述糖尿病诊断标准，就可以判定为糖尿病。如果完全没有糖尿病症状，就需要空腹和餐后血糖同时达到上述标准，才可以判定为糖尿病。

2. 糖尿病患者生存质量评定　糖尿病患病率日益增高，严重影响患者的生存质量。近 10 年来国外对于糖尿病患者生存质量的研究是糖尿病研究的热点之一，而我国对于糖尿病患者生存质量的研究起步较晚，应用的量表种类和临床经验有限。尤其是与国外10 余种各具特点的糖尿病专用量表相比，我国的糖尿病专用量表研制尚显稚嫩，现阶段可适当引进国外较为成熟的量表为我所用，并在应用中不断修订和完善。

（1）糖尿病生存质量量表（diabetes quality of life, DQOL）：DQOL 是 20 世纪 80 年

代研制的一张关于 1 型糖尿病患者生存质量的量表，研究表明同样也适用于 2 型糖尿病患者。它共有 46 道多项选择题，分为满意度、影响程度、社会或职业的烦恼、糖尿病相关的忧虑 4 个维度。每道题评分从 1 分至 5 分：1 分代表无影响或担忧，总是满意；5 分则表示影响很大，从不满意。得分越低说明糖尿病对其生活影响越小，生存质量越好。DQOL 量表虽然有一些题目并不适合于中国人的文化传统习惯和国情，但能真实有效地反映中国 2 型糖尿病患者生存质量。

（2）糖尿患者生存质量特异性量表（DSQL）：生存质量概念传入我国后，部分学者曾采用自拟量表对糖尿病患者进行测评。研制的 DSQL 包括生理功能、心理和精神功能、社会关系、治疗 4 个维度，每个条目采用线性评分方法，最高 5 分，最低 1 分。得分越高，所代表的功能损害越严重，生存质量越差。DSQL 具有良好的可行性、信度和反映度，能够更好地反映糖尿病的某些疾病特征，但量表的性能尚需进一步改进。（表 16-3）

表 16-3　糖尿病患者生存质量特异性量表

编号：＿＿＿＿＿＿＿

下列问题有关您感觉或经历某些事情的"频繁程度"，根据您近两周的感受，在相应的条目下打钩，每题只打一个钩。

糖尿病对生理功能的影响

1. 总的来讲，糖尿病对您的健康损害有多大？	根本没有损害	有点损害	有损害（中度）	很损害	极度损害
2. 您经常有皮肤瘙痒、肢体麻木、疼痛等身体不舒适的感受吗？	根本没有	偶尔有	有（约一半时间）	经常有	总是有
3. 您是否感觉看东西越来越困难？	根本没有	偶尔有	有（约一半时间）	经常有	总是有
4. 视力的下降对您的日常生活有多大影响？	根本没有影响	有点影响	有影响（中度）	很影响	极影响
5. 身体不适的感觉对您的生活有多大干扰？	根本没有干扰	有点干扰	有干扰（中度）	很干扰	极干扰
6. 你是否感觉听清别人讲话越来越困难？	根本没有	偶尔有	有（约一半时间）	经常有	总是有
7. 听力的下降对您的日常生活有多大影响？	根本没有影响	有点影响	有影响（中度）	很影响	极影响
8. 您是否常感到胸痛、胸闷和心悸吗？	根本没有	偶尔有	有（约一半时间）	经常有	总是有
9. 您是否感到皮肤和脚很容易感染？	根本没有	偶尔有	有（约一半时间）	经常有	总是有
10. 皮肤和脚的感染对您的生活有多大影响？	根本没有影响	有点影响	有影响（中度）	很影响	极影响
11. 您是否觉得对外界事物的反应能力下降了？	根本没有下降	有点下降	下降了（中度）	下降很大	下降极大
12. 您是否感觉饥饿？	根本没有	偶尔有	有（约一半时间）	经常有	总是有

心理维度

1.糖尿病经常给您的日常生活带来麻烦和不便吗？	根本没有	偶尔有	有（约一半时间）	经常有	总是有
2.您是否经常想糖尿病对您意味着什么？	根本没有	偶尔有	有（约一半时间）	经常有	总是有
3.您是否担忧您会突然死掉？	根本不担忧	偶尔担忧	担忧（一半时间）	经常担忧	总是担忧
4.饮食控制是否使您感到烦恼？	根本没烦恼	偶尔烦恼	烦恼（一半时间）	经常烦恼	总是烦恼
5.定期自测尿糖或到医院检查血糖使您感到麻烦吗？	根本不感到麻烦	偶尔感到麻烦	感到麻烦（约一半时间）	经常感到麻烦	总是感到麻烦
6.您是否因糖尿病而感到紧张或局促不安？	根本没有	偶尔有	有（约一半时间）	经常有	总是有
7.您对您目前的治疗效果满意吗？	极满意	很满意	满意（中度）	很不满意	极不满意
8.您是否相信您能战胜疾病的困扰？	根本不相信	有点相信	相信（中度）	很相信	极相信

社会关系维度

1.总的来说，糖尿病对您的人际关系是否有损害？	根本没有损害	有点损害	有损害（中度）	很损害	极度损害
2.您是否感到因为患有糖尿病而被人嫌弃？	根本没有	偶尔有	有（约一半时间）	经常有	总是有
3.糖尿病对您在家里或单位上的地位和作用有影响吗？	根本没有影响	有点影响	有影响（中度）	很影响	极影响
4.您经常和周围的病友交流有关糖尿病的体验、问题和知识吗？	根本不交流	偶尔交流	交流（约一半时间）	较经常交流	一直交流

治疗维持度

1.您服药后是否有过过敏、恶心等药物不良反应？	根本没有	偶尔有	有（约一半时间）	经常有	总是有
2.您是否有心悸、头昏和出虚汗等低血糖反应？	根本没有	偶尔有	有（约一半时间）	经常有	总是有
3.饮食控制对您的生活方式或生活习惯有多大限制？	根本没有限制	有点限制	有限制（中度）	很限制	极限制

（二）中医辨证评估

1.上消（肺热津伤）　烦渴多饮，口干舌燥，尿频量多，舌边尖红，苔薄黄，脉细数。

2.中消（胃热炽盛）　多食易饥，形体消瘦，大便干燥，苔黄，脉滑实有力。

3. 下消

（1）肾阴亏虚：尿频量多，浑浊如脂膏，或尿甜，口干舌燥，舌红，脉沉细数。

（2）阴阳两虚：小便频数，混浊如膏，甚至饮一溲一，面色黧黑，耳轮焦干，腰膝酸软，形寒畏冷，阳痿不举，舌淡苔白，脉沉细无力。

三、传统功法康复处方

功法治疗糖尿病，自古至今积累了丰富经验，其对降低血糖、血脂和防治糖尿病并发症均有良好作用。

（一）康复处方原则

1. 因人而异，量力而行　练功的强度因人而异，以在练功中不感到气喘吁吁，休息后不感觉过于疲劳和肌肉酸痛为宜。

2. 因地制宜，兼顾兴趣　根据气候条件和环境的不同，选择不同的练功方式。室内或室外，动功或静功。这些运动只要能够持续 20 分钟，都是很好的练功运动。如果和病友结伴一起练功还会相互激励，交流信息，增加练功乐趣。

3. 因时选择，监测血糖　糖尿病病友的练功时间最好掌握在饭后 30～60 分钟；练功前后应当注意观察自己的血糖变化。有条件者最好能自测血糖并记录进餐时间，进食种类、数量，练功时间、方式，与血糖变化做对照；到医院复诊时将这些信息提供给医生，在医生的指导下，找出自己的血糖波动规律。

4. 因病选择，练功处方　练功处方是为患者量化练功而制定的处方。糖尿病患者应根据病情，结合年龄、性别、个人习惯、爱好等个人特点，用处方形式计划练功项目、练功强度、练功时间、练功频度及练功时应注意的事项，达到控制体重和血糖的目的。此外，糖尿病患者可以做家务劳动，但家务劳动不能代替运动。

（二）常用功法举例

1. 内养功　内养功是气功中静功法的一种。它的特点是通过特定的姿势，呼吸、意念的调练，以实现形体松适、呼吸调和、意念恬静等要求，从而达到静心宁神，平衡阴阳，调和气血，疏经活络，协调脏腑，防病祛病的作用。

2. 八段锦　八段锦对人体神经系统、呼吸系统、循环系统、内分泌系统等均有良好的影响。长期锻炼可以提高肌肉和组织对葡萄糖的利用率，使血中胰岛素水平下降，并提高胰岛素的敏感性，改善胰岛素抵抗。此外，还可以增强体质，增加脂肪的消耗，直接或间接地控制血糖，从而有效地预防糖尿病发生。

3. 其他　如六字诀、太极拳、太极内功、保健功和回春功、八卦掌、形意拳等。

（三）辨证施功

1. 上消　六字诀、静坐、九转延年法、八卦掌单换掌与双换掌。六字诀加强练习呬字诀，每次 6～36 遍，每日两次，起到养阴润肺作用。静坐可以养真阴而润燥。九转延年法，可以通过腹部自我推拿对胰腺起到按摩作用，从而增强胰腺功能。八卦掌通过单换掌和双换掌反复行走，起到类似行走降低血糖的作用。然后，引肾水或涌泉水上至舌根及咽喉，使喉舌得润，候津液满口，鼓漱咽下（《诸病源候论》卷五"保生秘要"转引自《古今图书集成·医部全录》卷二百八十二）。

2. 中消　六字诀、内养功、九转延年法、八卦掌单换掌与双换掌。内养功，采取坐卧式，采取第二种呼吸法，"吸 – 呼 – 停"，意守下丹田，每次 20 ～ 40 分钟，早晚各一次。六字诀，呼字诀，6 ～ 36 遍，每日两次。结束后，配叩齿，搅海 10 次，漱津 3 次，吞津 3 次，摩腹 100 次，收功。

3. 下消　太极内功，六字诀之嘻字诀、吹字诀，八卦掌。太极内功，命门涌泉连线意守法，抓闭呼吸法。命门涌泉连线意守法，可采用卧式、靠式或坐式，配合深呼吸，呼气，从命门经会阴，顺两腿内侧到达涌泉，吸气，从涌泉经会阴回到命门，周而复始，30 分钟左右。抓闭呼吸法，吐气，气沉至涌泉，吸气，十趾抓地，两手握固，舌抵上腭，吸到不能再吸，停顿，然后呼气，放松，此法较为猛烈，不宜时间过长，约 5 分钟。六字诀之嘻字诀调三焦，吹字诀调肾。每日寅时，呼吸吐纳，升降开合，以金生水，养阴润燥。

（四）临床运用举隅

辽宁中医药大学李岳在研究中纳入 86 例新诊断为 2 型糖尿病的受试者，其中对照组采用格华止治疗；试验组练习八段锦，治疗时间为 3 个月。八段锦主要功效为调理脏腑、疏通经络、行气解郁、健脾益气，用以控制糖尿病。实验表明，中医养生疗法八段锦在控制新发 2 型糖尿病病人的血糖、血脂及改善胰岛素抵抗等方面的作用与格华止相似，故八段锦在糖尿病人群中值得推广及应用。

（五）注意事项

糖尿病患者在练功过程中还应注意：在练功之前，应该在医护人员的帮助下制定适合自身的练功计划；选择合脚、舒适的运动鞋袜；练功过程中注意心率变化及感觉，如轻微喘息、出汗等，以掌握运动强度；练功即将结束时，逐渐减少练功强度，使心率降至练功前水平，而不要突然停止运动；在每次练功结束后应仔细检查双脚，若发现红肿、青紫、水疱、血疱、感染等，应及时请专业人员协助处理；随身携带糖果，以便出现低血糖时能够及时纠正。

（彭亮）

【思考题】

1. 糖尿病患者康复处方如何设计？
2. 下消的传统功法康复处方如何设计？

第七节 骨质疏松康复

一、概述

骨质疏松症（osteoporosis，OP）是以骨量低下、骨微结构损坏，导致骨强度下降，骨脆性增加而易于发生骨折为特征的一种全身性骨病。骨强度反映骨骼的两个主要方面，即骨矿密度和骨质量。

骨质疏松症是一种退化性疾病，随着年龄的增长，其患病风险逐渐增加。骨质疏松症的严重后果是发生骨质疏松性骨折（脆性骨折），即在受到轻微创伤或日常活动中即可发生的骨折。骨质疏松性骨折的常见部位是跟骨、椎体、髋部和前臂远端。由于社会人口老龄化的加剧，骨质疏松症及其导致的骨质疏松性骨折已成为威胁人类的重要健康问题。

目前，我国60岁以上老龄人口估计有1.73亿，是世界上老年人口绝对数量最多的国家。2003年至2006年的一次全国性大规模流行病学调查显示，50岁以上人群以椎体和股骨颈骨密度值为基础的骨质疏松症总患病率女性为20.7%、男性为14.4%。60岁以上人群中骨质疏松症的患病率明显增高，女性尤为突出。骨质疏松性骨折的危害很大，如发生髋部骨折后1年之内，死于各种并发症者达20%，而存活者中约50%残疾，生活不能自理，生命质量明显下降。

根据原发性骨质疏松症的临床表现和发病特点，与中医学医籍中记载的"骨痿""骨痹""腰背痛"等近似。中年之后，烦劳过度，耗损肾阴，水不胜火，虚火内盛，二者互为因果，终致虚者愈虚，盛者愈盛，肾精匮乏，髓无以生，骨失所养而发骨痿。腰为肾之府，腰痛的病因虽多，但终与肾虚有关。可见与骨质疏松症相近的骨痿、腰痛等症，其本皆为肾虚。至于疼痛的原因，中医学认为"不通"和"不荣"均可引起疼痛，肾阴亏虚，骨失濡养，虚火内盛，灼伤脉络，可致疼痛；肾气不足，鼓动乏力，气虚血瘀，闭阻经脉，亦可引发疼痛。

二、康复评定

（一）诊断评估

1. 骨质疏松症的诊断 疼痛、脊柱变形和发生脆性骨折是骨质疏松症最典型的临床表现。但许多骨质疏松症患者早期常无明显症状，往往在脆性骨折发生后经X线或骨密度检查才发现已有骨质疏松症。因此，临床上参照以下两项之一进行诊断。

（1）在没有外伤或轻微外伤情况下发生了脆性骨折，临床即可诊断为骨质疏松症。

（2）基于骨密度测量的诊断标准：采用双能X线吸收法（DXA）测量骨矿密度，检测结果与同性别、同种族峰值骨量比较，其标准偏差（T值）≥ -1.0SD为正常；-2.5SD < T值 < -1.0SD为骨量低下；T值 ≤ -2.5SD为骨质疏松；T值 ≤ -2.5SD，同

时伴有一处或多处脆性骨折者为严重骨质疏松。以上标准适用于绝经后女性和 50 岁以上的男性；对于儿童、绝经前妇女及小于 50 岁的男性，则将测得的骨矿密度值与同性别、同种族、同年龄层人群的平均骨量进行比较，参考得出的标准偏差（Z 值）进行诊断。

2. 功能评定　骨质疏松症是多因素疾病，每个人的易感性不同，因此，对个体进行骨质疏松症风险评估能为尽早采取合适的防治措施提供帮助。临床上评估骨质疏松症风险的方法较多，这里介绍两种敏感性较高又操作方便的简易评估方法。

（1）回答问题法：在 1 分钟之内回答完以下测试题。

①您是否曾经因为轻微的碰撞或者跌倒就会伤到自己的骨骼？

②您的父母有没有过轻微碰撞或跌倒就发生髋部骨折的情况？

③您经常连续 3 个月以上服用"可的松""强的松"等激素类药品吗？

④您的身高是否比年轻时降低了（超过 3cm）？

⑤您经常大量饮酒吗？

⑥您每天吸烟超过 20 支吗？

⑦您经常患腹泻吗（由于消化道疾病或者肠炎而引起）？

⑧女士回答：您是否在 45 岁之前就绝经了？

⑨女士回答：您是否曾经有过连续 12 个月以上没有月经（除了怀孕期间）？

⑩男士回答：您是否患有阳痿或者缺乏性欲这些症状？

以上是国际骨质疏松症基金会（International Osteoporosis Foundation，IOF）拟订的骨质疏松症风险评估问卷，只要其中有一个问题回答结果为"是"，即为阳性。

（2）亚洲人骨质疏松自我筛查工具（osteoporosis self-assessment tool for asians，OSTA）：基于亚洲国家和地区绝经后妇女的研究，收集多项骨质疏松危险因素并进行骨密度测定，从中筛选出能最好地体现敏感度和特异度的 2 项指标，即年龄和体重。其计算方法是：（体重 – 年龄）×0.2，其值 > –1 为低风险、–1 ～ –4 为中度风险、< –4 为高度风险。

（二）中医辨证评估

基于中医"肾藏精""肾主骨"理论，肾精亏虚是本病发生的基本病机，并与中医肝、脾密切相关。病性有虚有实，然总归于精亏髓减、骨失所养。各种原因导致肾精不足、肾阳亏虚、肝肾阴虚、脾胃虚弱、脾肾阳虚、肾虚血瘀等，均可导致该病的发生与发展。常见的中医证候分型有以下三种。

1. 肝肾阴虚证　腰膝酸痛，手足心热，下肢抽筋，驼背弯腰，两目干涩，形体消瘦，眩晕耳鸣，潮热盗汗，失眠多梦，舌红少苔，脉细数。

2. 脾肾阳虚证　腰膝冷痛，食少便溏，腰膝酸软，双膝行走无力，弯腰驼背，畏寒喜暖，腹胀，面色㿠白，舌淡胖，苔白滑，脉沉迟无力等。

3. 肾虚血瘀证　腰脊刺痛，腰膝酸软，下肢痿弱，步履艰难，耳鸣。舌质淡紫，脉细涩等。

三、传统功法康复处方

适当进行功法锻炼是骨骼健康的重要保障。不同年龄阶段，功法锻炼对骨骼的作用不同：儿童期和青少年时期，功法锻炼可增加骨量，有助于提高峰值骨量的水平；成人阶段，通过功法锻炼可以获得并保存骨量；老年时期，则可保存骨量，减少骨丢失。

功法锻炼可以从两个方面预防脆性骨折，即提高骨密度和预防跌倒。负重、抗阻、超负荷和累积的功法锻炼可以产生骨效应，抗阻运动具有部位的特异性，即承受应力的骨骼局部骨量增加。因此，针对骨质疏松症的以运动疗法为主的功法锻炼康复治疗方案应参照该原则制定。

（一）康复处方原则

1. 功法选择 八段锦、太极拳、六字诀、内养功、站桩等功法，具有强筋健骨的功效，可改善骨质疏松症患者的症状、减缓骨量的快速丢失、提高骨强度和身体平衡能力、增强肌肉力量和运动的协调性。

2. 训练强度 分为低、中、高三种强度。

（1）低强度：以卧功为主，配合一定的上肢、下肢动作和呼吸、意念训练。

（2）中强度：站桩、静坐、原地肢体动作，配合一定的呼吸、意念训练。

（3）高强度：站桩、静坐、或套路练习，配合一定的呼吸、意念训练。

3. 训练时间 每次 10 ～ 30 分钟，根据训练强度适当调整；练功前后可以做 3 分钟左右的放松准备和收功活动。

4. 训练频率 每天 1 ～ 2 次，天天练习。

（二）常用功法举例

1. 骨质疏松性骨折急性期 如果是椎体或髋部骨折，取仰卧位，椎体骨折时可在腰下适当垫枕，高度以疼痛能够耐受为度；如果是桡骨远端骨折，也可取端坐位。练习放松功，六字诀"吹"字功、"嘘"字功、"呼"字功。

2. 骨质疏松性骨折缓解期和未见明显骨折的骨质疏松症 可取坐位、卧位或站立位，练习静功；也可以练习八段锦"双手托天理三焦""攒拳怒目增气力""调理脾胃须单举""背后七颠百病消"。

3. 骨量减少和骨质疏松高风险者 可练习太极拳、内养功、站桩、八段锦等功法。

（三）辨证施功

1. 肝肾阴虚证 六字诀"嘘"字功和"吹"字功各 50 遍、"呼"字功和"嘻"字功各 30 遍；可以配合八段锦"攒拳怒目增气力""调理脾胃须单举""两手托天理三焦"进行练习。静坐。

2. 脾肾阳虚证 六字诀"呼"字功和"吹"字功各 50 遍、"呵"字功和"嘻"字功各 30 遍；可以配合八段锦"调理脾胃须单举""两手托天理三焦""背后七颠百病消"

进行练习。站桩。

3.肾虚血瘀证　六字诀"吹"字功和"嘘"字功各50遍、"呬"字功和"呼"字功各30遍；可以配合八段锦"攒拳怒目增气力""左右弯弓似射雕""两手托天理三焦""背后七颠百病消"进行练习。选择放松功、内养功等进行练习。

（四）临床运用举隅

上海中医药大学附属岳阳中西医结合医院史晓、首都医科大学附属北京中医医院刘玉超等编制的"五行健骨操"，经研究对防治骨质疏松症具有一定临床疗效，包括：①宁心静神益源火；②调理脾胃巧培土；③运气前推妙生金；④吹字壮腰滋肾水；⑤白鹤展翅增涵木；⑥松柏攀天理三焦；⑦悠然七颠消百病；⑧缓缓揉腹骨自强。共八节，可选择练习，每次练习约30分钟。

（五）注意事项

（1）骨质疏松症的预防、治疗和康复是一个漫长的过程。在拟订康复方案时，应包括病情介绍、可能转归、日常饮食起居宜忌等，使患者客观详尽地了解病情和相关知识，做好与疾病长期做斗争的思想准备，保持良好心态，积极配合进行辅助治疗和功法康复。

（2）骨质疏松性骨折急性期，根据骨折部位和类型，应首先进行相应的临床处理，在安全性得到充分保障的前提下，视具体情况采用必要的功法练习进行康复。

（3）治疗骨质疏松症的终点目标是降低骨折风险或避免骨折，而老年人的骨折风险除了与骨质疏松有关以外，还跟下肢肌肉力量和协调性、身体运动和平衡能力等密切相关，因此，所拟订的功法康复方案要全面考虑，充分发挥功法锻炼综合性治疗效应的特点和优势。

（詹红生）

【思考题】

1.骨质疏松症风险评估问卷包括哪些内容？
2.骨质疏松症的传统功法康复处方原则是什么？
3.如何进行骨质疏松症的辨证施功？

第八节　颈椎病康复

一、概述

颈椎病是指因颈椎间盘退变及其继发性病理改变，引起颈脊神经、椎动脉、颈髓及交感神经受累而出现相应临床表现的一类症候群。常见症状有颈痛、项僵、肢麻、眩晕等。

慢性积累性的颈项部筋骨病损，渐致寰枕、寰枢、颈椎、上段胸椎等部位发生筋出槽骨错缝、气血不通、筋骨失和，是引发颈椎病临床发作的关键病机。随着生活和工作方式的急剧变化，低头伏案、动静适宜、贪凉感寒、失枕外伤等已经成为诱发和加剧颈椎病的常见病因。

二、康复评定

(一) 诊断评估

1. 颈椎病的诊断　根据病变部位、范围及受累组织的不同，临床上分为颈型、神经根型、脊髓型、椎动脉型、交感神经型和混合型。诊断时，必须坚持临床症状、体征和影像学表现三结合且相互印证的原则，单纯依据临床症状或影像学表现皆不能诊断颈椎病。

(1) 颈型颈椎病：表现为颈部疼痛，可牵涉枕部或肩部，颈肌僵硬，活动受限，甚者一侧疼痛时头偏向另一侧，常用手托住下颌以缓解疼痛。

影像学检查：正位 X 线片示颈椎生理弧度在病变节段中断，此节段小关节分开，有时称之为半脱位，因肌痉挛头偏歪；侧位 X 线片示椎体后缘一部分有重影，小关节也有重影，称双边双突。

(2) 神经根型颈椎病：手臂痛或手指麻木，并按神经根分布向下放射至前臂和手指。轻者持续性酸痛、胀痛，重者如刀割样针刺样，皮肤过敏者轻轻抚摩即有触电感，有的麻木如隔布感，颈部后伸等活动，或咳嗽、喷嚏、用力大便时疼痛加剧。部分患者会出现手无力、沉重感或持物不稳等。

体检可见颈部活动受限，颈项肌肉张力增高，在斜方肌、冈上肌、冈下肌、菱形肌或胸大肌区域有压痛。上肢及手指的感觉减退，可有肌肉萎缩。

牵引试验、椎间孔挤压试验阳性；痛、温或触觉的改变，受损害时神经根分布区会感觉减退；肱二头肌、肱三头肌腱反射早期活跃，久之则反射减退或消失；受损害的神经根所支配的肌肉出现无力或肌萎缩，按分布可发现大鱼际、小鱼际或骨间肌萎缩。

影像学检查：X 线片示颈椎生理弧度平直或呈反弓，第 3 ～ 7 颈椎不同程度退变；动力性侧位片示病变节段失稳；斜位片示椎间孔狭窄。CT 片示颈椎间盘突出、侧隐窝狭窄等。MRI 示受累节段神经根水肿等。

(3) 脊髓型颈椎病：慢性进行性四肢瘫痪，早期双侧或单侧下肢发紧、麻木、疼痛、僵硬发抖、无力、打软腿或易绊倒。步态笨拙，走路不稳或有踩棉花感。手部肌肉无力，发抖，活动不灵活，细小动作失灵，如不能穿针写小字，持物易坠落。重症者可出现四肢瘫痪、小便潴留或失禁、卧床不起。患者常有头颈部疼痛、半边脸发烧、面部出汗异常等。

体检可见颈部活动受限不明显，上肢动作欠灵活。四肢肌张力可增高，腱反射可亢进，重症时常可引出病理反射，如 Hoffman 征、Babinski 征等，甚至出现踝阵挛和髌阵挛。

影像学检查：X 线片示颈椎生理弧度变直或向后成角，颈椎退行性改变。CT 片示椎管明显狭窄。MRI 示脊髓水肿或变性。

（4）椎动脉型颈椎病：一过性眩晕，甚至猝倒，发作和缓解常常与颈部位置改变有关，可伴有耳鸣耳闷、听力下降、记忆力下降、声音嘶哑、吞咽困难、视物不清、Horner 征、心动过速或过缓、多汗或少汗。

体检可见颈椎棘突旁、横突后部压痛，仰头或转头试验阳性。

影像学检查：X 线示寰枢关节、钩椎关节、关节突关节位置关系异常，必要时可行磁共振椎动脉成像（MRA）或椎动脉造影。

（5）交感神经型颈椎病：兴奋症状如头痛或偏头痛，头晕特别在转头时加重，有时伴恶心、呕吐，视物模糊或视力下降，瞳孔扩大，眼窝胀痛，心跳加速，心律不齐，心前区痛，血压升高，四肢冰凉，汗多，耳鸣，听力下降，发音障碍等；抑制症状主要表现为头昏，眼花，眼睑下垂，流泪，鼻塞，心动过缓，血压下降及胃肠胀气等。

体检时压痛点较多。

影像学检查：X 线、CT、MRI 等显示与上述其他型颈椎病相似。

（6）混合型颈椎病：以上两种及以上类型同时存在。

2. 功能评定　对于颈椎病患者，可以从颈痛的程度、是否伴有头痛，以及是否影响日常生活（如洗漱、穿衣等）、常规工作、注意力集中、睡眠、阅读、驾驶、提拿重物和娱乐活动等方面进行功能评定。

（二）中医辨证评估

中医学一般从局部和整体两方面来分析认识颈椎病。

1. 局部辨证　主要表现为筋骨损伤，即筋出槽骨错缝，气血闭阻不通，筋骨关系失和。①患者主诉通常为颈痛，也可为颈项部僵滞、困重、酸楚的任何一种；部位可涉及颈枕、耳后、颞部、头顶、前额、面部、颈肩、肩背、肩臂、缺盆等一处或多处。②颈部活动不利，可表现为屈伸、侧屈、旋转等一个或多个方向的主动活动受限。③损伤部位可触及结节或条索样改变、终末感增强、压痛明显，压痛部位有一处或多处，部位可涉及上述颈痛部位，包括项背部正中线、棘突旁侧线、竖脊肌线；关节突关节侧线、枕骨下缘横线、胸锁乳突肌斜线、岗上区（从项根开始，向外横向移动触诊至肩峰）、肩胛区（从肩胛骨内上角开始，沿着肩胛骨内缘向下至肩胛骨下角，再沿着肩胛骨外缘向上至小圆肌出口处）。④结合影像学检查可进一步定位诊断。

2. 整体辨证　从全身情况来看，当区分虚实、表里、寒热，并结合脏腑经络辨证进行定位诊断。

（1）肝肾亏虚：颈项肩背酸软无力，头晕眼花，耳鸣耳聋，或伴腰膝酸软，或兼夜尿频多，舌淡苔薄，脉沉弱。

（2）痰瘀阻络：颈项肩背僵滞疼痛，头目昏蒙，困重如裹，或伴脘腹胀满，或兼刺痛灼痛，舌质或淡或暗，苔或厚腻或薄白，脉沉细滑或细涩。

（3）气血两虚：颈项肩背僵滞不适，神疲乏力，面色无华，或伴失眠多梦，或兼头昏心悸，舌淡胖大苔薄白，脉细弱。

（4）风寒袭表：颈项肩背串痛或刺痛，或伴恶寒发热，或兼贪凉感寒病史，舌淡苔薄白，脉浮或紧。

三、传统功法康复处方

功法锻炼的目的是提高颈项部筋骨的协调性和稳定性，减缓或消除局部神经、血管和颈髓的不良刺激，并在整体上保持筋骨和合、经络通畅的健康状态。

（一）康复处方原则

1.功法选择　放松功、八段锦、易筋经、少林内功、站桩等功法，具有强筋健骨、调畅气血、疏通经络的功效，可以增强肌肉的柔韧性和运动的协调性，减缓颈椎病患者症状，预防颈椎病发作。

2.训练强度　分为低、中、高三种强度。

（1）低强度：以仰卧位静卧锻炼为主，配合一定的呼吸、意念训练。

（2）中强度：可选择站桩、静坐、原地肢体动作，配合一定的呼吸、意念训练。

（3）高强度：可选择站桩，或套路练习，配合一定的肢体动作练习和呼吸、意念训练。

3.训练时间　每次5～15分钟，根据训练强度适当调整；练功前后可以做1分钟左右的放松准备和收功活动。

4.训练频率　每天2～3次，天天练习。

（二）常用功法举例

1.颈椎病急性或亚急性发作期　取坐位、立位或卧位，练习静功和放松功为主；可配合六字诀"嘘"字功、"嘻"字功。

2.颈椎病慢性缓解期　选择站桩、太极拳；或配合易筋经"韦驮献杵""九鬼拔马刀"，八段锦"两手托天理三焦""左右弯弓似射雕""五劳七伤往后瞧"，少林内功"前推八匹马""倒拉九头牛"进行练习。

（三）辨证施功

1.肝肾亏虚　六字诀"嘘"字功和"吹"字功各50遍、"呼"字功和"嘻"字功各30遍；可以配合八段锦"攒拳怒目增气力""双手攀足固肾腰""调理脾胃须单举""两手托天理三焦"进行练习。

2.痰瘀阻络　六字诀"呼"字功和"嘘"字功各50遍、"呬"字功30遍；可以配合八段锦"两手托天理三焦""攒拳怒目增气力""左右弯弓似射雕"进行练习。

3.气血两虚　六字诀"呼"字功和"呵"字功各50遍、"嘻"字功30遍；可以配合内养功和八段锦"调理脾胃须单举""两手托天理三焦""背后七颠百病消"进行练习。

4. 风寒袭表 六字诀"呬"字功和"嘻"字功各 50 遍、"吹"字功 30 遍；可以配合八段锦"左右弯弓似射雕""两手托天理三焦""双手攀足固肾腰"进行练习。

(四) 临床运用举隅

上海石氏伤科根据传统导引练功术，结合脊柱运动生理学特点，总结出"运肩护颈功"，验之临床，安全有效，易学易记，可在亚急性期和慢性期选用练习。

预备式：站立体位，两脚平行，与肩同宽，虚灵顶劲，沉肩坠肘，手置体侧，含胸拔背，直腰蓄腹，松髋虚膝，五趾抓地，目视前方，全身放松。(图 16-2)

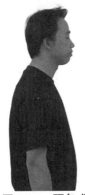

图 16-2 预备式

第一节：运肩拔背松筋脉

【姿势与动作】以肩关节为中心，连续做一个"上提→后拉→下落→前运"的环形运动，上提、后拉时用力，下落、前运时放松，连续 5 ~ 10 圈；再向反方向运肩 5 ~ 10 圈。每天 2 ~ 4 次。(图 16-3)

【呼吸与意念】自然呼吸，不要屏气；注意力集中在肩背部。

【注意事项】整个动作连贯、缓慢、匀速，一气呵成，需用心仔细体会一个"运"字。颈椎病急性发作时暂不要做。

【功理作用】具有松解颈项肩背部肌肉、强化其运动协调性的作用，适用于颈项肩背僵硬、酸痛、容易疲劳；颈椎病患者经过治疗症状缓解后；颈肩部日常保健。

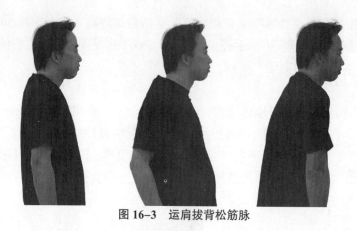

图 16-3　运肩拔背松筋脉

第二节：活动颈椎百病消

【姿势与动作】分别缓慢地单独做颈椎前屈、后伸、向左侧屈、向右侧屈、向左转动、向右转动六个角度的活动，此为 1 组，共做 3～4 组；每个角度活动到极限位置时停留 3 秒钟，然后再慢慢回到中立位置。每天 2～4 次。（图 16-4）

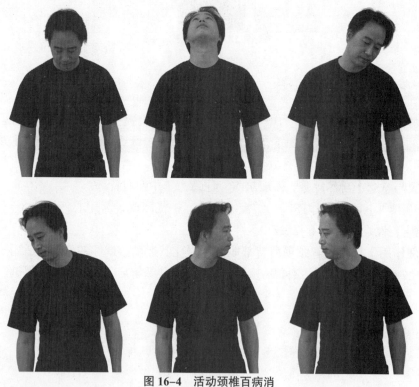

图 16-4　活动颈椎百病消

【呼吸与意念】自然呼吸，不要屏气；注意力集中在颈项部。

【注意事项】动作宜慢不宜快；不要做颈椎环形摇动动作；先做第一节运肩拔背松

筋脉，然后再做本节；颈椎病急性发作时暂不要做。

【功理作用】具有松解颈部周围肌肉、强化其运动协调性的作用，适用于颈项肩背僵硬、酸痛、容易疲劳；颈椎病患者经过治疗症状缓解后；颈肩部日常保健。

（五）注意事项

（1）颈椎病是一种慢性反复发作性疾病，也是可控可治、最终可以稳定的疾病，在拟订康复方案时，应包括病情介绍、可能转归、日常饮食起居宜忌等，使患者客观详尽地了解病情和相关知识，做好与疾病长期做斗争的思想准备，保持良好心态，积极配合进行辅助治疗和功法康复。

（2）颈椎病急性期，疼痛、麻木、眩晕等症状严重时，应首先进行相应的临床处理，待症状缓解后，视具体情况采用合适的功法练习进行康复。

（3）椎管内压力较大、脊髓刺激症状和体征明显时，应尽量避免颈部后伸动作，同时，也要控制其他角度的活动幅度。

（4）治疗颈椎病的最终目标是恢复筋骨和合的平衡状态，使患者能够完成正常的工作和生活活动，因此，所拟订功法康复方案也要以此为目标。

（詹红生）

【思考题】

1. 颈椎病的中医辨证评估包括哪些内容？
2. 如何进行颈椎病的辨证施功？

第九节　腰痛病康复

一、概述

腰痛病是指非特异性原因引起的以腰痛、腰腿痛或腿痛为主要临床表现的一类病症，常伴有腰部活动不利、代偿性畸形，下肢麻木，或感觉、运动功能障碍等。特异性原因主要是指原发性或继发性椎体破坏、椎管内肿瘤、脊髓或马尾神经病变等。

慢性积累性的腰背骶臀部筋骨病损，渐致胸腰椎、腰椎、腰骶关节、骶髂关节、臀部等部位发生筋出槽骨错缝、气血不通、筋骨失和，是腰痛病临床发作的关键病机。随着生活和工作方式的急剧变化，弯腰负重、动静失宜、贪凉感寒、腰部外伤等已经成为诱发和加剧腰痛病的常见病因。

二、康复评定

（一）诊断评估

1.腰痛病的诊断　根据临床症状、体征和影像学表现三结合且相互印证的原则进行临床诊断，单纯依据临床症状或影像学表现皆不能诊断腰痛病。

（1）症状：①缓发或突发性持续性腰痛、腰腿痛或腿痛；②腰部活动受限；③久行、久立或久坐后症状加重，改变体位、适度活动或休息后可减轻；④可有腰部外伤、慢性劳损或感受风寒湿外邪病史；⑤部分患者曾有腰背或腰骶部肌筋膜炎、急性腰扭伤、棘上韧带损伤、骶髂关节损伤、腰肌劳损、第三腰椎横突综合征、腰椎间盘突出症、腰椎椎管狭窄症、腰椎滑脱症、退行性腰椎病等病史。

（2）体征：①腰部前屈、后伸活动受限或引发加剧已有症状；②脊柱代偿性畸形；③可见两下肢不等长；④患侧下肢主动或被动直腿抬高幅度小于健侧；⑤棘突间、棘突旁、竖脊肌、横突附近、髂后上棘、骶骨、臀部等可触及一个或多个结节、条索状物，并伴有压痛。

（3）辅助检查：X线、CT、MRI检查可见脊柱侧弯、腰椎生理前凸减弱或消失、椎体滑移或旋转、椎间隙狭窄、椎间盘膨出或突出等。

2. 功能评定　对于腰痛病患者，可以从腰痛、腰腿痛或腿痛的疼痛程度，日常活动自理能力（如洗漱、穿脱衣服等活动），提起物体能力，行走、坐、站立是否引发或加剧疼痛，是否影响睡眠、社会活动、旅游、性功能等方面进行功能评定。

（二）中医辨证评估

中医学一般从局部和整体两方面来分析认识腰痛病。

1. 局部辨证　主要表现为筋骨损伤，即筋出槽骨错缝，气血闭阻不通，筋骨关系失和。①患者主诉通常为腰痛、腰腿痛或腿痛，也可为腰部僵滞、困重、酸楚的任何一种；部位可涉及腰背、腰部、腰骶、臀部、腿部等一处或多处。②腰部活动不利，可表现为屈伸、侧屈、旋转等一个或多个方向的主动活动受限。③损伤部位可触及结节或条索样改变、终末感增强、压痛明显，压痛部位有一处或多处，部位可涉及上述腰痛、腰腿痛或腿痛部位，包括腰背部正中线、棘突旁侧线、竖脊肌线；腰椎横突附近、腰眼、髂后上棘、环跳等部位；骶骨、臀部等区域。④结合影像学检查可进一步定位诊断。

2. 整体辨证　从全身情况来看，当区分虚实、表里、寒热，并结合脏腑经络辨证进行定位诊断。

（1）肝肾亏虚：腰背腿膝酸软无力，头晕眼花，耳鸣耳聋，或伴腿脚抽筋，或兼夜尿频多，舌淡苔薄，脉沉弱。

（2）痰瘀阻络：腰背或腰骶部僵滞疼痛，困重如裹，或伴脘腹胀满，或兼刺痛灼痛，舌质或淡或暗，苔或厚腻或薄白，脉沉细滑或细涩。

（3）气血两虚：腰背不支，神疲乏力，面色无华，或伴失眠多梦，或兼头昏心悸，舌淡胖大苔薄白，脉细弱。

（4）风寒袭表：腰背、腰骶、腰腿部串痛、抽痛或刺痛，或伴恶寒发热，或兼贪凉感寒病史，舌淡苔薄白，脉浮或紧。

三、传统功法康复处方

功法锻炼的目的是提高腰背、腰骶、腰腿部筋骨的协调性和稳定性，减缓或消除局部神经、血管的不良刺激，并在整体上保持筋骨和合、经络通畅的健康状态。

（一）康复处方原则

1. 功法选择 放松功、八段锦、五禽戏、瑜伽术、易筋经、回春功等功法，具有强筋健骨、调畅气血、疏通经络的功效，可以增强肌肉的柔韧性和运动的协调性，减缓腰痛病患者症状，预防腰痛病发作。

2. 训练强度 分为低、中、高三种强度。

（1）低强度：以仰卧位、侧卧位或俯卧位静卧锻炼为主，配合一定的呼吸、意念训练。

（2）中强度：可选择静坐、原地肢体动作、站桩，配合一定的呼吸、意念训练。

（3）高强度：可选择站桩，或套路练习，配合一定的肢体动作练习和呼吸、意念训练。

3. 训练时间 每次 5 ～ 15 分钟，根据训练强度适当调整；练功前后可以做 1 分钟左右的放松准备和收功活动。

4. 训练频率 每天 2 ～ 3 次，天天练习。

（二）常用功法举例

1. 腰痛病急性或亚急性发作期 取卧位或坐位，练习静功和放松功为主；可配合六字诀"嘘"字功、"嘻"字功、"吹"字功，或呼气时默念"松""放松""平静"等。

2. 腰痛病慢性缓解期 选择站桩、太极拳、回春功、瑜伽术；或配合易筋经"韦驮献杵""打躬势""掉尾势"，八段锦"两手托天理三焦""双手攀足固肾腰""攒拳怒目增气力"，少林内功"站裆势""顶天抱地""海底捞月""三起三落"进行练习。

（三）辨证施功

1. 肝肾亏虚 六字诀"嘘"字功和"吹"字功各 50 遍、"呼"字功和"嘻"字功各 30 遍；可以配合八段锦"攒拳怒目增气力""双手攀足固肾腰""调理脾胃须单举""两手托天理三焦"进行练习。

2. 痰瘀阻络 六字诀"呼"字功和"嘘"字功各 50 遍、"呬"字功 30 遍；可以配合八段锦"两手托天理三焦""攒拳怒目增气力""左右弯弓似射雕"进行练习。

3. 气血两虚 六字诀"呼"字功和"呵"字功各 50 遍、"嘻"字功 30 遍；可以配合内养功和八段锦"调理脾胃须单举""两手托天理三焦""背后七颠百病消"进行练习。

4. 风寒袭表 六字诀"呬"字功和"嘻"字功各 50 遍、"吹"字功 30 遍；可以配合八段锦"左右弯弓似射雕""两手托天理三焦""双手攀足固肾腰"进行练习。

（四）临床运用举隅

上海石氏伤科根据传统导引练功术，结合脊柱运动生理学特点，总结出"强筋固腰功"，验之临床，安全有效，易学易记，可在亚急性期和慢性期选用练习。

预备式：仰卧体位，两手向头部上方伸展，两脚向下方伸展，同时沿纵轴方向拉伸脊背部，持续半分钟左右，重复 3～5 次。

第一节：仰卧抬腿强筋力

【姿势与动作】仰卧体位，两腿伸直并拢，一边吸气一边上抬，吸气末正好抬到最高点；然后一边呼气一边落下，呼气末正好落到床面。每天早、晚各做 6 次左右。（图 16-5）

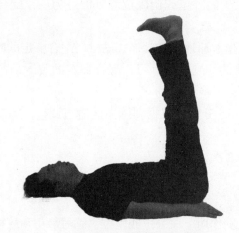

图 16-5　仰卧抬腿强筋力

【呼吸与意念】呼吸与动作协调配合，注意力集中在腰腹部。如果可以比较轻松地抬腿至 85°以上，则可以用加强练习方法，即一边吸气一边上抬，吸气末正好抬到最高点，然后停住不动，把气完全呼掉；然后一边吸气一边落下，吸气末正好落到床面。

【注意事项】控制好节奏，匀速起落；量力而行，每次练习一般不要超过 15 下；急性发作期疼痛剧烈时暂勿练习。

【功理作用】适用于腰酸不适，腰肌劳损；腰椎间盘突出症、椎体滑脱症、椎管狭窄症等病症经过治疗处于缓解期的患者；腰部日常保健。

第二节：双手攀足固肾腰

【姿势与动作】坐位，双腿伸直并拢，自然弯腰身体前屈，两手握住腿部最远的地方，接着抬头前探，下巴尽量去接近脚尖，保持 5～10 秒钟，回到坐位，此为 1 次。每天早、晚各做 6 次左右。（图 16-6）

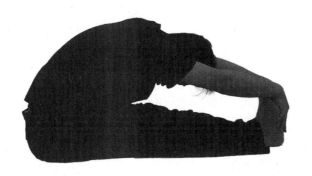

图 16-6　双手攀足固肾腰

【呼吸与意念】整个过程自然呼吸，不要屏气。注意力集中在腰腿部。

【注意事项】动作宜舒缓柔和，顺势而为，不可用猛力、暴力；每次练习一般不要超过 15 下；急性发作期疼痛剧烈时暂勿练习。

【功理作用】适用于腰酸不适，腰肌劳损；腰椎间盘突出症、椎体滑脱症、椎管狭窄症等病症经过治疗处于缓解期的患者；腰部日常保健。

（五）注意事项

（1）腰痛病是一种慢性反复发作性疾病，也是可控可治、最终可以稳定的疾病，在拟订康复方案时，应包括病情介绍、可能转归、日常饮食起居宜忌等，使患者客观详尽地了解病情和相关知识，做好与疾病长期做斗争的思想准备，保持良好心态，积极配合进行辅助治疗和功法康复。

（2）腰痛病急性期，疼痛剧烈、呈被迫体位时，应首先进行相应的临床处理，待症状缓解后，视具体情况采用合适的功法练习进行康复。

（3）椎管内压力较大，脊神经根或马尾神经刺激症状和体征明显时，应尽量避免腰部后伸动作，同时，也要控制其他角度的活动幅度。

（4）治疗腰痛病的终点目标是恢复筋骨和合的平衡状态，使患者能够完成正常的工作和生活活动，因此，所拟订功法康复方案也要以此为目标。

（詹红生）

【思考题】

1.腰痛病的中医辨证评估包括哪些内容？

2.如何进行腰痛病的辨证施功？

第十节　膝骨关节病康复

一、概述

膝骨关节病是以膝痛为主要临床表现的一类病症，可伴有关节无力、肿胀、僵硬，甚者内翻或外翻畸形。常见原因有关节软骨退化变性、关节内外韧带和肌肉等积累性损伤、软骨下骨微骨折等。

慢性积累性的膝部筋骨病损，渐致膝关节内外、周围发生筋出槽骨错缝、气血不通、筋骨失和，是引发膝骨关节病临床发作的关键病机。随着生活和工作方式的急剧变化，过度负重、动静失宜、贪凉感寒、膝部外伤等已经成为诱发和加剧腰痛病的常见病因。

二、康复评定

（一）诊断评估

1.膝骨关节病的诊断　根据以下临床表现：①近1个月大多数时间有膝关节疼痛；②X线示骨赘形成；③关节液检查符合骨关节炎特征；④年龄≥40岁；⑤晨僵≤30分钟；⑥有骨摩擦音。满足①＋②或①＋③＋⑤＋⑥或①＋④＋⑤＋⑥，即可确立诊断。

2.功能评定　通常从以下三个方面进行功能评估。

（1）关节疼痛：从在平坦的路上行走、上楼梯或下楼梯、晚上在床上时（即是否影响睡觉）、坐着或躺着、挺直身体站着等5个方面进行评估。

（2）关节僵硬：从僵硬状况在早晨刚醒来时的严重程度、僵硬状况在坐或卧或休息之后的严重程度等2个方面进行评估。

（3）日常活动：从下楼梯、上楼梯、由坐着站起来、站着、向地面弯腰、在平坦的地面上行走、进出小轿车或上下公交车、出门购物、自己穿短袜和长袜、从床上站起来、自己脱掉短袜和长袜、躺在床上、走出浴缸、坐着的时候、坐到马桶上或从马桶上站起来、做繁重的家务活、做轻松的家务活等17个方面进行评估。

（二）中医辨证评估

中医学一般从局部和整体两方面来分析认识膝骨关节病。

1.局部辨证　主要表现为筋骨损伤，即筋出槽骨错缝，气血闭阻不通，筋骨关系失和。①患者主诉通常为膝痛，也可为膝部僵滞、困重、酸楚、无力的任何一种；部位可涉及膝盖周围、膝部内侧或外侧、膝后腘窝处等一处或多处。②膝关节主动屈伸活动不利。③损伤部位可触及结节或条索样改变、终末感增强、压痛明显，压痛部位有一处或多处，部位可涉及上述髌骨周围、内侧和外侧副韧带、关节间隙、腘窝部位。④结合影像学检查可进一步定位诊断。

2. 整体辨证　从全身情况来看，当区分虚实、表里、寒热，并结合脏腑经络辨证进行定位诊断。

（1）肝肾亏虚：膝软无力，腰酸不支，头晕眼花，耳鸣耳聋，或伴腿脚抽筋，或兼夜尿频多，舌淡苔薄，脉沉弱。

（2）痰瘀阻络：膝部僵滞疼痛，困重如裹，或伴脘腹胀满，或兼刺痛灼痛，舌质或淡或暗，苔或厚腻或薄白，脉沉细滑或细涩。

（3）气血两虚：膝部无力，不耐久行，神疲乏力，面色无华，或伴失眠多梦，或兼头昏心悸，舌淡胖大苔薄白，脉细弱。

（4）风寒袭表：膝部串痛、抽痛或刺痛，或伴恶寒发热，或兼贪凉感寒病史，舌淡苔薄白，脉浮或紧。

三、传统功法康复处方

功法锻炼的目的是提高膝部筋骨的协调性和稳定性，减缓或消除局部神经的不良刺激，并在整体上保持筋骨和合、经络通畅的健康状态。

（一）康复处方原则

1. 功法选择　八段锦、太极拳、五禽戏、瑜伽术、易筋经、站功等功法，具有强筋健骨、调畅气血、疏通经络的功效，可以增强肌肉的柔韧性和运动的协调性，减缓膝骨关节病患者症状，预防膝骨关节病发作。

2. 训练强度　分为低、中、高三种强度。

（1）低强度：以卧位锻炼为主，根据具体情况选择仰卧位、侧卧位或俯卧位，配合一定的呼吸、意念训练。

（2）中强度：可选择静坐、原地肢体动作、站桩，配合一定的呼吸、意念训练。

（3）高强度：可选择站桩，或套路练习，配合一定的肢体动作练习和呼吸、意念训练。

3. 训练时间　每次 5 ～ 15 分钟，根据训练强度适当调整；练功前后可以做 1 分钟左右的放松准备和收功活动。

4. 训练频率　每天 2 ～ 3 次，天天练习。

（二）常用功法举例

1. 膝骨关节病急性或亚急性发作期　取卧位或坐位，练习静功、放松功和瑜伽术为主；可配合六字诀"嘘"字功、"嘻"字功、"吹"字功，或呼气时默念"松""放松""平静"等。

2. 膝骨关节病慢性缓解期　选择站桩、太极拳、瑜伽术；或配合易筋经"打躬势""掉尾势""摘星换斗势""三盘落地势"，八段锦"两手托天理三焦""双手攀足固肾腰""攒拳怒目增气力"，少林内功"弓箭裆""饿虎扑食""乌龙钻洞"进行练习。

（三）辨证施功

1. 肝肾亏虚 六字诀"嘘"字功和"吹"字功各50遍、"呼"字功和"嘻"字功各30遍；可以配合八段锦"攒拳怒目增气力""双手攀足固肾腰""调理脾胃须单举""两手托天理三焦"进行练习。

2. 痰瘀阻络 六字诀"呼"字功和"嘘"字功各50遍、"呬"字功30遍；可以配合八段锦"两手托天理三焦""攒拳怒目增气力""左右弯弓似射雕"进行练习。

3. 气血两虚 六字诀"呼"字功和"呵"字功各50遍、"嘻"字功30遍；可以配合内养功和八段锦"调理脾胃须单举""两手托天理三焦""背后七颠百病消"进行练习。

4. 风寒袭表 六字诀"呬"字功和"嘻"字功各50遍、"吹"字功30遍；可以配合八段锦"左右弯弓似射雕""两手托天理三焦""双手攀足固肾腰"进行练习。

（四）临床运用举隅

上海石氏伤科根据传统功法训练要求，结合膝关节解剖和生物力学特点，以及膝骨关节病的病理变化规律，研究出"石氏伤科导引八法"，用于治疗膝骨关节病等退行性骨与关节病症，易学易记，收效明显。作为国家中医药管理局首批"治未病"项目在国内推广应用。

第一节：调整身形

坐位或站立位。两脚平行分开，与肩等宽；髋部放松，重心下坠；虚膝实足，十趾抓地；虚灵顶劲，头正身直，目视前方，舌舔上腭；沉肩坠肘，含胸拔背，直腰蓄腹，全身放松。

第二节：调整呼吸

以鼻吸气，以口呼气，调节呼吸节律至均匀，逐渐变慢，有一定深度，配合默念"松""放松""平静"等字句，反复49次。

第三节：调整心神

按照"外融百骸畅，中虚一念无；旷然忘所在，身与心俱空"的原则，要求练习者将生活、工作中过度的"喜""怒""忧""思""悲""恐""惊"等负面情绪暂时抛开，做到心澄意明，将注意力集中到练功这件事情上。

第四节：甩手捶肩

站立或坐位。双掌自然状态，掌心向下，以右掌甩出击左肩部，左掌甩出击右肩部，左右各 5 次。力量自然稳健。

第五节：转颈观足

站立或坐位。颈部各向左或右侧转至极限，保持下颌中正，至极限位时分别停留各 3 ～ 5 秒钟。意念中观察对侧足跟，即转向右侧时意念观察左侧足跟，转向左侧时意念观察右侧足跟。

第六节：转腰旋体

站立或坐位。双手扶腰，手心贴于腰部肾俞穴区域，由左向右转腰，保持右转体位 3 ～ 5 秒钟，再由右向左转腰，保持左转体位 3 ～ 5 秒钟，左右各 5 次。

第七节：双手攀足

站立位。双脚与肩同宽，尽量保持下肢直立，膝部伸直，以腰部发力带动双手向双侧足尖处探取，以适度为原则，勿强求手指触足尖。重复 10 次。

第八节：敲打胆经

站立或坐位。双手掌半握拳，轻拍双侧躯干外侧面，由胸肋部至下肢外侧，再由下肢外侧返回胸肋部为 1 次，共 3 次。

收功：以双手为梳，自前额向后项梳理，约 49 次；双手摩面，约 49 次；双手摩拭耳后颈项约 49 次；双手按摩腹部，顺时针、逆时针各 49 次；双手按摩后腰，掌心对肾俞，上下各 49 次。

（五）注意事项

（1）膝骨关节病是一种慢性反复发作性疾病，也是可控可治、最终可以稳定的疾病，在拟订康复方案时，应包括病情介绍、可能转归、日常饮食起居宜忌等，使患者客观详尽地了解病情和相关知识，做好与疾病长期做斗争的思想准备，保持良好心态，积极配合进行辅助治疗和功法康复。

（2）膝骨关节病急性期，疼痛剧烈、肿胀明显时，应首先进行相应的临床处理；或者关节嵌顿、畸形严重者，需要行相应的手术治疗。待症状缓解后，视具体情况采用合适的功法练习进行康复。

（3）关节屈伸受限、内翻或外翻畸形严重时，要控制活动幅度，量力而行，避免因活动不当引起或加重损伤。

（4）治疗膝骨关节病的最终目标是恢复筋骨和合的平衡状态，使患者能够完成正常的工作和生活活动，因此，所拟订功法康复方案也要以此为目标。

（詹红生）

【思考题】

1. 膝骨关节病的中医辨证评估包括哪些内容？
2. 如何进行膝骨关节病的辨证施功？

第十一节　痛经康复

一、概述

痛经是指妇女正值经期或经行前后，出现周期性小腹疼痛、坠胀，或伴腰骶酸痛，甚至剧痛晕厥，影响正常工作及生活的疾病。痛经分为原发性和继发性两类，原发性痛经指生殖器官无器质性病变的痛经，常在初潮后 1～2 年内发病，占痛经的 90% 以上，发生主要与局部前列腺素含量增高有关；继发性痛经指由盆腔器质性疾病引起的痛经，如子宫内膜异位症、子宫肌瘤、生殖器官炎症等，常在初潮后数年出现症状。

中医认为痛经的发病原因，主要是由于起居不慎、情志所伤、外感六淫等，致使肝郁气滞、寒凝经脉、湿热郁结，导致气血运行不畅，胞宫、冲任瘀阻，"不通则痛"发为痛经；亦可因素体肝肾亏损，气血虚弱，致经期或行经后冲任、胞宫失于濡养，"不荣则痛"发为痛经。病位在冲任与胞宫，与肝、肾等脏腑关系密切。

二、康复评定

（一）诊断评估

1. 痛经的诊断　既往有经行腹痛史，或有不孕、盆腔炎、宫腔手术史，其症状主要为腹痛，疼痛多发生于行经第 1～2 天或经期前 1～2 天，可呈阵发性痉挛性或胀痛伴下坠感，严重者可放射至腰骶部、肛门、阴道、股内侧，甚至可见面色苍白、出冷汗、手足发凉等昏厥现象。疼痛程度虽有轻有重，但一般无腹肌紧张或反跳痛。原发性痛经妇科检查无阳性体征。

2. 症状评定　痛经的主要症状是周期发作性的下腹部疼痛，因此痛经的康复评定主要包括疼痛强度及痛经症状的评估。

（1）视觉模拟评分（visual analogue scale，VAS）：VAS 是目前临床使用最多的一种痛经疼痛强度评价方法。采用一条 10cm 长的直尺，称为 VAS 尺，面向医生的一面表明 0～10 完整的数字刻度，面向患者的一面只在两端标明有 0 和 10 的字样，0 端代表无痛，10 端代表最剧烈的疼痛，直尺上有可移动的游标。患者移动游动标尺至自己认定的疼痛位置。轻度疼痛：1～3 分；中度疼痛：4～6 分；重度疼痛：7～10 分。（图 16-7）

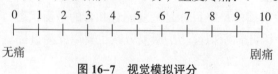

图 16-7　视觉模拟评分

（2）痛经症状评分标准：参考《中药新药临床研究指导原则》制定的评分标准，月经期及其前后小腹疼痛计 5 分（基础分），腹痛难忍计 1 分，腹痛明显计 0.5 分，坐卧不宁计 1 分，休克计 2 分；面色苍白计 0.5 分，冷汗淋漓计 1 分，用一般止痛措施疼痛暂缓解计 0.5 分，伴腰骶疼痛计 0.5 分，伴恶心、呕吐计 0.5 分，伴肛门坠胀计 0.5 分，伴大便次数增多计 0.5 分，疼痛在 1 天内计 0.5 分，疼痛每增加 1 天，均增加 0.5 分。重度痛经积分在 14 分以上，中度痛经积分在 8 ～ 13.5 分，轻度痛经积分在 8 分以下。

（二）中医辨证评估

中医辨证需根据疼痛发生的时间、部位、性质及疼痛程度，明察病位，分清虚实、寒热，在气、在血。痛经以实证居多，可见寒凝血瘀、气滞血瘀、湿热蕴结证，虚证可见气血虚弱、肝肾亏损证。

1.寒凝血瘀　经前或经期，小腹冷痛拒按，得热痛减，或周期后延，经血量少，色暗有块；畏寒肢冷，面色青白；舌暗，苔白，脉沉紧。

2.气滞血瘀　经前或经期，小腹胀痛拒按，月经量少，经行不畅，色紫暗有块，块下痛减，胸胁、乳房胀痛；舌紫暗，或有瘀点，脉弦涩。

3.湿热蕴结　经前或经期，小腹疼痛或胀痛不适，有灼热感，或痛连腰骶，或平时小腹痛，经前加剧，月经量多或经期长，色暗红，质稠或有血块；平素带下量多，色黄稠臭秽，或伴低热，小便黄赤；舌红，苔黄腻，脉滑数或濡数。

4.气血虚弱　经期或经后，小腹隐痛喜按，月经量少，色淡质薄；神疲乏力，头晕心悸，面色苍白，失眠多梦；舌质淡，苔薄，脉细弱。

5.肝肾亏损　经期或经后，小腹绵绵作痛，喜按，伴腰骶酸痛，月经量少，色淡暗，质稀；头晕耳鸣，面色晦暗，失眠健忘，或伴潮热；舌质淡红，苔薄白，脉沉细。

三、传统功法康复处方

（一）康复处方原则

1.功法选择　根据阴阳平衡的原则，功法训练应动静结合，综合患者的病情、体质、生活习惯、兴趣爱好等因素，或者以动功为主、静功为辅，或者以静功为主、动功为辅；结合个人能力及功法强度，整套或选择其中的几式进行练习。痛经患者在经期一般以练习放松功为主，非经期可灵活选择。

2.练功强度　根据患者的病情、年龄、体质等因素制定训练强度。初期可进行中低强度训练，设置靶心率为 HR_{max} 的 40% ～ 70%，之后结合具体情况进行调整。

3.练功时间　时间一般为 30 ～ 60 分钟，训练强度大时可适当缩短时间，达到适宜心率的时间应维持 30 ～ 40 分钟。训练初期每次练功时间不宜过长，待机体适应后再逐渐增加。

4.练功频率　非经期每天 1 ～ 2 次，每周 3 ～ 5 天，也可每天训练，视各人身体状况及运动强度而定；经期每天 1 次，一周 2 ～ 3 次。经期可根据疼痛情况适当减少练功时间和次数。

（二）常用功法举例

经期可练习放松功进行康复；非经期可练习八段锦、易筋经、内养功、强壮功、保健功、六字诀等。

（三）辨证施功

1. 实证

（1）寒凝血瘀：内养功、强壮功、保健功、八段锦。内养功可选用停闭呼吸的"吸—停—呼"调息方式，同时默念字句"温经止痛"，以温中行气；强壮功选择意守丹田，以暖宫补气；收功时可练习保健功中的"夹脊""搓腰""织布式""和带脉""搓尾闾"。八段锦可整套或选择其中几式进行练习。

（2）气滞血瘀或湿热蕴结：放松功、站桩功、六字诀、易筋经、少林内功。放松功一般在月经来潮时练习，可止痛活血；站桩功采取"三圆式站桩"；六字诀加强"嘘"字功练习，以疏肝理气；收功时可练习保健功中的"夹脊""搓腰""织布式""和带脉"。易筋经可整套或选择其中几式进行练习。

2. 虚证 气血虚弱或肝肾亏损：放松功、强壮功、保健功等。易筋经和八段锦可整套或选择其中几式进行练习。

（四）临床运用举隅

临床研究证实，八段锦对于治疗原发性痛经具有积极的效果，特别是针对最为常见的寒凝血瘀型痛经。具体练习方法可见"八段锦"相关章节。

（五）注意事项

（1）练功时应选择空气新鲜、温度适宜的场所，尤其注意避免感受寒邪。如练静功，应保证周围环境的安静，避免外界嘈杂扰乱心神。

（2）练功前要做 5 ~ 10 分钟的热身运动，以便更快地进入练功状态，且可避免动功练习中的意外损伤。练功结束要有 5 分钟左右的收功运动。

（3）痛经患者在月经来潮或经前疼痛明显的时期，可减少练功时间和次数；或充分休息，暂不练功。

（4）练功初期要保持自然呼吸，切勿憋气，在自然平和的基础上逐渐把呼吸调得深、长、匀、细。

（5）练功要循序渐进，初期运动量不可过大，待患者适应后结合病情、体质、靶心率、练功情况等逐渐增加运动强度，且练功一定要持之以恒。

（李洁）

【思考题】

1. 简述痛经的传统功法康复处方设计原则。
2. 简述寒凝血瘀型痛经传统功法康复处方的设计。

第十二节　更年期综合征康复

一、概述

围绝经期综合征指妇女绝经前后出现性激素波动或减少所致的一系列躯体及精神心理症状。绝经分为自然绝经和人工绝经。自然绝经指卵巢内卵泡生理性耗竭所致的绝经；人工绝经指两侧卵巢经手术切除或放射线照射等所致的绝经。人工绝经者更易发生绝经综合征。近期表现主要为月经紊乱、血管舒缩功能不稳定及神经精神症状；远期可表现为泌尿生殖功能异常、骨质疏松及心血管系统疾病等。

围绝经期综合征可归属于中医"脏躁"等病证范畴，其发生与妇女绝经前后的生理特点密切相关。七七之年，肾气渐衰，冲任逐渐亏虚，若素体阴阳有所偏衰，素性抑郁，宿有痼疾，或家庭、社会等环境变化，易致肾阴阳平衡失调而发病。病位在肾，常累及心、肝、脾等脏。

二、康复评定

（一）诊断评估

1. 围绝经期综合征的诊断　本病常出现于 40 岁以上妇女，月经紊乱或绝经同时出现以下三组症状：①典型的血管舒缩功能不稳定症状，如潮热、汗出、胸闷、心悸或血压波动等；②神经精神症状，如抑郁、焦虑、烦躁、易激动、眩晕、失眠等；③泌尿生殖道萎缩症状，如阴道干、烧灼痛、性交痛、尿频尿急、反复泌尿道感染等。

血清 FSH 和 E_2 值的测定可了解卵巢功能，辅助诊断。绝经过渡期血清 FSH $>$ 10U/L，提示卵巢储备功能下降；闭经、FSH $>$ 40U/L 且 E_2 $<$ 10 $\sim$ 20pg/mL，提示卵巢功能衰竭。

2. 症状评定　围绝经期综合征的症状除月经紊乱或绝经外，还包括血管舒缩、精神神经、泌尿生殖、皮肤、骨与关节肌肉等多系统的一系列症状。其康复评定首先要从整体出发，对患者的躯体及精神心理状况做全面的评定，可应用 Kupperman 量表或 Greene 量表等，其次，针对具体症状如抑郁、焦虑等亦可进行针对性评价。

（1）Kupperman Index 评分：改良的 Kupperman 评分量表是目前国内应用最多的围绝经期综合征康复评定方法。（表 16-7）

病情分度：轻度：15 $\sim$ 20 分；中度：21 $\sim$ 35 分；重度：$>$ 35 分。

我国采用国内改良的 Kupperman 评分法：基本方法是以症状程度乘以症状指数。

症状指数：潮热出汗是 4，感觉异常、失眠、易激动、性交痛、泌尿系症状是 2，其余的症状是 1。

症状程度分为 0 ～ 3 分 4 个等级，即：无症状为 0 分，偶有症状为 1 分，症状持续为 2 分，影响生活者为 3 分。

表 16-7　国内改良 Kupperman Index 记分

症状	记分
潮热出汗	□ 0= 无症状 1= 偶有症状 2= 症状持续 3= 影响生活
感觉异常	□ 0= 无症状 1= 偶有症状 2= 症状持续 3= 影响生活
失眠	□ 0= 无症状 1= 偶有症状 2= 症状持续 3= 影响生活
易激动	□ 0= 无症状 1= 偶有症状 2= 症状持续 3= 影响生活
抑郁	□ 0= 无症状 1= 偶有症状 2= 症状持续 3= 影响生活
眩晕	□ 0= 无症状 1= 偶有症状 2= 症状持续 3= 影响生活
疲乏	□ 0= 无症状 1= 偶有症状 2= 症状持续 3= 影响生活
骨关节、肌肉痛	□ 0= 无症状 1= 偶有症状 2= 症状持续 3= 影响生活
头痛	□ 0= 无症状 1= 偶有症状 2= 症状持续 3= 影响生活
心悸	□ 0= 无症状 1= 偶有症状 2= 症状持续 3= 影响生活
皮肤蚁走感	□ 0= 无症状 1= 偶有症状 2= 症状持续 3= 影响生活
性交痛	□ 0= 无症状 1= 偶有症状 2= 症状持续 3= 影响生活
泌尿系症状	□ 0= 无症状 1= 偶有症状 2= 症状持续 3= 影响生活

（2）Greene 量表将 21 项症状分为 5 个症候群：焦虑、抑郁、躯体、血管舒缩及性功能症状，更为注重精神心理评定。（表 16-8）

依据最近状况进行评分：完全没有为 0 分；轻度为 1 分；重度为 2 分；重度为 3 分。

表 16-8　Greene 围绝经期量表

症状	完全没有	轻度	中度	重度	评分（0～3）
1. 心跳变快或变明显					
2. 感觉紧张或不安					
3. 睡眠障碍					
4. 静不下心或急躁					
5. 一阵恐慌或不安					
6. 注意力难以集中					
7. 觉得疲倦或乏力					
8. 对大多数事物失去兴趣					
9. 觉得不快乐或忧郁					
10. 容易掉泪或哭泣					
11. 易怒					
12. 觉得头晕或是有快昏倒的感觉					

症状	完全没有	轻度	中度	重度	评分（0～3）
13. 头部或身体觉得紧绷或有压力					
14. 身体有些地方感觉麻麻的或有刺痛感					
15. 头痛					
16. 肌肉关节酸痛					
17. 手或脚感觉变得迟钝或较没感觉					
18. 呼吸困难					
19. 热潮红					
20. 夜间流汗					
21. 对性失去兴趣					

（3）汉密尔顿焦虑量表（HAMA）：患者焦虑症状较为明显，或想针对性地评价焦虑症状，可应用此量表结合 Kupperman 评分进行综合评定。（表16-9）

HAMA 所有项目采用 0～4 分的 5 级评分法，各级的标准为：0 为无症状；1 为轻；2 为中等；3 为重；4 为极重。

表 16-9　汉密尔顿焦虑量表（HAMA）

填表注意事项：在最适合患者情况中画一个钩"√"，所有项目采用 0～4 分的 5 级评分法，各级的标准为：（0）无症状；（1）轻；（2）中等；（3）重；（4）极重。

	无症状	轻	中等	重	极重
1. 焦虑心境	□	□	□	□	□
2. 紧张	□	□	□	□	□
3. 害怕	□	□	□	□	□
4. 失眠	□	□	□	□	□
5. 记忆或注意障碍	□	□	□	□	□
6. 抑郁心境	□	□	□	□	□
7. 肌肉系统症状	□	□	□	□	□
8. 感觉系统症状	□	□	□	□	□
9. 心血管系统症状	□	□	□	□	□
10. 呼吸系症状	□	□	□	□	□
11. 胃肠道症状	□	□	□	□	□
12. 生殖泌尿系症状	□	□	□	□	□
13. 自主神经症状	□	□	□	□	□
14. 会谈时行为表现	□	□	□	□	□

备注：总分

（二）中医辨证评估

本病发生以肾虚为本，辨证主要根据临床表现、月经紊乱的情况及舌脉辨其属阴、属阳，或阴阳两虚，或心肾不交。

1. 肾阴虚　绝经前后，头晕耳鸣，腰酸腿软，烘热汗出，五心烦热，失眠多梦，口燥咽干，或皮肤瘙痒，月经周期紊乱，量少或多，经色鲜红；舌红，苔少，脉细数。

2. 肾阳虚　绝经前后，头晕耳鸣，腰痛如折，腹冷阴坠，形寒肢冷，小便频数或失禁；带下量多，月经不调，量多或少，色淡质稀，精神萎靡，面色晦暗；舌淡，苔白滑，脉沉细而迟。

3. 肾阴阳两虚　绝经前后，乍寒乍热，烘热汗出，月经紊乱，量少或多，头晕耳鸣，健忘，腰背冷痛；舌淡，苔薄，脉沉弱。

4. 心肾不交　绝经前后心烦失眠，心悸易惊，甚至情志失常，月经周期紊乱，量少或多，经色鲜红，头晕健忘，腰酸乏力；舌红，苔少，脉细数。

三、传统功法康复处方

（一）康复处方原则

1. 功法选择　遵循动功与静功相结合的原则，根据患者的症状、体质、生活习惯、兴趣爱好等因素，合理选择及搭配功法；本病多为虚证，功法选择以补肾气、养心气、温阳填精为主，有实证者配合疏肝理气、清心除烦；结合个人能力及功法强度，整套或选择其中的几式进行练习。

2. 练功强度　根据患者的病情、年龄、体质等因素制定训练强度。初期可进行中低强度训练，设置靶心率为 HR_{max} 的 40% ~ 70%，之后结合具体情况进行调整。

3. 练功时间　时间一般为 20 ~ 60 分钟，训练强度大时可适当缩短时间，达到适宜心率的时间应维持 30 ~ 40 分钟。训练初期每次练功时间不宜过长，待机体适应后再逐渐增加。

4. 练功频率　每天 1 ~ 2 次，每周 3 ~ 5 天，也可每天训练，视各人身体状况及运动强度而定。

（二）常用功法举例

以八段锦为主，辅以易筋经、保健功、内养功、回春功、六字诀等。

（三）辨证施功

1. 肾阴虚　八段锦、易筋经中采月华法、放松功、回春功、静坐。

（1）八段锦可全套或有针对性地选择其中几式练习，如伴有胸闷、急躁易怒、头晕耳鸣症状者，可多练第一、第二式；伴失眠多梦、五心烦热者，可多练第五、第六式；伴心脑血管疾病者，可选练前四式。

（2）练易筋经采月华法，望日采月华；静坐以养阴。

（3）回春功可练习服气、虚静、抖动、转肩等内容。

2. 肾阳虚　八段锦辅以易筋经、内养功、六字诀。

（1）易筋经朔日采日华法，补充阳气。

（2）内养功采用"吸—呼—停"呼吸法，可提高副交感神经兴奋性，以增进食欲。

（3）六字诀以"呼"字诀和"吹"字诀为主，以健脾益肾。

（四）临床运用举隅

元阴功以意守丹田、蓄养真气为主，可使肾气充足，少阴得养，从而激发先天之本，调整阴阳气血，疏通经络脏腑，对妇女更年期综合征有较好的疗效。具体练功方法可参见刘天君主编的《中医气功学》"更年期综合征"章节。

（五）注意事项

（1）练功时注意力集中，排除杂念，尽量保持心情舒畅，练静功时要保证周围环境的安静，避免外界嘈杂扰乱心神。

（2）练功前要做5～10分钟的热身运动，以便更快进入练功状态，且可避免动功练习中的意外损伤。练功结束后要有5分钟左右的收功运动。

（3）伴有高血压、心脏病的患者，练功期间应注意配合药物治疗。

（4）练功初期要保持自然呼吸，切勿憋气，在自然平和的基础上逐渐把呼吸调得深、长、匀、细。

（5）练功要循序渐进，初期运动量不可过大，待患者适应后结合病情、体质、靶心率、练功情况等逐渐增加运动强度，且练功一定要持之以恒。

（李洁）

【思考题】

1. 更年期综合征选功的原则是什么？

2. 肾阳虚患者练习内养功时应采取何种呼吸方式？

第十三节　小儿哮喘康复

一、概述

小儿呼吸系统疾病以哮喘病为临床最常见的影响小儿肺功能的疾病。哮喘是全世界范围内儿童最常见的慢性下呼吸道疾病，是由多种细胞特别是肥大细胞、嗜酸性粒细胞、T淋巴细胞等参与的气道慢性炎症疾病，其特点是气道炎症、气道阻塞和气道高反应性。近年来其发病率在全球范围内呈上升趋势，已严重危害儿童身心健康。

哮喘缓解期是指经过治疗或未经治疗，体征消失、肺功能恢复到急性发作前的水平。小儿哮喘的康复以缓解期为主。传统功法是哮喘康复的重要内容。

中医学中哮喘是哮证与喘证的合称，"哮指声响言，喘指气息言"，哮必兼喘，故通称哮喘。临床上以阵发性呼吸困难、呼气延长、"咳而上气，喉中水鸡声"为特征。小儿哮喘基于小儿稚阴稚阳之体，与小儿肺常虚相关。小儿哮喘的发病原因既有内因又有外因。内因责之于伏痰，与素体肺脾肾三脏不足关系密切。肺虚易感外邪生痰；脾虚生湿酿痰，上贮于肺；肾虚不能蒸化水液，水湿郁积成痰。外因责之于感受外邪，接触异物以及嗜食酸、甜、腥、辣等异味，外因引动伏痰，痰阻气道，肺失肃降所致。《景岳全书》指出："喘有宿根，遇寒即发，或遇劳急发者，亦名哮喘。"

二、康复评定

（一）诊断评估

1. 诊断依据　①有前期症状或夜间突然发作，见气促、哮鸣、咳嗽、烦躁等症。②常因气候转变、受凉或接触异物诱发。③有婴儿湿疹史、过敏史或家族哮喘史。④两肺听诊可闻及哮鸣音。⑤血常规检查：白细胞总数正常，若伴有感染时，白细胞总数及中性粒细胞可增高，可凝变应原皮试常呈阳性。

2. 婴幼儿喘息诊断标准

（1）评分标准：见表 16-10。

表 16-10　婴幼儿喘息评分标准

项目	次数	说明
发作突然	1	指在起病 12 小时内出现喘息症状
喘息	1	
气短	2	在哭、笑、大叫时呈现间断现象
哮鸣音	2	不典型 1 分
眼鼻痒	1	表现反复搓眼鼻
连续打喷嚏	1	
婴儿湿疹史	1	
哮喘家族史	1	仅指患儿一、二级亲属
10% 肾上腺素每次 0.01mL/kg		
皮下注射，经 10～15 分钟哮鸣音基本消失	4	
喘息症状消失		
喘息症状减轻		

（2）诊断标准：积分在 3～5 分者诊断为喘息性支气管炎，积分在 6～8 分者诊断为疑似婴幼儿哮喘，积分在 8 分以上者诊断为婴幼儿哮喘。

3. 儿童哮喘诊断标准　凡 3 岁以上儿童临床具备以下条件时诊断为哮喘：

（1）喘息，气短或胸闷，阵发性咳嗽，肺部出现哮鸣音。反复出现 ≥3 次。

（2）喘息发作有一定好发季节或时间特点，有相应诱发原因及个人或家族（一、二级亲属）过敏史。

（3）应用支气管扩张剂后喘息症状减轻或缓解。

4. 过敏性咳嗽诊断标准

（1）咳嗽持续或反复发作＞1个月，常于夜间或清晨出现发作性咳嗽、痰少。

（2）临床无感染征象或经较长期抗生素治疗无效。

（3）单用平喘药可使咳嗽发作缓解（基本诊断条件）。

（4）有个人过敏史或家族过敏史（参考条件）。

（5）病情分度：见表16-11。

表 16-11　婴幼儿喘息病情分度

临床表现	轻度	中度	重度	危重（呼吸停止）
气促	步行时	稍事活动时	休息时	
体位	可平卧	喜坐位	端坐呼吸，前弓位	
谈话方式	能成句	字段（不成句）	字词（逐字）	不能讲话
精神状态	可有焦虑尚安静	时有焦虑或烦躁	常有焦虑或烦躁	嗜睡或意识模糊
出汗	无	有	大汗淋漓	
呼吸频率和心率	稍增加	增加	明显增加	
三凹征	一般没有	通常有	常有	反常胸腹肌运动
哮鸣音	散在，出现于呼气末	响亮，弥漫	响亮，满布两肺	少而弱或无

（6）肺功能评估对哮喘的诊断和检测都是重要的，但是，肺功能正常并不能排除哮喘的诊断，尤其是对间歇性和轻度的哮喘患者。推荐最小5～7岁儿童使用肺功能测定。对于能够正确操作的儿童，使用呼气峰流速值（PEF）测定可能有助于支持可疑诊断及检测病情。最近的研究数据表明呼出气一氧化氮（FeNO）是一项有效的诊断工具。

（二）中医辨证评估

1. 发作期　发作期证型包括风邪动饮证、寒饮停肺证、痰热壅肺证、外寒肺热证、虚实夹杂证、痰瘀交阻证、阳气暴脱证。发作期治疗以药物为主。

2. 缓解期

（1）气阴两虚证：喘息已平，夜咳痰少，虚烦盗汗，神疲气弱，纳少唇淡，舌淡，苔干或舌红少津，脉细数。

（2）肺脾气虚证：喘息已平，倦怠乏力，声低懒言，面白自汗，咳嗽痰稀，纳少便溏，反复易感，肌肉松软，虚胖或消瘦，舌淡，苔白，脉细缓。

（3）脾肾两虚证：病程数年，反复发作，喘息已平，但仍动则气短，面色无华，大便溏薄或完谷不化，畏寒肢冷，夜尿多或遗尿，发育落后，舌淡或暗，苔薄或白滑，脉细弱。

三、传统功法康复处方

儿童呼吸系统疾病的康复处方以恢复肺功能为主进行设计，以哮喘病为例。

（一）康复处方原则

1. 功法选择 根据儿童的喜好，加以引导练习，不可过分强求某种功法，或者强求整套练习，可选择性地熟练掌握几个具有针对性的功法动作。

2. 练习时间 以儿童舒适度为主，不同年龄的儿童配合度不同，每次时间为10～30分钟不等，1～2次/日。每周3～5天，也可天天练习。

3. 避免在练习过程中受凉，避免因强求儿童练习而使其情绪激动引发哮喘，引导儿童在练习的过程中配合呼吸。

4. 家长应树立正确的练习功法的观念，陪伴孩子进行练习，持之以恒。

5. 功法均应在哮喘的缓解期练习。

（二）常用功法举例

1. 少林内功 重点选用站裆式、前推八匹马、凤凰展翅、风摆荷叶等舒展肺经及大肠经。

2. 易筋经 以"韦驮献杵"三势练习。

3. 八段锦 ①重点锻炼两手托天理三焦等功法。②锻炼时，注意呼吸配合，两手上提，自然呼吸；双手下落时，缓缓地长呼气。

4. 六字诀 可练习六种字诀，重点练习"呬"字诀。

（三）辨证施功

1. 气阴两虚证 增加八段锦中的"调理脾胃须单举"。

2. 肺脾气虚证 在少林内功的基础上重点练习"凤凰展翅"；增加八段锦中的"调理脾胃须单举"；增加六字诀中的"呼"字功；五禽戏之熊戏和鸟戏。

3. 脾肾两虚证 在少林内功、六字诀等功法的基础上，增加"呼"字功、"吹"字功和"嘻"字功的锻炼，可令小儿双手放于后腰部擦双侧肾俞穴；增加八段锦中"调理脾胃须单举"。

（四）康复处方举偶

功法锻炼可以解除小气道痉挛，改善肺通气功能及小气道功能。研究发现，易筋经、少林内功等功法练习可以延长闭气时间，增大深吸气与深呼气时的胸围差，提示肺活量与耐氧能力的增强，呼吸系统功能得到提高。六字诀锻炼可以明显改善肺活量、时间肺活量、肺活量/体重指数。八段锦可以增加肺活量改善呼吸耐力。功法锻炼可以改善肺功能，提高免疫功能，增强治疗效果。通过太极功法锻炼，配合调息，可以调整肺的呼吸深度，改善小气道功能，解除小气道痉挛状态，使管壁弹性增加，阻力减小，呼吸道通畅。

有研究发现练习少林内功对男生肺功能的影响：第一秒最大呼气率、最大呼气中段流速及每分钟最大通气量指标均有改善，说明呼吸肌力量有所增强，大气道阻力减小，小气道通气功能及肺泡弹性有所提高，肺功能得到增强。因此，推断少林内功的锻炼，通过改善大小气道的给氧情况，以增强大小气道的代谢，提高大小气道的通气功能；并通过改善胶原及弹性纤维的状态，调节表面活性物的分泌，改善肺泡及大小气道功能；并通过提高呼吸肌力量，共同改善肺功能。

（五）注意事项

（1）患者应注意保暖，减少外感。

（2）哮喘发作期避免去花园、动物园等可能诱发过敏的地方。

（3）练习传统功法可参考内功推拿模式，功法训练结束后可以予胸腹擦法，进一步改善症状和体质。

（林丽莉　汤伟）

【思考题】

1. 简述小儿哮喘传统功法康复处方设计原则。

2. 一个 5 岁男孩患有哮喘，应如何设计家庭传统功法处方？

第十四节　失眠康复

一、概述

失眠是指无法入睡或无法保持睡眠状态，导致睡眠不足，又称入睡和维持睡眠障碍（DIMS）。失眠是一种常见病，多种原因可以引起入睡困难、睡眠深度或频度过短、早醒及睡眠时间不足或质量差等。

临床以不易入睡、睡后易醒、醒后不能再寐、时寐时醒，或彻夜不寐为其证候特点，并常伴有日间精神不振、反应迟钝、体倦乏力甚则心烦懊恼，严重影响身心健康及工作、学习和生活。

历代医家认为失眠的病因病机以七情内伤为主要病因，其涉及的脏腑不外乎心、脾、肝、胆、肾，其病机总属营卫失和，阴阳失调为病之本，或阴虚不能纳阳，或阳盛不得入阴。正如《灵枢·大惑论》所云："卫气不得入于阴，常留于阳。留于阳则阳气满，阳气满则阳跷盛；不得入于阴则阴气虚，故目不瞑矣。"《灵枢·邪客》指出："今厥气客于五脏六腑，则卫气独行于外，行于阳，不得入于阴。行于阳则阳气盛，阳气盛则阳跷陷，不得入于阴，阴虚，故不瞑。"可见，阴阳失和是失眠的关键所在。

二、康复评定

（一）诊断评估

失眠患者的诊断主要靠临床症状，具体表现主要有以下方面：

1. 睡眠过程的障碍 入睡困难、睡眠质量下降和睡眠时间减少。

2. 日间认知功能障碍 记忆功能下降、注意功能下降、计划功能下降从而导致白天困倦，工作能力下降，在停止工作时容易出现日间嗜睡现象。

3. 大脑边缘系统及其周围的自主神经功能紊乱 心血管系统表现为胸闷、心悸、血压不稳定，周围血管收缩扩展障碍；消化系统表现为便秘或腹泻、胃部闷胀；运动系统表现为颈肩部肌肉紧张、头痛和腰痛。情绪控制能力减低，容易生气或者不开心；男性容易出现阳痿，女性常出现性功能减低等现象。

4. 其他系统症状 容易出现短期内体重减低、免疫功能减低和内分泌功能紊乱。

（二）失眠的分类

1. 按病程分类

（1）短暂性失眠（小于1周）：大部分的人在感受到压力、刺激、兴奋、焦虑时；生病时；至高海拔的地方；或者睡眠规律改变时（如时差、轮班的工作等）都会有短暂性失眠。这类失眠一般会随着事件的消失或时间的拉长而改善，但是短暂性失眠如处理不当部分人会转为慢性失眠。

（2）短期性失眠（1周至1个月）：严重或持续性压力，如重大身体疾病或手术，亲朋好友过世，严重的家庭、工作或人际关系问题等可能会导致短期性失眠。这种失眠与压力有明显的相关性。

短期性失眠如果处理不适当也会导致慢性失眠。

（3）慢性失眠（大于1个月）。

2. 按临床表现分类

（1）睡眠潜入期：入睡时间超过30分钟。

（2）睡眠维持：夜间觉醒次数超过2次或凌晨早醒。

（3）睡眠质量：失眠，多噩梦。

（4）总的睡眠时间少于6小时。

（5）日间残留效应：次晨感到头昏、精神不振、嗜睡、乏力等。

3. 按严重程度分类

（1）轻度：偶发，对生活质量影响小。

（2）中度：每晚发生，中度影响生活质量，伴一定症状（易怒、焦虑、疲乏等）。

（3）重度：每晚发生，严重影响生活质量，临床表现突出。

（三）匹兹堡睡眠质量指数及计分方法

匹兹堡睡眠质量指数（Pittsburgh sleep quality index，PSQI）见表 16-12。

表 16-12　匹兹堡睡眠质量指数及计分方法

下面的问题是调查您的睡眠状况，请根据您近一周实际情况，回答下列问题：

1. 近一周，晚上睡觉通常是　　点。

2. 近一周，每晚入睡通常需　　分钟。

3. 近一周，通常早上　　点起床。

4. 近一周，每晚通常睡眠　　个小时。

对下列问题请用"√"号划出一个最合适的答案。

5. 近一周，因下列情况影响睡眠而烦恼：请在所选答案处打"√"

    a. 入睡困难（30分钟内不能入睡）　　①没有　②少于1次　③1～2次　④3次以上

    b. 夜间易醒或早醒　　①没有　②少于1次　③1～2次　④3次以上

    c. 夜间去厕所　　①没有　②少于1次　③1～2次　④3次以上

    d. 呼吸不畅　　①没有　②少于1次　③1～2次　④3次以上

    e. 咳嗽或鼾声高　　①没有　②少于1次　③1～2次　④3次以上

    f. 感觉冷　　①没有　②少于I次　③1～2次　④3次以上

    g. 感觉热　　①没有　②少于1次　③1～2次　④3次以上

    h. 做噩梦　　①没有　②少于1次　③1～2次　④3次以上

    i. 疼痛不适　　①没有　②少于1次　③1～2次　④3次以上

    j. 其他影响睡眠的事情　　①没有　②少于I次　③1～2次　④3次以上

如有，请说明：

6. 近一周，总的来说，您认为自己的睡眠　①很好　②较好　③较差　④很差

7. 近一周，您用药物催眠的情况　①没有　②少于1次　③1～2次　④3次以上

8. 近一周，您常感到困倦吗？　①没有　②少于1次　③1～2次　④3次以上

9. 近一周，您做事情精力不足吗？　①没有　②少于1次　③1～2次　④3次以上

10. 近一周有没有下列情况（最好由知情者提供）

    a. 高声打鼾　①没有　②少于1次　③1～2次　④3次以上

    b. 睡眠中，您有呼吸较长时间的暂停（呼吸憋气）的现象吗？

        ①没有　②少于1次　③1～2次　④3次以上

    c. 睡眠中，您因腿部不适必须踢蹬腿或活动腿吗？

        ①没有　②少于1次　③1～2次　④3次以上

    d. 睡眠中，您有转向或睡迷糊的情况吗？

        ①没有　②少于1次　③1～2次　④3次以上

    e. 您在睡眠过程中，有无其他特殊情况

        ①没有　②少于1次　③1～2次　④3次以上

如有，请说明：

PSQI 评分：成分得分

Ⅰ睡眠质量（subjective sleep quality）：

Ⅱ入睡时间（sleep latency）：

Ⅲ睡眠时间（sleep duration）：

Ⅳ睡眠效率（hapitual sleep efficiency）：

Ⅴ睡眠障碍（sleep disturbance）：

Ⅵ催眠药物应用（used sleep medication）：

Ⅶ日间功能障碍（daytime dysfunction）：

PSQI 总分

PSQI 各成分含意及计分方法：

Ⅰ睡眠质量（subjective sleep quality）

根据条目6的应答计分，"很好"计"0"分，"较好"计"1"分，"较差"计"2"分，"很差"计"3"分。

Ⅱ入睡时间（sleep lateney）

1. 条目2的计分为"≤15分钟"计"0"分，"16～30分钟"计"1"分，"31～60分钟"计"2"分，">60分钟"，计"3"分。

2. 条目5的计分为"无"计"0"分，"<1次/周"计"1"分，"1～2次/周"计"2"分，">3次/周"计"3"分。

3. 累加条目2和5的计分，若累加为"0"计"0"分，"1～2"计"1"分，"3～4"计"2"分，"5～6"计"3"分，即成为成分Ⅱ得分。

Ⅲ睡眠时间（sleep duration）

根据条目4的应答计分，">7小时"计"0"分，"6～7小时"计"1"分，"5～6小时"计"2"分，"<5小时"计"3"分。

Ⅳ睡眠效率（habitual sleep efficiency）

1. 床上时间=起床时间（条目3）-上床时间（条目1）

2. 睡眠效率=睡眠时间（条目4）/床上时间×100%

3. 成分Ⅳ计分为睡眠效率>85%计"0"分，75%～84%计"1"分，65%～74%计"2"分，<65%计"3"分。

Ⅴ睡眠障碍（sleep disturbance）

条目5b至5j应答计分为"无"计"0"分，"<1次/周"计"1"分，"1～2次/周"计"2"分，"3次以上/周"计"3"分；累计5b至5j各条目分，若累积分为"0"，成分Ⅴ计分为"0"分，"1～9"为"1"分，"10～18"为"2"分，"19～27"为"3"分。

Ⅵ催眠药物应用（used sleep medication）

根据条目7计分，"无"计"0"分，"<1次/周"计"1"分，"1～2次/周"计"2"分，"3次/周"计"3"分。

Ⅶ日间功能障碍（daytime dysfunction）

1. 条目8计分为"无"计"0"分，"<1次/周"，计"1"分，"1～2次/周"计"2"分，">3次/周"计"3"分。

2. 条目 9 计分为 "没有" 计 "0" 分，"偶尔有" 计 "1" 分，"有时有" 计 "2" 分，"经常有" 计 "3" 分。

3. 累积条目 8 和 9 得分，若累积分为 "0" 则成分计分为 "0" 分，"1～2" 为 "1" 分，"3～4" 为 "2" 分，"5～6" 为 "3" 分。

PSQI 总分 = 成分 I + 成分 II + 成分 III + 成分 IV + 成分 V + 成分 VI + 成分 VII。

（四）中医辨证评估

1. 肝郁化火　不寐，情绪急躁易怒，不思饮食，口渴喜饮，目赤口苦，小便黄赤，大便秘结。舌红，苔黄，脉弦而数。

2. 痰热上扰　不寐，心烦，痰多胸闷，恶食嗳气，吞酸恶心，口苦，头重目眩。苔腻而黄，脉滑数。

3. 阴虚火旺　心烦不寐，心悸不安，头晕耳鸣，健忘，腰酸梦遗，五心烦热，口干津少。舌红，脉细数。

4. 心脾两虚　多梦易醒，心悸健忘，头晕目眩，肢倦神疲，饮食无味，面色少华。舌淡，苔薄，脉细弱。

5. 心胆气虚　不寐多梦，易于惊醒，胆怯心悸，遇事善惊，气短倦怠，小便清长。舌淡，脉弦细。

三、传统功法康复处方

（一）康复处方的原则

1. 功法选择　失眠的功法选择主要是以 "养心治神" 的静功为主，其中主要又分为以补虚与泻实为主的功法。

2. 训练强度　训练的强度以患者的自我感觉为主要的参考标准，不使其练功后过度疲劳也不感觉轻松为度，同时动静结合，以传统导引功法动作与静坐意念训练相互为用，尊重患者的意愿，视患者的能力而为其提供相符合功法练习，使其掌握相关的练习方法。

3. 训练时间　一般以晚上睡觉前练习较宜，同时可以适度播放一些轻音乐，练习时思想集中、排除杂念。训练时间不宜太长，一般以 1 个小时内为宜，太长容易使患者的症状加重，同时在正式练习前要有一定的热身，训练后注意保暖。

4. 训练频率　以每日 1 次为宜，连续 1～2 个月，如症状有改善则可以视情况增减。

（二）常用功法举例

1. 临睡静坐法　取平坐或盘坐（以习惯舒适为度）闭目养神，呼吸自然，意守丹田（脐下 1.5 寸或 3 寸处），培养睡意。

2. 放松功 采用三线放松法，三条线为一个循环，从身体的前、后、侧面三个方向进行全身心的放松。放松后，再把意念集中到脐部，轻轻意守，并保持安静状态 5～10 分钟，最后收功，每日早晚各做 1 次。

当锻炼三线放松功出现睡意时，应顺其自然，进入睡眠状态，不必收功。

3. 华山十二睡功诀 调息，摩耳，入定，华山十二睡功。

4. 丹田随息法 各式姿势皆可，取右侧卧更好，双目轻闭，有意识地气贯丹田，进行腹式呼吸法，思想集中于丹田，思维跟随呼吸起伏。也可一手放于腹部，以体察呼吸法的上下运动，待思想集中无杂念时，对上述操作若存若无，直至入睡。

5. 原地云手法 在床前两脚分开，比肩距离稍宽，脚不行走，仅两膝关节与躯干配合，两手作云手动作（太极拳中的云手动作），数分钟至十余分钟稍感疲倦时，即上床睡觉。其运动量大小，根据病情、体质和睡前精神兴奋活动状态而定。如高架子的轻度运动量，数分钟后有轻松、舒适之感，即可上床睡觉。也可用中度运动量的原地云手，经数分钟有疲倦感时即可上床睡觉。

6. 保健功 可采用静坐和擦涌泉。静坐，松静自然，排除杂念，可安神定志、培育元气；擦涌泉，令脚掌发热为度，涌泉为足少阴肾经井穴，可开窍宁神、交通心肾。

以上方法可综合运用，根据各人当时不同的情况，采用 1～2 种方法，有信心，认真运用，可获显效。

（三）辨证施功

1. 肝郁化火型 使用放松功、练太极云手。练习"放松功"时从前面与侧面放松肝胆所在的部位，疏肝理气，使肝的气机得到条达，气散则火自熄。太极云手亦可化解肝气的郁结，练习时可以将胸中郁闷之气通过经络散于指端使内心舒畅。

2. 痰热上扰型 痰热型失眠应当以理气化痰清热为主，使用保健功的"目功"与"项功"擦眼睛与项部，治疗头昏目眩，同时横擦脾俞、胃俞与八髎，以透热为度。同时擦涌泉补肾健脾，增强机体清热化痰之力。

3. 阴虚火旺型 阴虚火旺型失眠主要以滋阴降火为主。可临睡静坐，静坐时闭目养神，排除杂念，意守丹田，使意念归一，不受思绪的干扰而渐入睡境。另外，擦丹田和保健功中的"擦涌泉"为主，也可以练习六字诀中的"呵"字诀，补肾阴滋肾水，心肾相交，以助眠。

4. 心脾两虚型 心脾两虚之失眠，以补益心脾为要，易筋经中的"韦驮献杵"与"倒拉九头牛"都是可以促进消化、补益心气的功法。同时横擦脾俞与心俞，可调节心与脾的生理功能。

5. 心胆气虚型 心胆气虚之失眠，患者易惊易醒，故首要的治则是温胆补心。可以练习少林内功之"风摆荷叶"与"三起三落"，易筋经中的"摘星换斗"和六字诀中的"嘻"字诀。这三种练习方法均可以调理三焦，调治胆经的疾病，对于心胆气虚的失眠都有一定的治疗效果。

（四）临床应用举隅

温州医科大学附属医院的相关研究人员发现，用运动疗法可以增强下丘脑的降温机制，缩短入睡的时间，还有改善焦虑与抑郁的作用，也可以增加五羟色胺来诱导睡眠。黑龙江中医药大学附属第一医院也有相关人员用太极拳与五禽戏治疗围绝经期妇女的失眠症状。成都也有相关研究人员使用森田疗法（又名禅疗法，提倡顺其自然，为所当为）来对失眠患者进行心理疏导，配合有氧运动来达到镇静催眠的作用。因此，相关的中医类运动疗法对于特定的失眠症状也有很好的改善作用。

（五）注意事项

（1）睡眠的好坏，与睡眠环境关系密切。在 15～24℃的温度中，可获得安睡。冬季关门闭窗后吸烟留下的烟雾，以及逸漏的燃烧不全的煤气，也会使人不能安睡。在发射高频电离电磁辐射源附近居住，长期睡眠不好而非自身疾病所致者，最好迁徙远处居住。

（2）剧烈运动后往往很难入睡。定期运动不但有助于缓解压力，减少梦中惊醒，减轻失眠症状，舒缓压力，达到身心健康的效果，而且可以延长深睡眠的时间。但需要注意的是，运动应该在睡前 2 小时前进行，因为运动会提高人体的体温，促进肾上腺素的分泌，使人精神振奋，难以入睡。

（3）亲近自然，放松心情。通过适当的户外活动或是旅游，可以让自己紧张的神经得到有效的缓解，改善睡眠。同时，在有花草树木、山清水秀的地方，空气中的负离子含量比城市中高，也利于人体神经的养护，提高睡眠质量。

（4）在练习中还要特别注意根据个人体质锻炼，热天避免出汗过多，冷天避免温差太大，还应预防练功偏差以免出现意外，不能及时获得帮助。

（姚斐）

【思考题】

1. 适用于防治失眠的功法有哪几种？
2. 功法治疗失眠的注意事项有哪些？

第十五节　慢性疲劳综合征康复

一、概述

慢性疲劳综合征（chronic fatigue syndrome，CFS）是以持续或反复发作的严重疲劳（超过 6 个月）为主要特征的症候群，常伴有记忆力减退、头痛、肌肉痛、关节痛、睡眠紊乱及抑郁等多种躯体及精神神经症状。1988 年由美国疾病控制中心（Centers for Disease Control and Prevention，CDC）正式命名并制定了相应的诊断标准，1994 年美国

CDC 将该标准进行了修订，成为目前诊断 CFS 的通用标准。随着现代社会竞争的日趋激烈，人们体力、脑力长期处于紧张、疲劳状态，CFS 发病率逐年上升。虽然 CFS 在短期内不会危及生命，但由于发生率高，持续时间长，对人们工作学习和生活质量等方面均带来严重的负面影响，世界各国医学、心理学和社会学界对此都极为关注和重视。

中医学"疲劳"一词最早记载于东汉时期张仲景所著的《金匮要略》。仲景在《金匮要略·血痹虚劳病脉证并治》中说："问曰：血痹病从何得之？师曰：夫尊荣人，骨弱肌肤盛，重因疲劳汗出，卧不时动摇，加被微风，遂得之。但以脉自微涩，在寸口、关上小紧。宜针引阳气，令脉和紧去则愈。"

关于疲劳的病因，中医学的认识也较多。早在《黄帝内经》中就有详细论述，如《素问·宣明五气》有"久视伤血，久卧伤气，久坐伤肉，久立伤骨，久行伤筋"，指出疲劳的病因在于劳损。《景岳全书·论虚损病源》云："劳倦不顾者，多成劳损……或劳于名利……或劳于色欲……或劳于疾病。"不仅劳损、情志可以导致虚劳，外邪亦能引起 CFS，《不居集》记载："虚损一症，不独内伤，而外感亦有之矣。"等等。《圣济总录·虚劳门》云："劳伤之甚，身体疲极。"

对于该病的病机，中医认为疲劳是气血耗伤引起的一种多脏器、多系统功能失调的疾病。《素问·太阴阳明论》言："今脾病，不能为胃行其津液……筋骨肌肉，无气以生故不用焉。"肝主筋，乃"罢极之本"，《素问·六节藏象论》曰："肝者，罢极之本，魂之居也。"筋是引起肢体运动的重要组成部分，肝脏功能失调是产生疲倦乏力、运动减少等疲劳症状的重要原因；肾主骨生髓，为先天之本；心主神志，心血不足，神失所养，则出现失眠、健忘等症状；肺主营卫之气，"惟肺也，外统皮毛，为一身之护卫"，与西医学所谓人体非特异性抵抗力有着密切的关系。总之，疲劳综合征是五脏气化功能失常，脏腑功能下降，不能维持正常人体各项生理、心理功能及社会活动的疾病。一个患者往往涉及多个脏腑以及气血阴阳等方面失调。值得注意的是，较多的观点认为，气虚与肝郁是慢性疲劳综合征的主要证型，血虚、血瘀乃属重要兼证。因此，CFS 的治疗当注意缓解患者工作压力，调节情志，疏肝理气。

二、康复评定

（一）诊断评估

CFS 的诊断参照美国疾病控制与预防中心 1994 年修订的诊断标准：经临床评价后无法解释的持续或反复发作的严重慢性疲劳，病史不少于 6 个月，疲劳是新发生或有明确的开始，这种疲劳不是由于正在从事的劳动引起的，经过休息不能得到缓解。目前患者的职业能力、接受教育能力、社会活动能力及个人生活等各方面较患病前有实质性下降，并同时至少具备下列 8 项中的 4 项：①记忆力或注意力下降；②劳累后肌痛超过 24 小时；③睡眠后不能恢复精力；④肌肉疼痛；⑤不伴有红肿的多关节疼痛；⑥新出现的头痛，发作方式、发作类型及严重程度与以前不同；⑦颈部或腋窝淋巴结触痛；⑧咽痛。

（二）多维疲劳问卷

多维疲劳问卷（multidimensional fatigue inventory，MFI-20），见表 16-13。

表 16-13　多维疲劳问卷

指导语：下面是一份关于疲劳症状的问卷，请仔细阅读下列各项，根据您最近一个月的实际感觉，选择最符合您的一项描述，在适当的选项打"√"。

持续的时间	所有的时间	大部分时间	比较多时间	一部分时间	一小部分时间	没有这种感觉	数据核对
A 总体疲劳（general fatigue）							
我身体很健康	○	○	○	○	○	○	□
我感到精疲力竭	○	○	○	○	○	○	□
持续的时间	**所有的时间**	**大部分时间**	**比较多时间**	**一部分时间**	**一小部分时间**	**没有这种感觉**	**数据核对**
我有充分的休息	○	○	○	○	○	○	□
我容易感到累	○	○	○	○	○	○	□
B 生理疲劳（physical fatigue）							
我只能做一点事情	○	○	○	○	○	○	□
我能完成很多工作	○	○	○	○	○	○	□
我感觉我的身体状态很糟糕	○	○	○	○	○	○	□
我感觉我的身体很棒	○	○	○	○	○	○	□
C 活动减少（reduced activity）							
我觉得自己精力充沛	○	○	○	○	○	○	□
我在一天中只能做非常少的事情	○	○	○	○	○	○	□
我能在一天中做许多事情	○	○	○	○	○	○	□
我几乎什么也没做	○	○	○	○	○	○	□
D 兴趣减少（reduced motivation）							
我喜欢做所有有趣的事情	○	○	○	○	○	○	□
我害怕做事情	○	○	○	○	○	○	□
我有许多计划	○	○	○	○	○	○	□
我什么也不想做	○	○	○	○	○	○	□
E 精神疲劳（mental fatigue）							
当我做事情时，我能保持我的注意力	○	○	○	○	○	○	□
需要很大的努力才能集中到工作	○	○	○	○	○	○	□
我的集中注意力很好	○	○	○	○	○	○	□
我常常心神不定	○	○	○	○	○	○	□

MFI-20 评分：

总体疲劳（general fatigue）：
生理疲劳（physical fatigue）：
活动减少（reduced activity）：
兴趣减少（reduced motivation）：
精神疲劳（mental fatigue）：
多维疲劳量表的计分方法：
20 个问题，每个问题有 6 个不同层次的选择，分别根据正向或反向赋予 0～5 分或 5～0 分。

（三）中医辨证评估

1. 气血亏虚 疲乏无力，少气懒言，动则汗出，心悸健忘，头晕头沉，失眠多梦，饮食减少，腹胀便溏，面色萎黄，或见皮下出血，女子可见月经量少或闭经，或月经色淡量多。或见低热，舌质淡，苔薄白，脉细弱。

2. 气阴两虚 疲乏无力，头晕目眩，少气懒言，自汗，活动时诸症加剧，手足心热，五心烦热，咽干口渴，唇焦舌燥，干咳少痰，小便短少，大便秘结。舌红，苔少，脉细数。

3. 肝郁脾虚 疲乏无力，纳少，便溏，胸闷憋气，悲伤欲哭，易怒，胸胁或乳房、少腹胀痛，女子可见痛经，月经不调，或咽中梗阻，吞之不下，吐之不出。舌红苔薄白，脉弦。

三、传统功法康复处方

（一）康复处方的原则

1. 功法选择 慢性疲劳综合征的治疗功法应选择以"动静结合，以静为主，以动为辅"为特征的功法为主，其基本的治疗思路是中医传统功法锻炼所讲究的"调心、调息、调身"。通过功法静息持久性的锻炼来达到调节心理疾病的目的，禁止以强壮肌肉力量和爆发力为主的现代健身方法来锻炼，同时在练习中保持呼吸均匀以达到腹式呼吸的缓慢、细长、深沉状态。练习时要求"气沉于丹田"，动作要做到精、气、神、形合一。

2. 训练强度 训练的强度主要是以患者的自我感觉为主，如患者感觉练完一定强度的功法后感觉身心愉悦，呼吸畅快，微微汗出，休息后疲劳得到改善，同时在练习过程中有出现肌肉不自主的振动，说明训练的强度、效果较好。如患者练完功法后觉得疲劳症状加重，感觉身体不适，则应适当降低功法的练习强度和减少功法的锻炼时间。如患者觉得有必要增加锻炼，则应以增加静息性的功法如静坐等功法为主，以改善患者情绪，同时自主地有意识地调节呼吸来舒缓心情。如有胸痛、胸闷不适、气喘等情况发生则不宜练习功法，待症状改善后再行练习。

3. 训练时间 训练时间以早上或傍晚为宜。清晨人体阳气升发，站桩和动功等功法练习可以提升人体的阳气，改善人体的精神状态，提高一天的工作效率。傍晚为阴气生发之时，静坐功法练习用以排除一天中繁杂事务的疲劳，收敛人体的阳气，使阴阳之气各归其位，有助于促进晚上的睡眠。

4. 训练频率 可以每日练习，百日为一个周期。

（二）常用功法举例

1. 静坐 两手轻放于两大腿，两眼微闭，舌抵上腭，安神入静，自然呼吸，意守咽部，口中蓄津，待津液满口，缓缓下咽。如此 15 ～ 20 分钟，然后慢慢睁开两眼，以一手拇指与其余四指轻轻揉喉部。自然呼吸意守手下，津液满口后，缓缓下咽，如此按揉 5 ～ 7 分钟。每日练 2 ～ 3 次，每次 15 ～ 30 分钟。

2. 五禽戏 重点锻炼虎戏与熊戏等功法。锻炼虎举时，两掌举起、下按，一升一降，疏通三焦气机，调理三焦功能。虎扑锻炼可以牵动任、督二脉，起到调理阴阳、疏通经络的作用。熊运可以使腰腹转动，两掌划圆，引导内气运行，可加强脾、胃的运化功能。熊晃锻炼时，意在两胁，调理肝脾。

3. 保健功 重点锻炼目功、夹脊功、擦丹田、擦涌泉、和带脉等功法。肝开窍于目，目功锻炼可以明目调肝。夹脊功可疏肝解郁，增强内脏功能。擦丹田可帮助胃肠蠕动，可以健脾柔肝。擦涌泉、和带脉能强腰固肾。

4. 少林内功 可锻炼少林内功十九势动作，裆势一般选用并裆势或站裆势，可增强体质、缓解疲劳，提高生活质量；每次锻炼 30 分钟，坚持每天锻炼 2 次，可明显改善疲劳症状。

5. 易筋经 重点练习韦驮献杵三势、打躬势、卧虎扑食势和掉尾势。易筋经是一套身心并练、内外兼修的医疗养生功，每式动作都尽量做到伸展、缓慢、柔和、放松且用力适度。韦驮献杵三势可以使心态上安宁祥和、精神内守、消除杂念和排除杂念，对神经衰弱、心烦失眠、精神疲劳等有治疗作用。卧虎扑食势能强腰壮肾和舒筋健骨，增强人体的先天之本。打躬势与掉尾势能醒脑明目，增强头部的血液，改善腰背及下肢的活动功能。

（三）辨证施功

1. 气血两虚 可以练习站桩、静坐、太极拳，每次 30 分钟，日两次。

2. 气阴两虚 可以练习站桩、静坐、太极拳；内养功练第二种呼吸：吸—呼—停，每次 30 分钟，日两次。

3. 肝郁脾虚 可以练习六字诀"嘘"字诀调肝，"呼"字诀健脾，九转延年法健脾胃，太极拳调和阴阳。每次 30 分钟，日两次。

（四）临床应用举隅

浙江嘉兴中医院用易筋经治疗慢性疲劳综合征患者的睡眠障碍；上海中医药大学附

属岳阳中西医医院于心同等研究人员通过引导患者锻炼易筋经来达到提高患者膝关节生物力学性能。北京小汤山医院相关医务人员通过引导患者练习五禽戏来达到改善患者体液免疫水平的目的。

（五）注意事项

（1）CFS 原因说法不一，但超正常时间的过量工作、过重的生活及工作压力是造成此类病症的重要原因。无论治疗还是预防，都要注意工作强度不宜过大。

（2）CFS 是一种并非疾病的状态，不能单单只靠锻炼和休息来恢复，必要时可配合药物治疗。

（3）在练习中还要特别注意根据个人体质锻炼，热天避免出汗过多、冷天避免温差太大，还应预防练功偏差以免出现意外不能及时获得帮助。

（姚斐）

【思考题】

1. 防治 CFS 的功法有哪几种？
2. 传统医学如何看待 CFS 的病因和病机？

【附录】 ▷▷▷▷

《静坐要诀》

【内容简介】

本书为明代袁了凡著，于万历十九年（1591）刊行。袁了凡，生卒年不详，原名表，后改名为黄，字坤仪，原号学海，拜访云谷禅师之后，开悟"命由我作，福自己求"，从此立志行善积德，以改天换命，不愿再做一个受制于天的凡夫俗子，故改号"了凡"。袁了凡一说江苏吴江人，又有资料载为浙江嘉善人。因著有《了凡四训》和推崇"功过格"劝人行善积德，而广为人知，并有《静坐要诀》《摄生三要》《祈嗣真诠》等养生类著作。

《静坐要诀》以天台遗旨为中心，阐述佛家静坐法，全面总结和阐释了天台宗禅定的修习观点，是明代的代表性静坐专著，对近代静坐法的盛行产生了重要的影响，其中关于调息、调身、调心的理论仍是当代功法学所应借鉴的。本书摘录《静坐要诀》中辨志、豫行、修证、调息等部分内容，以方便读者学习、应用。

【原文节选】

序

静坐之诀原出于禅门，吾儒无有也。自程子见人静坐，即叹其善学。朱子又欲以静坐补小学收放心一段工夫，而儒者始知所从事矣。昔陈烈苦无记性，静坐百余日，遂一览无遗。此特浮尘初敛，清气少澄耳，而世儒认为极则，不复求进，误矣。盖人之一心，自有生以来，终日驰骤，逐物忘归，动固纷纷，静亦扰扰，稍加收摄，便觉朗然。中间曲折，无明师指授，不得肯綮，或得少为足，或反成疾患，余实哀之。大都静坐之法，其修也，有从入之阶；其证也，有自得之实。一毫有差，永不发深禅定矣……

辨志篇

凡静坐先辨志，志一差，即堕邪径矣。如射者先认的，的东而矢西，其能中乎？天台有十种邪修，今约之为四。如学者为名闻利养，发心静坐，则志属邪伪，因种地狱矣。如为志气昏愚，欲聪明胜人而静坐，则属好胜之志，种修罗之因。如畏尘劳苦报，慕为善安乐而静坐，则属欣厌之志，种人天之因。如不为名闻利养，不为聪明善业，专为千生万劫，生死未了，惟求正道，疾得涅槃而静坐，则发自了之志，种二乘之因。此等学者，善恶虽殊，缚脱有异，其为邪僻，则一而已矣。若真正修行，只是仁之一字。以天地万物为一体，而明明德于天下是也……

豫行篇

凡坐禅，须先持戒，使身心清净，罪业消除。不然，决不能生诸禅定……学者有三法：一深达罪源，二大心持戒，三不住于戒……修禅之法，行住坐卧，总当调心。但卧多则昏沉，立多则疲极，行多则纷动，其心难调，坐无此过，所以多用耳。然人日用不得常坐，或职业相羁，或众缘相绊，必欲静坐，遂致蹉跎。学者须随时调息此心，勿令放逸，亦有三法：一系缘收心，二借事炼心，三随处养心……

修证篇

……于未到地中，证十六触成就，是为初禅发相。何谓十六触？一动，二痒，三凉，四暖，五轻，六重，七涩，八滑；复有八触，谓一掉，二猗，三冷，四热，五浮，六沉，七坚，八软。此八触与前八触虽相似，而细辨则不同，合为十六触也。十六触由四大而发……有通发十六触者，有发三四触及七八触者，皆有善法功德。如前动触中说，此是色戒清净之身，在欲界身中，粗细相违，故有诸触。

调息篇

……天台禅门口诀，只言调息为修禅之要，乃诸方法，厥有多途，即以调息一门言之，一者六妙门，二者十六特胜，三者通明观……

《针灸大成》

【内容简介】

《针灸大成》由明代杨继洲原著，靳贤补辑重编，于万历二十九年（1601）刊行，共 10 卷。该书总结了明之前针灸学的主要成就，所述内容十分广泛，在书中亦涉及养生与气功。杨氏注重五脏和任督二脉的导引，将此看作经络理论在临床上的运用，如在卷六、卷七经穴歌中以"导引本经"记述之内容，论及五脏、任督二脉养生及导引之法。

《导引本经》是否为书，各家认识不一，马济人在《实用中医气功学》中认为这是一部气功专著，多个出版社出版《针灸大成》也持这一观点，所有"导引本经"，均加书名号。也有学者认为"导引本经"不是书名，李鼎在《针方导引两相通——〈针灸大成〉论导引》一文中指出："本经"指本条经络解，"导引本经"是对导引五脏及其经络的方法，认为《大成》对任督脉及五脏均有导引法。两说均有一定依据。

本书摘录《针灸大成》中五脏经穴歌中"导引本经"以及任督二脉导引内容，以方便读者学习、应用。

【原文节选】

一、手太阴肺经

肺为五脏之华盖，声音之所从出，皮肤赖之而润泽者也。人惟内伤七情，外感六淫，而呼吸出入不定，肺金于是乎不清矣。然欲清金，必先调息，息调则动患不生，而心火自静，一者下着安心，二者宽中体，三者想气遍毛孔出入，通用无障，而细其心，令息微微，此为真息也。盖息从心起，心静气调，息息归根，金丹之母，《心印经》曰：回风混合，百日通灵。《内经》曰：秋三月，此谓容平，天气以急，地气以明，早卧早起，与鸡俱兴，使志安宁，以缓秋刑，收敛神气，使秋气平。无外其志，使肺气清。逆之则伤肺。若过食瓜果，宜微利一行，静息二日，以薤白粥加羊肾空心补之；如无羊肾，以猪腰代之，胜服补剂。秋当温足凉头，其时清肃之气，与体收敛也。自夏至以来，阴气渐旺，当薄衽席，以培寿基。其或夏伤于暑，至秋发为痎疟，阳上阴下，交争为寒；阳下阴上，交争为热。寒热交争，皆肺之受病，如二少阳脉微弦，即是夏食生冷，积滞留中，至秋变为痢疾。如足阳明、太阴微弦濡而紧，乃反时之脉，病恐危急。然秋脉当如毫毛，治法详后与前也。《素问》云：秋伤于湿，冬生咳嗽，纯阳归空。《秘法》云：行住坐卧常噤口，呼吸调息定音声，甘津玉液频频咽，无非润肺，使邪火下降，而清肺金也。

按：经络之所以第一经讲肺经，不是主神志的心经、不是后天之本脾经、不是先天之肾经、不是子时的胆经，皆因为肺朝百脉，为金丹之母之故。肺的导引多采取升降开合之法。

二、足太阴脾经

脾居五脏之中，寄旺四时之内，五味藏之而滋长，五神因之而彰著，四肢百骸，赖之而运动也。人唯饮食不节，劳倦过甚，则脾气受伤矣。脾胃一伤，则饮食不化，口不知味，四肢困倦，心腹痞满，为吐泄，为肠澼，此其见之《内经》诸书，盖班班具载，可考而知者。然不饥强食则脾劳，不渴强饮则胃胀。食若过饱，则气脉不通，令心塞闭；食若过少，则身羸心悬，意虑不固。食秽浊之物，则心识昏迷，坐念不安；食不宜之物，则四大违反，而动宿疾，皆非卫生之道也。举要言之，食必以时，饮必以节，不饱不饥是也。人能饮食如是，不惟脾胃清纯，而五脏六腑，亦调和矣。盖人之饮食入口，由胃脘入于胃中，其滋味渗入五脏，其质入于小肠乃化之。至小肠下口，始厘清浊，浊者为渣滓，入于大肠；清者为津液，入于膀胱，乃津液之府也。至膀胱又厘清浊，浊者入于溺中，清者入于胆，胆引入于脾，散于五脏，为涎，为唾，为涕，为泪，为汗，其滋味渗入五脏，乃成五汁，同归于脾，脾和乃化血，复归于脏腑也。经曰：脾土旺能生万物，衰生百病，昔东坡调脾土，饮食不过一爵一肉，有召饮者，预以此告：

一曰安分以养福，二曰宽胃以养气，三曰省费以养财。善卫生者养内，不善卫生者养外；养内者安恬脏腑，调顺血脉，养外者极滋味之美，穷饮食之乐，虽肌体充腴，而酷烈之气，内蚀脏腑矣。

按：脾胃为后天之本，若极滋味之美，穷饮食之乐导致酷烈之气内蚀脏腑而得病。导引脾胃，可采取摩腹法、五禽戏之"熊戏"、八段锦之"调理脾胃须单举"等方法。

三、手少阴心经

夫心乃一身之主宰，生死之路头也。是故心生则种种欲生，而神不入气；心静则种种欲静，而神气相抱也。《内经》曰：夏月人身，阳气发外，伏阴在内，是脱精神之时，忌疏通以泄精气。夏三月，此谓蕃秀，天地气交，万物华实，夜卧早起，无厌于日，使志无怒，英华成秀，此夏气之应，养成之道也。逆之则伤心，秋为痎疟。故人常宜燕居静坐，调心息气，食热戒冷，常要两目垂帘，迈光内照，降心火于丹田，使神气相抱。故太玄养初曰：藏心于渊，美厥灵根。神不外也。心牵于事，则火动于中矣。心火夏令正旺，脉本洪大，若缓是伤暑，至晚少餐饮食，睡勿挥扇，风邪易入。昔邝子元有心疾，或曰：有僧不用符药，能治心疾。元叩其僧，曰：贵恙起于烦恼，烦恼生于妄想，夫妄想之来，其几有三：或追忆数十年前荣辱恩仇，悲欢离合，及种种闲情，此是过去妄想也。或事到眼前，可以顺应，却又畏首畏尾，三番四复，犹豫不决，此是现在妄想也。或期望日后富贵皆如愿，或期望功成名遂，告老归田；或期望子孙登庸，以继书香，与夫一切不可必成，不可必得之事，此是未来妄想也。三者妄想，忽然而生，忽然而灭，禅家谓之幻心。能照见其妄，而斩断念头，禅家谓之觉心。故曰：不患念起，惟患觉迟，此心若同太虚，烦恼何处安脚？又曰：贵恙亦原于水火不交，凡溺爱冶容，而作色荒，禅家谓之外感之欲。夜深枕上，思得冶容，或成宵寐之变，禅家谓之内生之欲。二者之欲，绸缪染着，消耗元精。若能离之，则肾水自然滋生，可以上交于心。至若思索文本，忘其寝食，禅家谓之理障。经纶职业，不顾劬劳，禅家谓之事障。二者虽非人欲，亦损性灵，若能遣之，则火不至上炎，可下交于肾。故曰：尘不相缘，根无所偶，返流全一，六用不行。又曰：苦海无边，回头是岸。子元如其言，乃独处一室，扫空万缘，坐静月余，心疾如失。

按：养心重在心无杂念，精神内守，心火下降于丹田，心肾相交，神气相抱。

四、足少阴肾经

人禀天地之气以有生，而太极之精寓焉，比吾之所固有，而充塞乎两间者也。人惟志以情诱，念以物牵，以有限之天真，纵无穷之逸欲，消耗日甚，中无所主，则群邪乘之，而百病作。是洞开四门以纳盗，几何不至于败哉！然自古圣人率多令考，岂其浑蒙沕穆，得于天者独浓，嘘吸偃仰，成于人者有异术耶。亦以志宁道一，神爽不漓，俾吾固有之真，常为一身之主，则荣卫周流，邪无自入。彼风寒暑湿，譬之坚城，外盗虽踵至迭窥，其何以得其隙而肆之虐哉？鸣医者家，辨症循方，按脉施剂，倏忽收功，固所不废。然盗至而遏之，孰若无盗之可遏也；病至而疗之，孰若无病之可疗也。与其求金石之饵，而常患其不足，孰若求吾身之精，而恒自有余也。故黄帝、岐伯问答曰：百体从令，惟于保太和而泰天君得之。盖此意也。先贤云：天地之大宝珠玉，人身之大宝精神。《内经》曰：男女人之大欲存焉。诚能以理制欲，以义驭情，虽美色在前，不过悦目畅志而已，奚可恣情丧精，所谓油尽灯灭，髓竭人亡；添油灯壮，补髓人强也。又曰：冬月天地闭，血气藏，伏阳在内，心膈多热，切忌发汗，以泄阳气，此谓之闭藏。水冰地坼，无扰乎阳，早卧晚起，必待日光，使志若伏若匿，若有私意，若已有得，去寒就温，勿泄皮肤，使气亟夺，此冬气之应，养藏之道也。逆之则伤肾，春为痿厥。人宜服固本益肾酒，以迎阳气耳。不可过暖致伤目，而亦不可太醉冒寒。如冬伤于寒，春必病温，故先王于是月闭关，俾寒热适中可也。尝闻之曰：湛然诚一守精玄，得象忘言辨道看，好把牝门凭理顾，子前午后用神占。是则以元精炼交感之精，三物混合，与道合真，自然元精固，而交感之精不漏，卫生之法，先此而已。前贤所谓精全不思欲，气全不思食，神全不思睡，斯言尽矣。

按：肾经导引以保存精气、炼精化气为要。

五、足厥阴肝经

肝以眼为穴，人眠则血归肝，眼受之而能视也。夫眠乃无名惑复之火，不可纵之使眠，亦不可不眠。若胆虚寒不眠，则精神困倦，志虑不安；肝实热眠过多，则慧镜生尘，善根埋灭，皆非调肝胆、伏睡魔之道也。举其要而言，勿嗔怒，勿昼寝，睡其形而不睡其神是也。盖睡之精，乃身之灵，人能少睡，则主翁惺惺，智识明净，不惟神气清爽，梦寐亦安也，若贪眠则心中血潮，元神离舍，不惟云掩性天，神亦随境昏迷。三丰有云：捉取梦中之梦，搜求玄上之玄，自从识得娘生面，笑指蓬莱在目前。此之谓也。《内经》曰：春三月，此谓发陈，天地俱生，万物以荣，夜卧早起，广步于庭，披发缓形，以使志生，此春气之应，养生之道也。逆之则伤肝，此又不可不知。

按：养肝应从养血开始，睡眠是最好的养生，可参华山十二睡功诀。

六、任督二脉导引

先依前注，导引各经，调养纯熟，即仙家之能筑基是也。然后扫除妄念，以静定为基本，而收视返听。含光默默，调息绵绵，握固内守，注意玄关，顷刻水中火发，雪里花开，两肾如汤煎，膀胱似火热，任督犹车轮，四肢若山石，一饮之间，天机自动，于是轻轻然运，默默然举，微以意定，则金水自然混融，水火自然升降，如桔槔之呼水，稻花之凝露，忽然一粒大如黍米，落于黄庭之中……到此之时，意不可散，意散则丹不成矣。

要知任督二脉一功，先将四门外闭，两目内观，默想黍米之珠，权作黄庭之主。却乃徐徐咽气一口，缓缓纳入丹田。冲起命门，引督脉过尾闾而上升泥丸，追动性元，引任脉降重楼，而下返气海。二脉上下旋转如圆，前降后升，络绎不绝。心如止水，身似空壶，即将谷道轻提，鼻息渐闭。倘或气急，徐徐咽之，若乃神昏，勤加注想。意倦放参，久而行之，关窍自开，脉络流通，百病不作。

按： 任督二脉为历来大家所重视，精满气足神旺方可通督脉、降任脉，对于养生起到事半功倍的效果。《针灸大成》作者杨氏最后以一歌诀作结："督任原是通真路，丹经设作许多言；予今指出玄机理，但愿人人寿万年。"

（郭现辉）

《诸病源候论》

【内容简介】

《诸病源候论》由隋代太医博士巢元方奉朝廷命令撰写而成。全书共五十卷、一千七百二十论，分别论述了内、外、妇、儿、五官等各科疾病的病因病机和证候，成为我国第一部详写疾病分类及病因、病机的论著。书中阐释 1739 种（一说是 1729 种）疾病的病因病机。收录的导引法有 260 余式。

本书摘录《诸病源候论》中相应病证及对应的导引内容，以方便读者学习、应用。

【原文节选】

卷一·风偏枯候

风偏枯者，由血气偏虚，则腠理开，受于风湿，风湿客于半身，在分腠之间，使血气凝涩，不能润养，久不瘥，真气去，邪气独留，则成偏枯。其状半身不随，肌肉偏枯，小而痛，言不变，智不乱是也。邪初在分腠之间，宜温卧取汗，益其不足，损其有余，乃可复也。

诊其胃脉沉大，心脉小牢急，皆为偏枯。男子则发左，女子则发右。若不喑，舌转者可治，三十日起。其年未满二十者，三岁死。又左手尺中神门以后脉足太阳经虚者，则病恶风偏枯，此由愁思所致，忧虑所为。其汤熨针石，别有正方，补养宣导，今附于后。

《养生方导引法》云：正倚壁，不息行气，从头至足止（趾）。愈疽、疝、大风、偏枯、诸风痹。

又云：仰两足指，五息止。引腰背痹、偏枯，令人耳闻声。常行，眼耳诸根，无有挂碍。又云：以背正倚，展两足及指，瞑心，从头上引气，想以达足之十趾及足掌心，可三七引，候掌心似受气止。盖谓上引泥丸，下达涌泉是也。

又云：正住倚壁，不息行气，从口趣令气至头始止，治疽、痹、大风、偏枯。

又云：一足踏地，足不动，一足向侧相，转身欹势，并手尽急回，左右迭互二七，去脊风冷、偏枯不通润。

卷一·偏风候

偏风者，风邪偏客于身一边也。人体有偏虚者，风邪乘虚而伤之，故为偏风也。

其状，或不知痛痒，或缓纵，或痹痛是也。其汤熨针石，别有正方，补养宣导，今附于后。

《养生方·导引法》云：一手长舒，令掌仰，一手捉颏，挽之向外，一时极势二七。左右亦然。手不动，两向侧极势，急挽之，二七。去颈骨急强、头风脑旋、喉痹、膊内冷注、偏风。

又云：一足踏地，一手向后长舒努之，一手捉涌泉急挽，足努、手挽，一时极势。左右易，俱二七。治上下偏风、阴气不和。

卷一·风湿痹候

风湿痹病之状，或皮肤顽厚，或肌肉酸痛。风寒湿三气杂至，合而成痹。其风湿气多而寒气少者，为风湿痹也。由血气虚，则受风湿，而成此病。久不瘥，入于经络，搏于阳经，亦变令身体手足不随。其汤熨针石，别有正方，补养宣导，今附于后。

《养生方·导引法》云：任臂，不息十二通。愈足湿痹不任行，腰脊痹痛。又正卧，叠两手着背下，伸两脚，不息十二通，愈足湿痹、不任行、腰脊痛痹。有偏患者，患左压右足，患右压左足。久行，手亦如足用行，满十方止。

又云：以手摩腹，从足至头，正卧，蜷臂导引，以手持引足住，任臂，闭气不息十二通，以治痹湿不可任、腰脊痛。

卷三·虚劳里急候

虚劳则肾气不足，伤于冲脉。冲脉为阴脉之海，起于关元，关元穴在脐下，随腹直上至咽喉。劳伤内损，故腹里拘急也。

上部之脉微细，而卧引里急，里急心膈上有热者，口干渴。寸口脉阳弦下急，阴弦里急，弦为胃气虚，食难已饱，饱则急痛不得息。寸微关实、尺弦紧者，少腹腰背下苦拘急痛外，如不喜寒，身愦愦也。其汤熨针石，别有正方。补养宣导，今附于后。

《养生方·导引法》云：正偃卧，以口徐徐纳气，以鼻出之。除里急、饱食。后小咽气，令温中；若气寒者，使人干呕腹痛，从口纳气七十所，咽，即大填腹内，小咽气数十；两手相摩，令极热，以摩腹，令气下。

卷四·虚劳膝冷候

肾弱髓虚，为风冷所搏故也。肾居下焦，主腰脚，其气荣润骨髓。今肾虚受风寒，故令膝冷也。久不已，则脚酸疼屈弱。其汤熨针石，别有正方，补养宣导，今附于后。

《养生方·导引法》云：两手反向拓席，一足跪，坐上，一足屈如，仰面，看气道众处散适，极势振四七。左右亦然。始两足向前双踏，极势二七。去胸腹病，膝冷脐闷。

又云：与跪，调和心气向下至足，意想气索索然，流布得所，始渐渐平身，舒手傍肋，如似手掌纳气出气不止，面觉急闷，即起背至地，来去二七，微减去膝头冷，膀胱宿病，腰脊强，脐下冷闷。

又云：舒两足坐，散气向涌泉，可三通，气彻到，始收右足屈卷，将两手急捉脚涌泉，挽。足踏手，挽，一时取势。手足用力，送气向下，三七，不失气之行度。数寻，去肾内冷气、膝冷脚疼。

又云：跪一足，坐上，两手髀内卷足，努踹向下，身外扒，一时取势，向心来去二七。左右亦然。去痔、五劳、足臂疼闷、膝冷阴疼。

又云：卧展两胫，足十指相柱，伸两手身旁，鼻纳气七息。除两胫冷，腿骨中痛。

又云：偃卧，展两胫两手，足外踵，指相向，以鼻纳气，自极七息，除两膝寒、胫骨疼、转筋。

又云：两足指向下柱席，两涌泉相拓，坐两足跟头，两膝头外扒，手身前向下尽势，七通。去劳损阴疼膝冷、脾瘦肾干。

又云：两手抱两膝，极势，来去摇之七七，仰头向后。去膝冷。

又云：偃卧，展两胫，两足指左向，直两手身旁，鼻纳气七息。除死肌及胫寒。

又云：立，两手搦腰遍，使身正，放纵，气下使得所，前后振摇七七，足并头两向，振摇二七，头上下摇之七，缩咽举两膊，仰柔脊，冷气散，令脏腑气向涌泉通彻。

又云：互跪，两手向后，手掌合地，出气向下。始，渐渐向下，觉腰脊大闷，还上，来去二七。身正，左右散气，转腰三七，去脐下冷闷、膝头冷、解溪内病。

卷五·腰痛候

肾主腰脚。肾经虚损，风冷乘之，故腰痛也。又，邪客于足太阴之络，令人腰痛引少腹，不可以仰息。

诊其尺脉沉，主腰背痛。寸口脉弱，腰背痛。尺寸俱浮，直上直下，此为督脉腰强痛。

凡腰痛有五：一曰少阴，少阴申也，七月万物阳气伤，是以腰痛。二曰风痹，风寒着腰，是以痛。三曰肾虚，役用伤肾，是以痛。四曰臋腰，坠堕伤腰，是以痛。五曰寝卧湿地，是以痛。其汤熨针石，别有正方，补养宣导，今附于后。

《养生方·导引法》云：一手向上极势，手掌四方转回，一手向下努之，合手掌努指，侧身欹形，转身向似看，手掌向上，心气向下，散适，知气下缘上，始极势，左右上下四七亦然。去膊井、肋、腰脊痛闷。

又云：互跪，长伸两手，拓席向前，待腰脊须转，遍身骨解气散，长引腰极势，然始却跪使急，如似脊内冷气出许，令臂膊痛，痛欲似闷痛，还坐，来去二七。去五脏不和、背痛闷。

又云：凡人常觉脊强，不问时节，缩咽膊内，似回搏内，仰面努搏井向上也。头左右两向挪之，左右三七，一住，待血行气动定，然始更用，初缓后急，不得先急后缓。

若无病患，常欲得旦起、午时、日没三辰如用，辰别三七。除寒热，脊、腰、颈痛。

又云：长舒两足，足指努向上，两手长舒，手掌相向，手指直舒，仰头努脊，一时极势，满三通。动足相去一尺，手不移处，手掌向外七通。更动足二尺，手向下拓席，极势，三通。去遍身内筋脉虚劳，骨髓痛闷。长舒两足，向身角上，两手捉两足指急搦，心不用力，心气并在足下，手足一时努纵，极势三七。去踹、臂、腰疼、解溪蹙气、日日渐损。

又云：凡学将息人，先须正坐，并膝头足，初坐，先足指指向对，足跟外扒，坐上少欲安稳，须两足跟向内相对，坐上，足指外扒，觉闷痛，渐渐举身似款便，两足上，待共两坐相似，不痛，始双竖足跟向上，坐上足指并反而向外，每坐常学。去膀胱内冷，面冷风、膝冷、足疼、上气、腰痛，尽自消适也。

卷五·消渴候

夫消渴者，渴不止，小便多是也。由少服五石诸丸散，积经年岁，石势结于肾中，使人下焦虚热。及至年衰，血气减少，不复能制于石。石势独盛，则肾为之燥，故引水而不小便也。其病变多发痈疽，此坐热气，留于经络不引，血气壅涩，故成痈脓。

诊其脉，数大者生，细小浮者死。又沉小者生，实牢大者死。

有病口甘者，名为何，何以得之。此五气之溢也，名曰脾瘅。夫五味入于口，藏于胃，脾为之行其精气。溢在脾，令人口甘，此肥美之所发。此人必数食甘美而多肥，肥者令人内热，甘者令人中满，故其气上溢，转为消渴。

厥阴之病，消渴重，心中疼，饥而不欲食，甚则欲吐蛔。

《养生法》云：人睡卧，勿张口，久成消渴及失血色。赤松子云：卧，闭目不息十二通，治饮食不消。其汤熨针石，别有正方，补养宣导，今附于后。

法云：解衣惔卧，伸腰，膜少腹，五息止。引肾气，去消渴，利阴阳。解衣者，使无挂碍。惔卧者，无外想，使气易行。伸腰者，使肾无逼蹙。膜少腹者，大努使气满小腹者，即摄腹牵气使上，息即为之。引肾者，引水来咽喉，润上部，去消渴枯槁病。利阴阳者，饶气力也。此中数虚，要与时节而为避，初食后，大饥时，此二时不得导引，伤人。

亦避恶日，时节不和时亦避。导已，先行一百二十步，多者千步，然后食之。法不使大冷大热，五味调和。陈秽宿食，虫蝎余残，不得食。少眇著口中，数嚼少湍咽。食已，亦勿眠。此名谷药，并与气和，即真良药。

卷七·伤寒候

经言：春气温和，夏气暑热，秋气清凉，冬气冰寒，此则四时正气之序也。冬时严寒，万类深藏，君子固密，则不伤于寒。夫触冒之者，乃为伤寒耳。其伤于四时之气，皆能为病，而以伤寒为毒者，以其最为杀厉之气也。即病者，为伤寒；不即病者，其寒毒藏于肌骨中；至春变为温病；夏变为暑病。暑病者，热重于温也。是以辛苦之人，春夏必有温病者，皆由其冬时触冒之所致，非时行之气也。其时行者，是春时应暖而反寒，夏时应热而反冷，秋时应凉而反热，冬时应寒而反温，非其时而有其气。是以一岁之中，病无少长，多相似者，此则时行之气也。

夫伤寒病者，起自风寒，入于腠理，与精气交争，荣卫痞隔，周行不通。病一日至二日，气在孔窍皮肤之间，故病者头痛恶寒，腰背强重，此邪气在表，洗浴发汗即愈。病三日以上，气浮在上部，胸心填塞，故头痛、胸中满闷，当吐之则愈。病五日以上，气深结在脏，故腹胀身重，骨节烦疼，当下之则愈。

《养生方·导引法》云：端坐生腰，徐徐以鼻纳气，以右手持鼻，徐徐闭目吐气。治伤寒头痛洗洗，皆当以汗出为度。

又云：举左手，顿左足，仰掌，鼻纳气四十息止，除身热背痛。

卷九·时气候

时行病者，是春时应暖而反寒，夏时应热而反冷，秋时应凉而反热，冬时应寒而反温，此非其时而有其气，是以一岁之中，病无长少，率相似者，此则时行之气也。从立春节后，其中无。暴大寒，不冰雪，而人有壮热为病者，此则属春时阳气，发于冬时，伏寒变为温病也。从春分以后至秋分节前，天有暴寒者，皆为时行寒疫也。一名时行伤寒。此是节后有寒伤于人，非触冒之过也。若三月、四月有暴寒，其时阳气尚弱，为寒所折，病热犹小轻也；

五月、六月阳气已盛，为寒所折，病热则重也；七月、八月阳气已衰，为寒所折，病热亦小微也。其病与温及暑病相似，但治有殊耳。

然得时病，一日在皮毛，当摩膏火灸愈。不解者，二日在肤，法针，服行解散汗出愈。

不解，三日在肌，复发汗，若大汗即愈；不解，止勿复发汗也。四日在胸，服藜芦丸微吐愈；若病固，藜芦丸不吐者，服赤豆瓜蒂散，吐已解，视病者尚未了了者，复一法针之当解。

不愈者，六日热已入胃，乃与鸡子汤下之愈。百无不如意，但当谛视节度与病耳。

食不消病，亦如时行病，俱发热头痛。食病，当速下之；时行病，当待六七日下之。

时行病始得，一日在皮，二日在肤，三日在肌，四日在胸，五日入胃，入胃乃可下也。

热在胃外而下之，热承虚便入胃，然病要当复下之。不得下，胃中余热致此为病，二死一生。此辈不愈，胃虚热入胃烂。微者赤斑出，五死一生；剧者黑斑出，十死一生。病患有强弱相倍也。

若得病无热，但狂言烦躁不安，精神语言与人不相主当者，勿以火迫，但以猪苓散一方寸匕，水和服之，当以新汲井水，强令饮一升，若升半水，可至二升益佳，以指刺喉中吐之，随手愈。不时吐者，此病皆多不瘥，勿以余药治也。不相主当必危。若此病不时以猪苓散吐解之者，其殆速死。亦可先以法针之，尤佳。以病者过日，不以时下之，热不得泄，亦胃烂矣。其汤熨针石，别有正方，补养宣导，今附于后。

《养生方·导引法》云：清旦初起，以左右手交互从头上挽两耳，举，又引鬓发，即面气流通，令头不白，耳不聋。

又，摩手掌令热，以摩面从上下二七止。去䵟气，令面有光。

又，摩手令热，摩身体从上至下名曰干浴。令人胜风寒时气，寒热头痛，百病皆愈。

卷十四·咳逆候

咳逆者，是咳嗽而气逆上也。气为阳，流行腑脏，宣发腠理，而气肺之所主也。咳病由肺虚感微寒所成，寒搏于气，气不得宣，胃逆聚还肺，肺则胀满，气遂不下，故为咳逆。其状，咳而胸满气逆，膊背痛，汗出，尻、阴股、膝、腨、胻、足皆痛。其汤熨针石，别有正方，补养宣导，今附于后。

《养生方·导引法》云：先以鼻纳气，乃闭口咳，还复以鼻纳气，咳则愈。

向晨，去枕正偃卧，伸臂胫，瞑目闭口无息，极胀腹两足再息，顷间，吸腹仰两足，倍拳，欲自微息定，复为之。春三、夏五、秋七、冬九。荡涤五脏，津润六腑。所病皆愈。

又云：还向反望、倒望，不息七通。治咳逆、胸中病、寒热也。

卷十六·腹痛候

腹痛者，由腑脏虚，寒冷之气，客于肠胃、募原之间，结聚不散，正气与邪气交争相击，故痛。其有阴气搏于阴经者，则腹痛而肠鸣，谓之寒中。是阳气不足，阴气有余者也。

诊其寸口脉沉而紧，则腹痛。尺脉紧，脐下痛。脉沉迟，腹痛。脉来触触者，少腹痛。

脉阴弦，则腹痛。凡腹急痛，此里之有病，其脉当沉。若细而反浮大，故当愈矣。其人不即愈者，必当死，以其病与脉相反故也。其汤熨针石，别有正方，补养宣导，今附于后。

《养生方·导引法》云：治股、胫、手臂痛法。屈一胫、臂中所痛者，正偃卧，口鼻闭气，腹痛，以意推之，想气往至痛上，俱热即愈。

又云：偃卧，展两胫、两手，仰足指，以鼻纳气，自极七息。除腹中弦急切痛。

又云：正偃卧，以口徐徐纳气，以鼻出之。除里急。饱食后咽气数十，令温中；若气寒者，使人干呕腹痛。口纳气七十所，大振腹；咽气数十，两手相摩，令热，以摩腹，令气下。又云：偃卧，仰两足、两手，鼻纳气七息。除腹中弦切痛。

卷二十一·脾胃气不和不能饮食候

脾者，脏也。胃者，腑也。脾胃二气，相为表里。胃受谷而脾磨之，二气平调，则谷化而能食。若虚实不等，水谷不消，故令腹内虚胀，或泄，不能饮食，所以谓之脾胃气不和不能饮食也。其汤熨针石，别有正方，补养宣导，今附于后。

《养生方·导引法》云：欹身，两手一向偏侧，急努身舒头，共手竞扒相牵，渐渐一时尽势。气共力皆和，来去左右亦然，各三七。项前后两角缓舒手，如是似向外扒，放纵身心，摇三七，递互亦然。去太仓不和、臂腰虚闷也。

（李洁）

老子按摩法

老子按摩法，是一套托名"老子"的动功锻炼方法，名为按摩，实为各种肢体的操作。历代典籍对其都有记载，如东晋《太清道林摄生论》、唐代《千金要方》、宋代《圣济总录》、元代《世医得效方》、明代《遵生八笺》《普济方》等，这说明它很早出现且备受重视，尤其是医学著作多次转载。本法全套节数较多，动作不够具体，未说明作用是其缺点。

操作法：

两手捺（按）胜（大腿），左右捩（扭转）身十四次。两手捻（捏）胜（大腿），左右扭肩十四次。两手抱头，左右扭腰十四次。左右摇头十四次。一手抱头，一手托膝三折（弯曲），左右同。两手托头，三举之。一手托头，一手托膝，从下向上三次，左右同。两手攀头向下，顿足三次。两手相捉（握）头上过，左右三次。两手相叉，托心前，推却挽（拉）来三次。两手相叉，着心三次。曲腕筑（拍击）肋，挽肘左右三次。左右挽，前后拔（拉），各三次。舒手挽项，左右各三次。反手着膝，手挽肘，复手着膝上，左右各三次。手摸肩，从上至下使遍，左右手轮做。两手空拳筑三次。外振（挥动）手三次，内振手三次，复手振也三次。两手相叉反复搅，各七次。摩扭指三次。两手反摇三次。两手反叉，上下扭肘多次，呼气十次。两手上耸三次，两手下顿三次，两手相叉头上过，左右伸肋十次。两手拳反背上，掘（揩）脊上下三次。两手反捉，上下直脊三次。复掌搦（按下）腕，内外振三次。复掌前耸三次，复掌两手相叉，交横三次。复手横直，即耸三次。若有手患冷，从上打至下，得热便休。舒左脚，右手承之，左手捺脚，从上至下，直脚三次；右手捺脚亦三次，前后捩足三次，左捩足，右捩足各三次。前后却（退）捩足三次。直脚三次，扭胜三次，内外振脚三次。若脚患冷者，打热便休，扭胜以意多少，顿脚三次。却直脚三次。虎踞，左右扭肩三次。推天托地，左右三次。左右排山，负山拔木各三次。舒手直前，顿伸手三次。舒两手、两膝，各三次。舒脚直反，顿伸手三次。捩内脊，外脊各三次。

从整体上来讲，老子按摩法是按照经脉的循行路线，以意领气，灌输意念于肢体，引动气血，整套动作通过头颈、肩、腰、躯干、四肢及手足末梢的肢体活动配合经脉气血运行，刺激内脏，调经活络，疏通气血，活动全身各个关节，从而使机体内部达到平衡的状态。《素问·调经论》说："五脏之道，皆出于经隧，以行血气，血气不和，百病乃变化而生。"气血是人体生命活动的动力和源泉，是中焦水谷精气所化。通过经络输送到全身，从而营养脏腑组织器官。

老子按摩法首先通过躯干、肩、腰、头等部位的扭转，刺激内脏，活跃各脏腑功能，同时刺激颈肩腰背部的相应经脉，拉伸各部位肌肉，强腰固肾，调节全身气血运行，对各种关节不适进行预防和调治，从而达到强健的目的。通过上肢不同方向的活动，刺激内脏及手阴阳经脉，促进脏腑气血及各经络协调工作。中医认为，肝主疏泄而藏血、脾主运化而统血、肝胆相表里。通过腿部前后左右方向的活动，刺激肝脾经脉，活跃各脏器功能。通过活动手腕、脚腕等末梢关节，刺激手足阴阳经脉开合转化，促进末梢血液循环。《灵枢》：五脏有疾，当取之十二原。原穴很重要，十二经络的原穴大部分分布在腕和踝附近，加强顶腕和坐腕，就可以起到刺激原穴、畅通经络、保健身心的目的。最后通过全身运动，上下肢协调配合的动作，主要刺激任督二脉及胃经、肾经、膀胱经，促进全身气血运行。

（王振伟）

天竺国按摩法

天竺国按摩法，是一套以天竺国命名的动功锻炼方法。原收录在唐·孙思邈的《备急千金要方》中，后也收载在《云笈七签》和《遵生八笺》中。本功法在《备急千金要方》中作"天竺国按摩，此是婆罗门法"，《云笈七签》中仅作"按摩法"。由于是孙思邈专篇所录，素来受到中医学界的广泛关注，对其归属于传统导引术，抑或按摩法，均有争论与探讨。而就其所采用的操作方法来看，基本属于个体的行为学动作或姿势的操作方法或套路，可以说属于导引的成分为著，而且孙思邈对天竺国按摩法的功效甚为推崇。

本功法是否确传自印度，尚待考查。对这套功法，孙思邈指出：如逐日能依此三遍者，一月后百病除，行及奔马，补益延年，能食，眼明轻捷，不复疲乏。

操作法：①两手相握转动，如洗手法。②两手浅相叉，翻复按向胸部。③两手相叉，共按大腿，左右腿同。④两手相叠，按于大腿，徐徐转动身体，左右同。⑤以手如挽五石弓力，向左右同。⑥两手握拳，左右轮流推向前。⑦两手左右轮流向上，如托石法。⑧两手握拳，向左右推出，此是开胸法。⑨坐式，斜身向左右轮流偏倚，如排山。⑩两手抱头，转身摇动在大腿上，此是抽胁法。⑪两手据地，向前俯身，曲脊向上三举。⑫两手左右轮流反捶背上。⑬坐式伸出两腿，轮流以一脚向前虚掣。⑭两手托地，头向左右回顾，此是虎视法。⑮站式，向后拗身，并向上三举。⑯坐式，两手相叉，两足轮流踏所叉手掌。⑰站式，两脚轮流向前后虚踏。⑱坐式，伸出两脚，用两手去勾两脚，并时时以手按膝。

（王振伟）

彭祖导引法

彭祖是古代传说中最著名的养生有道的寿星。有云寿高八百载，有云为夏时人，至殷代任大夫时已七百岁，但不见正史，不可信。据说其长寿缘于"治性清静，不欲于情"，"动用太和为马，通宣以玄寂为车"。历代托名彭祖而传世的养生术很多，其中许多以彭祖命名的功法迄今行之有效。《云笈七签》卷三十四所辑的"彭祖导引法"就是有代表性的养生术之一，该书把此功法称为"祛百病而延年益寿之术"。该功法共分十节，各有对症治疗的方法和疗效，每节均以五息为一遍（或称五个呼吸周期），每次练习从头至尾做5遍，共计250个呼吸周期，最好选在夜半或清晨练功，且练功前后不得饱食和沐浴。

其具体锻炼方法是：①于每夜半至鸡鸣时间内，松解衣带，伸腰，瞑目少时，五息止。引肾气，去消渴，利明阳。②挽两脚趾，五息止。引腹中气，去疝瘕，利九窍。③仰两脚趾，五息止。引腰脊痹、偏枯，令人耳聪。④两脚相间，五息止。引心肺，去咳逆上气。⑤踵内相向，五息止。除五络之气，利肠胃，去邪气。⑥掩左胫，屈右膝内压之，五息止。引肺气，去风虚，令人目明。⑦张两脚脚趾，五息止。令人不转筋。⑧仰卧，两手挽膝置心上，五息止。愈腰痛。⑨外转两足，十通止。治诸痨。⑩解发东向坐，握固，不息一通，举手左右导引，以手掩两耳，以指掐两脉边五通。令人目明，发黑不白，治头风。

彭祖养生要领是"神强者长生，气强者易灭"。他认为保神是养生的根本，一再告诫人们切不可伤神、散神、烦神、败神。指出"积忧不已则魂神伤矣，愤怒不已魂神散也，喜怒过多，神不归室；憎爱无定，神不守形。汲汲而欲，神则烦，切切所思，神则败"。彭祖说："人生一切世远之期，寿不过三万日，不能一日无损伤，不能一日无修补。"如何养生呢？"以静制动、闭目养神"，平日要力争"耳不极听，目不久视，坐不至疲，卧不至极"。总之要乐于淡泊，不亲狂荡，顺之和平自能神安体健。

（王振伟）

瑜伽术

瑜伽一词来自英文"Yoga"，瑜伽是印度婆罗门教正统派哲学之一，也是一种宗教修持和锻炼身心的理论与实践方法，可达到锻炼身体、净化心灵的作用。其在《薄伽梵歌》这部书问世后逐渐形成一套体系，瑜伽一词意为"一致""结合""和谐"，是一种将姿势、呼吸技巧和冥想结合起来的修习方法，其理念为正确呼吸、动静结合和身心统一，最终的目的是控制自己，通过平缓运动自己的身体，配合有意识的呼吸来实现对自身的控制以达到平衡代谢、调理身体，塑形减肥、成就完美曲线，平静内心、改善不良情绪，修身养性、摒除不良习性的一种传统练功方法。

一、经典姿势

瑜伽练习的姿势众多，以站势和坐势以及仰卧势最为常用。练习前要求轻薄舒适，神情专注。

（1）莲花坐姿：双腿伸直平坐于瑜伽垫上。双手握住左脚脚踝，将左脚放在右大腿上，脚心朝上。双手握住右脚脚踝，将右脚脚踝放在左大腿上，脚心也朝上。脊背挺直，收紧下巴，保持鼻尖和脐在一条直线上。

（2）弦月式：两足闭合目视前方，双手在体前合十，肘部抬高，前臂与身体垂直。抬头挺胸，小腹内收，肩膀放松。吸气，双臂上举过头顶。呼气时，臀部收紧，手臂带动身体向指尖方向向上伸展，手臂尽量放在耳后，保持2次呼吸时间。呼气时，上身在手臂的带动下，慢慢向左弯曲，头部右转，眼睛看向右臂上方的天空，保持2～5次呼吸时间。吸气时，脚掌稳稳地贴在地面上，手臂带动身体缓慢收回身体，调整呼吸后，换对侧练习。

（3）婴儿式：跪坐，臀部坐在脚跟上，双脚合拢，脚心朝天，头、颈、身呈一条直线。臀部放松，调均呼吸，收缩腹部，将上身慢慢向前弯曲，用腹部和胸部去贴近大腿，最后头部也缓缓地垂下去。闭上双眼，脊柱完全放松。头部朝左或者右，双臂放在身体两侧，手心向上，手指朝后，手肘和手背部分平放在地上。保持这种姿势15～20分钟。

二、呼吸

呼吸练习法是瑜伽练习的重要组成部分，主要包括以下几种。

（1）胸式呼吸法：深深吸气感觉胸部扩大，然后缓缓呼气，向内、向下放松肋骨。

（2）腹式呼吸法：先随着呼气把腹部收紧，然后深深吸气，手随腹部隆起而上升，胸部不要扩张。缓缓呼气，腹部向脊柱方向用力收紧，将最大量的空气从肺部排出。

（3）完全瑜伽呼吸：呼气阶段——开始时缓慢呼气，收缩腹部，把气体赶出腹腔，当腹部完全凹进体内时，开始缓慢收缩肋骨，将体内剩余的气体赶出胸腔，直到气体呼尽为止。屏息阶段——在腹腔和胸腔完全凹陷的时候停止呼气。吸气阶段——与呼气完全相反，先放松肋骨，尽量吸气，让气体缓慢充满胸腔，并最大限度地扩大胸腔，然后轻轻吸气，缓缓放松腹部，使腹部渐渐鼓起。

（4）霹雳坐吹气式：以霹雳坐势坐下，深吸一口气，然后收缩腹部，迅速向外连续呼气。

（5）冷却调息法：舌头前伸，触及牙齿内侧，舌尖向上卷起，嘴唇微微张开，上下齿间留有缝隙，空气可以从缝隙中进入口中。用嘴吸气，感觉空气经过整个舌体，在不过于用力的情况下，尽量多地吸入空气。接下来，用两个鼻孔慢慢呼气，直至呼完所有的空气。

（6）心灵呼吸功：舌头向后卷，舌的中部抵住上颚，完成简式舌锁契合法，同时收缩喉头的声门。用孔深深而柔和的呼吸，每次吸气，似乎从喉头传来一个"萨"的声音，而呼出时则是"哈"音，像轻微的打鼾声或者婴儿睡觉的声音。仿佛气息不是由鼻孔出入而是由喉咙出入一样。

三、要领

"意息相伴，精气相合"："意息相伴"是指意念与呼吸相配合，意念的调配随呼吸的深浅变化而变化，"精气相合"是指精神放松，意守身体，意念专一。

练习瑜伽时要有耐心：如果耐心不够强迫自己超过身体的极限，可能会受伤。

操作时要及时补充水分：练习瑜伽时会大量出汗，所以可在练习前1小时或者结束后 10～30 分钟内补充水分。

重视瑜伽练习中的凝视法：保持内心平静，从而达到超越自我，进入精神的最高境界的功效。

四、作用

瑜伽练习中的推、拉、扭、挤、伸等各种姿势，可以提高身体的柔韧性和关节的灵活性，矫正由于日常的劳累或不良的坐姿造成的关节、脊柱变形。通过伸拉肌肉系统，使身体各处肌肉得到锻炼，人体线条变得优美，达到减肥的目的，从而增强自信心。通过瑜伽练习中不同体位法的锻炼，例如猫伸展式、猫式、风吹树式、三角伸展式等，可以预防各种疾病，如偏头痛、失眠、便秘、肠胃病、关节炎、腰颈椎病；通过练习海龟式、冥想式、云雀式、蛇扭动式等，可以治疗多种慢性疾病，如心脏病、高血压、低血压、妇科病、胃溃疡、消化性疾病等。

（林丽莉）

参考文献 ▷▷▷▷

1. 吕立江 . 推拿功法学［M］. 北京：中国中医药出版社, 2016

2. 刘天君 . 中医气功学［M］. 北京：中国中医药出版社, 2016

3. 姚斐, 赵毅, 房敏 . 浅谈传统功法少林内功的时代意义［J］. 医学信息, 2011（3）：1129-1130

4. 吕明 . 推拿功法学［M］. 北京：人民卫生出版社, 2021

5. 金宏柱 . 中国推拿练功学［M］. 上海：上海中医药大学出版社, 1990

6. 杨继洲 . 针灸大成［M］. 北京：人民卫生出版社, 1994

7. 梅墨生, 李树峻 . 李经梧太极内功及所藏秘谱［M］. 北京：当代中国出版社, 2010

8. 武术编写组 . 武术（第三册）［M］. 北京：人民体育出版社, 1979

9. 汪向东, 王希林, 马弘 . 心理卫生评定量表手册（增订版）［M］. 北京：中国心理卫生杂志社, 1999: 375—378

10. Buysse DJ, Reynolds CF, Monk TH, et al. The Pittsburgh Sleep Quality Index: a New Instrument for Psychiatric Practice and Research［J］. Psychiatry Research, 1989, 28（2）：193-213

11.Smets EMA, Garssen B, Bonke B, De Haes JCJM. The multidimensional fatigue inventory（MFI）psychometric qualities of an instrument to assess fatigue［J］. J Psychol Res 1995;39（5）：315-25

12.Watt T, Groenvold M, Bjorner JB, et al.Fatigue in the Danish general population. Influence of sociodemographic factors and disease［J］. J Epidemiol Community Health 2000, 54（11）：827-833

13. 张勃, 刘俊荣 . 八段锦对中风偏瘫患者上下肢运动功能及平衡能力的影响［J］. 现代养生, 2015（8）：246-247

14. 李岳 . 八段锦运动干预对新发 2 型糖尿病患者临床疗效研究［J］. 辽宁中医药大学学报, 2017, 19（8）：202-205